零基礎！看故事懂中醫

研究《傷寒論》超過50年的權威中醫，讓你從好玄改口「原來如此」。

研究《傷寒論》
超過 50 年的權威中醫
郝萬山——著

任性出版

目錄

第三章 致命毒物，也是治病良藥 55

第四章 古方、經方、驗方，形成最強大處方 75

第五章 脾胃不單是器官，更是循環系統 95

第六章 腎，主管生長與生殖 125

第九章 五行就是自然的規律 209

第十章 養生先養心，病痛遠離你 269

第十一章

呼吸要順，從養肺開始 305

推薦序

連臨床中醫師也受用的中醫入門書

「Ovi's 中醫日常」社群經營版主／吳奕璇中醫師

在我得知郝萬山老師的著作《零基礎！看故事，懂中醫》即將在臺發行，並且有機會為這本書撰寫推薦序時，我內心激動了好多天，因為郝老師之於中醫學習者來說，就如同巨人般偉岸的存在。即便我還未能親自瞻仰大師風采，但拜網路發達所賜，我也曾透過線上資源向郝老師學習《傷寒論》，所以對郝老師一直有很親切、可愛，講課內容很引人入勝的印象。

郝老師過去的著作大多偏向中醫學理或是臨床經驗的分享，這次則是從中醫最基礎的理論開始談起，帶領讀者了解看似艱深的中醫名詞。

我們都知道，中醫聖典——《黃帝內經》是以黃帝與岐伯（按：古時醫學家，是黃帝的臣子及老師）一問一答的對話形式，所匯集而成的經典之作。而這本書也是由從小在美國長大、主修西藥藥理學，對中醫毫不了解的青年李超與郝老師的對話所寫成，讀起來可說是十分流暢。

李超就代表著對中醫不熟悉、從小受現代醫學教育長大的大眾，而他在書中提出的許多疑問，其實也是許多人在學習中醫，甚至成為一名中醫師仍常會有的困惑。但郝老師的**講解非常淺白易懂，而且善用許多比喻，與現代醫學的理論互相結合，讓中醫名詞一下子與生活有了連結**。

對於從事臨床工作的我來說，不僅重新複習了中醫基礎，也重新梳理了我對中醫的邏輯，並且從中獲得一番新體悟；在閱讀的過程中，不禁頻頻拍案叫絕！因此，我認為，**這本書不僅限於中醫小白、新手，對臨床中醫師也能有不少啟發**。

尤其是書中郝老師初學中醫的歷程，令我很有共鳴。因為，我從小除了看過中醫以外，對中醫的了解幾乎等於零，也曾有許多的懷疑與不確定，直到真的浸淫其中——在日常生活中，不斷觀察中醫理論與實際的應用，才見識到它的博大且完全臣服於它之下。作為中醫的實踐者，郝老師除了耕耘華語圈，同時也致力於把中醫帶到世界各地，因此在書中，我們也能看到他在各地交流的特殊經驗。此外，郝老師也**提出了不少養生調理方法，如果你只是對中醫有興趣，或是想吸收養生知識，一定也相當受用**。

我認為，中醫是古人不斷透過觀察與歸納，所得出的一套世界萬物運行的道理，而這項真理永遠都不會過時，隨著時間只會淬鍊、純化，因此我真心推薦這本書，希望透過郝老師淺白又幽默的筆調，能讓各位讀者更了解中醫——這位我們都很喜歡的好朋友。

前言 從五行、陰陽到養生，原來如此

在中華傳統文化的長河中，有一條源遠流長的支流，它不僅對中華民族以及世界人民的防病治病、養生保健發揮重要作用，也與中華傳統文化的各方面交融滲透，成為中華文化不可分割的一部分。這就是中醫學。

其實在中國歷史上，原本沒有「中醫學」這個名稱，就叫做「醫學」，比如以下幾本中醫書名：《醫學發明》、《醫學啟源》、《醫學入門》、《醫學心悟》、《醫學真傳》、《醫學集成》……只是到了現代，伴隨著現代自然科學而誕生的現代醫學，在中國發展起來以後，為了和原有的傳統醫學相區別，於是才有了「中醫學」和「西醫學」這兩個相對的名詞。

在日本、韓國，人們把中醫學叫做「漢醫」或「漢方醫學」[1]，因為這是發源於以漢民族為主體的醫學。而在一些西方國家，人們發現中醫藥學和針灸學在很多方面能夠彌補現代

1 在現代亞洲國家中，對漢醫學的稱呼皆有所不同。例如，在日本稱為「漢方醫學」或「東洋醫學」；在韓國，則為「韓醫學」。

醫學（西醫學）的不足，於是又把中醫學（包含針灸學、中藥學等），歸屬於互補醫學[2]（complementary medicine）或者是替代醫學[3]（alternative medicine）的範圍，不過仍然叫「中醫學」。

中醫學是在中華傳統文化的基礎上發展起來的醫學，而西醫學則是在現代自然科學基礎上發展起來的醫學。兩者在研究方法、認識思路、治療方法、語言表達等各方面都不同。由於近百年來，在世界各地推行的是現代自然科學教育，所以人們容易理解和接受西醫的理念和術語，但對中醫的理念和術語，卻不太容易理解、接受。這就為中醫的傳承、弘揚，造成了一定的困難。

我謹以我的學習體會和認知，以說故事的方式，把中醫學中的一小部分理念，以及中醫學與中華傳統文化相互滲透的影響、在中醫理論指導下衍生出來的一些養生保健思想和方法，奉獻給讀者。其中的內容，有我**學習中醫由困惑、思考到理解的心路歷程、在亞洲、歐洲、美洲、澳洲講授中醫的經歷和感悟**，和**多年臨床診療的歷練和體會**，更多則是我應對中外學生問答的回憶。希望藉此讓大家了解中醫、理解中醫、熱愛中醫和應用中醫。

這不是一本中醫的教材或講義，但能幫助你理解中醫的理論，讀懂中醫的著作。這不是一本專門的養生書籍，但你可以從中了解養生的理念，學到養生的方法。這更不是一本講述中華傳統文化的專門著作，但你可以從中看到中華傳統文化的思維方法和一個小小的角落。

---

2 與現代醫學互補的療法。

3 取代正統醫學的療法。

第一章

中醫，是菜餚，也是處方

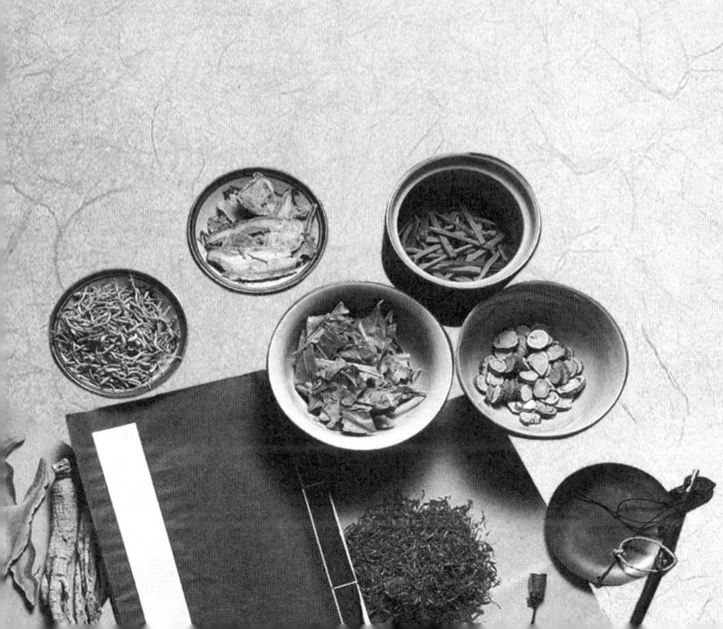

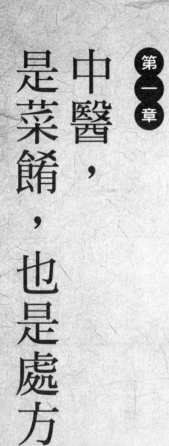

1. 中國「咖啡」的神奇療效

一位在美國居住了近六十年的長輩，有個小孫子，中文名字叫「李超」，大學畢業了，學的是藥學專業。

這位長輩對李超說：「你出生在美國，從小生活在美國，從來沒有去過中國，對中國的傳統文化一點都不了解。現在你已經大學畢業了，就回去看看吧，去北京找一位中醫老師，了解一下中醫的基本知識，同時也看看當地的風光。」

他所說的中醫老師，就是我。

那是二〇〇八年的夏天，那一天，北京的天氣悶熱異常，我到機場接李超到旅館下榻，告訴他，明天先帶他去北京市區，後面再安排其他活動。

沒想到第二天一早，李超就打電話給我說，他從凌晨開始就感到發冷、發燒、頭痛，全身痠痛，噁心、嘔吐，肚子脹滿，腹痛腹瀉，還有一點咳嗽。

李超的中文程度並不高，我聽了半天，才明白他的意思。我趕到旅館，發現他房間空調的溫度設定在十八度（本書皆指攝氏），這已經是最低溫，如果還可以再往下設定的話，他可能會調得更低。垃圾桶裡有多個冰淇淋的空盒子。

我摸了摸他的額頭和皮膚，還在發燒。脈象滑數[1]，舌面上布滿了白厚而膩的舌苔。我立刻

藿香 15 克	法半夏 10 克	厚朴 10 克	紫蘇葉 10 克	白芷 10 克
茯苓 15 克	炒白朮 10 克	桔梗 10 克	杏仁 10 克	炒薏仁 15 克
	白蔻仁 10 克	生薑 10 克	炙甘草 6 克	

圖表1-1　藿香正氣散和三仁湯的合方

明白，他這是夏天過度貪涼飲冷，從而外感風寒之邪，內傷生冷溼濁。

於是我就開了兩劑中藥，基本是藿香正氣散和三仁湯的合方（見上方圖表1-1）。方子裡有藿香十五克、法半夏十克、厚朴十克、紫蘇葉十克、白芷十克、茯苓十五克、炒白朮十克、桔梗十克、杏仁十克、炒薏仁十五克、白蔻仁十克、生薑十克、炙甘草六克。

當我中午把煮好的湯藥送到旅館時，李超的體溫已經到三十九度了。我讓他馬上把藥喝下去。

他一聽到喝藥，立即問我：「伯伯，這藥裡的成分是什麼？」

我把處方拿給他看，他說這些字除了數字，其他幾乎都不認識，我就唸給他聽。他聽完後說：「這些可能都是植物的名字，不是成分，成分應當是化學名詞。」

1 滑脈主痰、痰飲；因為痰飲內阻，在正氣不虛的情況下，會出現氣血湧流，所以脈顯滑利。

我意識到，要一個從小生活在美國，又是美國藥學專業的畢業生，認可中藥是「藥」，需要費很多口舌。於是改口說：「這是我們特有的『咖啡』，可以退熱、止瀉，很多人夏天貪涼飲冷，造成感冒、發燒、吐瀉，經常喝，很有效，你就喝下去吧。」

他說：「既然大家都喝，那我就喝吧。」於是勉強把大半杯湯藥喝下去，又喝了一些溫水漱了漱口。李超對我說：「我長這麼大，從來沒有喝過這種味道的『咖啡』，爺爺告訴我，這裡有很多好吃的菜和好吃的東西，可是我還沒有機會品嚐，就先喝到這麼難喝的東西。」

我說：「你今天晚上再喝一次這種『咖啡』，明天病就好了，我就帶你去吃好吃的。」

他說：「我在美國感冒發燒，吃藥打針，最少也要四、五天才能好，在這裡感冒發燒，不打針、不吃藥，明天怎麼能好呀？」

他並不認為我給他喝的是「藥」，因為在他看來，只有人工提取的、能說明化學成分的、清楚在其體內代謝過程的單品（按：指單一的化學成分）才叫「藥」。

當天晚上，我又讓李超喝了一次「咖啡」，並告訴他明天早餐吃完要再喝一次。原本第二天遊玩北京的計畫也先取消，等他身體好了之後再安排。

第三天臨近中午，我到旅館接他，他說夜裡已經不再發燒和拉肚子了，只是渾身沒有勁，早晨他還在旅館吃了一點自助餐，又喝了一次「咖啡」，現在感到肚子很餓。

「伯伯，這咖啡真管用，就是味道太怪了。這到底是什麼成分呀？」李超再次問我成分的問題。

我說：「依照你對於成分的概念，我告訴你，我不知道。」

他吃驚的看著我，說：「你這不是害我嘛！你不知道是什麼成分，就給我喝？」

我笑著說：「走，我們先去吃飯。」

我帶李超到北京中醫藥大學西門旁邊的一家飯莊。這家飯莊的菜色繁多，清淡可口，價錢適中。這是我第一次帶李超來吃飯，因為他的中文表述能力有限，中文聽力也一般，如果聊天的時候涉及西醫的專業術語，我擔心不好溝通，於是打電話叫來了在讀的博士生張怡娜。張怡娜是個女孩子，英語很棒，和李超又是同年齡，溝通起來可能更方便一些。

2. 複方就像多味食物組成的菜餚

上菜後，李超一邊吃，一邊說：「真好吃！真好吃！」

看他快吃飽時，我問他：「這菜這麼好吃，你知道它的成分嗎？」

他愣了一下，搖了搖頭。

「不知道成分，你為什麼敢吃？」

「這……這是食物，可……可以不知道成分。」本來講中文就不流暢的李超，這個時候顯得更加結結巴巴。

我說：「中藥的起源和食物的起源是一樣的，都是古代人在自然界尋找食物的過程中發現的，而不是用化學成分分析。當遠古人類認識食物的知識豐富以後，人們就在想，單味（按：指只有一種食物）的東西不怎麼好吃，營養也不怎麼豐富和全面，於是就把多種食物混合起來，做成了色香味俱全的菜餚。也就是說，食物是由單味的食物發展到多種食物的組合，這才有了現在你吃到的菜餚；並不是因為用分析的方法知道了它的成分，然後組合成菜餚的。

「其實，**中藥應用的發展也一樣，由單味[2]的中藥逐漸發展到由多味中藥組成的複方**。一千七百年前，晉朝有一位醫生叫皇甫謐，他寫過一本書叫《針灸甲乙經》，在這本書的序言裡，他說了這樣一段話：『伊尹以亞聖之才，撰用《神農本草》，以為《湯液》。』就是說，伊尹以他近似於大聖人的才能，參考《神農本草經》，寫成了《湯液經法》。《湯液經法》就是把單味的中藥組合成複方，在中醫學裡又叫方劑[3]，就像把多味食物組合成一碟碟的菜一樣。所以，我看每一張方子就像看一碟碟的菜。

「皇甫謐接著說：『漢張仲景論廣《湯液》為十數卷，用之多驗。』東漢末年醫學家張仲景的《傷寒雜病論》，補充擴展了伊尹[4]的《湯液經法》，有十多卷，臨床用起來多有效驗。到了後來，張仲景的《傷寒雜病論》在流傳的過程中，不得已被分成兩本書，這就是流傳到今天的《傷寒論》和《金匱要略》。所以這兩本書記載的大量複方，繼承了《湯液經法》的內容。而《湯液經法》又是古代一個極其聰明的人伊尹寫的，他把單味藥組合成複方的過程中，肯定吸取了許多人的經驗。這就是中藥應用發展的過程，由單味藥的應用提升到複方的應用。

「你學的西藥，發展道路與中藥正好相反，西藥是從植物、動物或礦物中提取出的單品，分子結構清楚，在人體內的代謝過程明確，對致病微生物的作用明晰，所以你覺得這樣的東西才是『藥』，這是西方醫學對藥的定義。而我們為了和原有的天然藥相區別，把它叫『西藥』，把天然藥叫『中藥』。」

---

2 中藥有分單方和複方，單方是指單一味藥材，整張處方都用單味藥開，就是單方處方；複方則是由多種單味中藥材所組成的處方，通常以「湯」、「散」、「丸」字收尾。

3 簡稱「方」，是中醫師在中醫理論的指導下，經過辨證審因、決定治法，選擇適當的中藥，按組方原則，酌定用量、用法，配伍而成的藥品。

4 夏末商初時期的丞相、中醫，其著作《湯液經法》原書已散佚。

3. 中藥是原始生藥，西藥是合成的單品

李超說：「伯伯，就按你的說法，把我所說的藥叫西藥，但西藥結構清楚、作用明確，用起來效果明顯，這不就是人類文明的象徵、科技的進步嗎？這裡面存在什麼問題嗎？倒是你所說的中藥，成分不明確，作用不清楚，療效如何也很難說清楚。」

我說：「李超，你剛剛喝了幾次『咖啡』，實際上就是中藥的複方，你的感冒就好了，這是不是事實？」

李超點點頭。

我繼續說：「中藥學雖然沒有用化學成分分析、分子結構和藥物代謝動力學[5]（pharmacokinetics）來研究藥物的功效和作用，但是它從藥物作用趨向的升降浮沉[6]、藥物性質的寒熱溫涼、藥味的酸苦甘辛鹹、藥物進入人體和不同臟腑經絡的親和性——也就是歸經[7]、藥物對人體作用的補和瀉等不同方面，來論述藥物的功效和作用，這樣就從總體上把握了某種藥物的功能特徵。」

「老師，中醫這樣籠統的分析藥物的作用，和西醫精確的提取有效成分，哪個更有優勢呢？」提這個問題的不是李超，竟然是張怡娜。

我心裡明白，張怡娜是想引出我的話題，讓我再舉一些例子來說服李超。

我說：「**中藥用的是植物、動物或者礦物的原始生藥，雖然有的會經過炮製，但基本是原藥材。西藥則是經過提純**（按：將混合物中的雜質分離出來，以此提高其純度）**或者合成的單品**。應當說，中藥和西藥各有優勢，也各有短長。我舉一些例子，你們就清楚了。」

改變中醫不科學的草藥：黃花蒿

「瘧疾是危害人類健康的重大疾病之一，由於瘧原蟲對已有的治療藥物奎寧（按：臨床常用的藥品俗稱，指的是氯奎寧〔Chloroquine〕或羥氯奎寧〔Hydroxychloroquine〕）、氯奎一類的有了耐藥性、抗藥性，並且已經出現惡性瘧原蟲株，病人死亡率高，因此在國際上迫切需要尋找新的抗瘧疾藥物。

「在一九六〇年代的後期，中國領導人曾

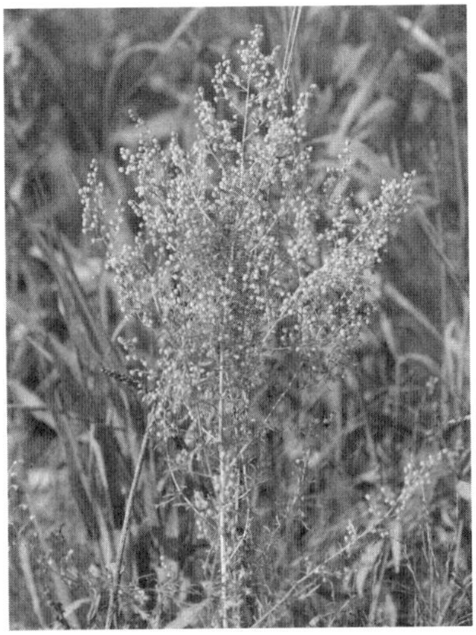

中醫治療瘧疾的草藥——黃花蒿。
（圖片來源：Kristian Peters）

5 研究藥物在生物體內吸收、分布、代謝和排泄規律，並運用數學原理和方法，闡述血藥濃度隨時間變化的規律的一門學科。

6 指藥物作用於人體的四種趨勢：升指升提舉陷，降指下降平逆，浮指上行發散，沉指下行泄利。

7 指食物或藥物的作用對臟腑經絡，具有治療或保健作用。

親自下令在全國展開研究工作，要尋找能夠替代奎寧、氯奎類藥物治療瘧疾的新藥。數百名科學家經過多年堅持不懈的努力和深入曲折的研究，從民間治療瘧疾的草藥——黃花蒿（也叫臭蒿、苦蒿）中，分離出來一種有效單體——青蒿素（Artemisinin），以及青蒿素的衍生物。

「其實關於青蒿治療瘧疾的記載，在晉朝葛洪所寫的《肘後備急方》裡就有，這本書在《肘後備急・治寒熱諸瘧方》一篇中有記載：『青蒿一握。以水二升漬，絞取汁。盡服之。』但應當用哪種青蒿？書中沒有說。

「青蒿素及其衍生物是由中國科學家自主研究開發，並在國際上註冊、為數不多的一類新藥，被世界衛生組織（WHO）評價為治療惡性瘧疾唯一真正有效的藥物。在伊斯坦堡第十屆國際化療會議上，來自各國的六千名醫學專家公認青蒿素為治療瘧疾的中醫神藥，是世界醫藥史上的創舉、對人類的重大貢獻。前世界衛生組織熱帶傳染病部門負責人戈達（按：現任負責人為任明光博士）說，青蒿素及其衍生物是當前治療瘧疾的換代新藥。該類藥物將會以極快的速度取代奎寧、氯奎等傳統抗瘧藥，躍升為未來抗瘧的主流藥物。

「但是據英國廣播公司ＢＢＣ（British Broadcasting Corporation）報導，英國抗瘧專家已發現並證實，在柬埔寨西部已產生抗青蒿素類藥物的瘧疾。如該類瘧疾進一步擴展，將會使青蒿素這唯一有效的抗瘧藥失效，瘧疾將再次成為危害、甚至可能毀滅人類的頑疾。抗青蒿素類瘧原蟲的產生過程，與幾十年前抗氯奎、抗奎寧瘧原蟲產生的過程十分相似。它的出現和濫用青蒿素及其複方製劑有關。

世界衛生組織在總結和分析全世界抗瘧工作後，認為單方青蒿素容易使瘧原蟲產生耐藥性，因此提出了停止使用單方青蒿素，改用複方青蒿素的建議。這就是單品藥物的利和弊。」

李超和張怡娜似乎從來沒有想過這些問題，聽著我的講述，竟忘記了桌上的菜餚還沒有吃完。

「我自己還遇到過很多類似的事情，不過我們在飯店待的時間也太久了，下午到我的工作室繼續討論好不好？」

兩個學生都很興奮的說：「好！好！」

黃連是中藥，黃連素是西藥

我們剛剛坐定，這兩個學生就迫不及待的接續我們午飯時的話題，問我植物原藥和人工科學提純的單品藥物之間的優劣問題。

我接著說：「一九五〇年代後期，中國華北地區痢疾連年流行，農村的兒童得了痢疾死亡率很高，多是中毒性細菌性痢疾，因為感染性休克而死亡。」

李超大概沒有聽清楚痢疾還是瘧疾，就說：「可惜那個時候還沒有青蒿素。」

張怡娜說：「老師說的是痢疾，不是瘧疾。**痢疾是由痢疾桿菌引起的急性腸道傳染病，和瘧原蟲引起的瘧疾不是同一個病。**」張怡娜進一步用英語對李超講了這段話，李超直點頭。

「中藥黃連是治療痢疾很有效的藥物，可是當時華北黃連用量太大，致使全中國的黃連無貨可供。後來有人在其他植物中提取出小檗鹼，就是黃連素，用於治療痢疾，效果很好。

「我記得有一次，我們院子裡的鄰居小妹和同學們到山上玩，喝了山泉水，這個水可能被汙染過，她回到家裡不久就開始腹痛，裡急後重[8]，大便膿血，兩、三個小時就拉了幾十次，小臉都變黃了。鄰居小妹的媽媽跑來找我父親，不巧父親出差不在家，我母親知道了這件事情，很擔心。母親判斷小妹是得了痢疾，只給這個小妹吃了兩片黃連素，她就奇蹟般的好了。當時我覺得，這簡直就是神丹妙藥。可是兩、三年以後，小妹得了痢疾再用黃連素時，效果就很差，甚至沒有效果了。因為她體內已經產生耐黃連素的痢疾桿菌，但對於耐黃連素的痢疾桿菌，再用中藥黃連仍然有效。

「對青蒿素耐藥的瘧原蟲，用世界上所有已知的抗瘧藥都無效，可是用黃花蒿原藥材打汁服下，只要量夠大，仍然有很好的效果。可見從**植物中提取的單品和原植物並不能畫等號，青蒿素不能代替黃花蒿，黃連素不能代替黃連。單品不能代替生藥，也不等於生藥。或者可以說，黃花蒿是中藥，青蒿素不是中藥而是西藥；黃連是中藥，黃連素是西藥。**」

4. 抗生素 vs. 細菌：道高一尺，魔高一丈

一九七〇年代初，那也是夏天的時候，我到一個建在荒漠的農藥廠出差，這家農藥廠主要生產殺蟲劑。那裡距離城市很遠，晚上只能住在廠區的招待所。就在那天晚上，一隻可能餓了多天的大蚊子，在我的右小腿內側狠狠的叮了一口，那隻蚊子最終被我找到而且打死了，但個頭之大，是我從來沒見過的。

按理來說，夏季被蚊子叮咬很常見，根本不值得大驚小怪。可是這次不同，回到北京快三個月了，被叮咬的地方還是一大片紅腫，且搔癢，我曾擔心是患了下肢丹毒（Erysipelas，一種皮膚網狀淋巴管炎），請外科醫生看診後，做了否定的結論，認為是被毒蚊子叮咬後的一種過敏反應。於是我到郵電局[9]打長途電話問廠長。

李超和張怡娜都很吃驚，問我：「為什麼要到郵電局打長途電話？」

我說：「那個時候通訊條件落後，一般家裡都沒有電話，一家公司，才有一、兩部電話。

「我打電話給農藥廠廠長，問他們生產的殺蟲劑是真的還是假的。廠長立即說：『郝老師，

---

8 指有便意，想上卻又上不出來。

9 在中國，指處理郵政和電信事務的部門。

你是什麼意思，我們生產的殺蟲劑當然是真的了。』我說：『我在你們廠區的招待所被蚊子叮，到現在都快三個月了，這個地方還紅腫搔癢，你們的殺蟲劑如果是真的話，你們廠裡怎麼還會有蚊子？』

「廠長聽了哈哈大笑。他說：『郝老師，我們的殺蟲劑是真的，我們投產後的前幾年，廠區周圍幾千公尺內沒有一隻蒼蠅、沒有一隻蚊子。可是兩、三年以後，蒼蠅、蚊子的勢力範圍逐漸向廠區逼近，後來我們廠區也有了蒼蠅和蚊子，數量不多，但個頭奇大，毒性極強，對我們生產的殺蟲劑有很強的耐受性，幾乎是刀槍不入。被我們廠區的蚊子叮了，這個包沒有一年是消不下去的。』我聽了感到很無奈，我知道他的說法或許有些誇張。但由此可見，**致病微生物、昆蟲，甚至一切生物**，對環境的適應能力有多麼強——**對於單品的藥物，很容易產生耐藥性，或者說是產生適應性**。」

「這是為什麼呢？」李超大惑不解。他大概從來沒有想到、也沒有聽說過，他認為分子結構清楚、作用明確、療效確切的藥物，不會遇到這樣的尷尬。因為他畢竟剛剛大學畢業，還沒有工作經驗，還沒有遇到一些具體的問題。

我接著說：「一九九七年的春天，我到東歐某國的首都上課，那是一個美麗而寧靜的城市，是著名的音樂之都。上課的前一天，當地醫生帶著一個病人來找我看病，準確的說，是找我諮詢，因為我在那裡沒有行醫資格，私下看病是違法的。

「病人是一位女士，四十歲左右，得的是黴菌性陰道炎。我說這很簡單，西藥中的抗真菌（按：包含酵母、黴菌之類的微生物）藥物，比如制黴菌素[10]（Nystatin）一類，口服和局部外用，效果都非常好。翻譯把我的話翻譯過去之後，那個病人卻笑了。」

連西藥廠都找中醫求解方

「她說：『我就是製藥廠制黴菌素工廠的技術人員，我們好幾位女士都感染了這種在我們工廠都可以存活的真菌，這個真菌是抗制黴菌素的，而且對世界上所有的制黴菌素一類藥物都有耐藥性。面對下陰的搔癢，大量有特殊氣味、豆腐渣一樣的白帶，我們苦不堪言。聽說來了中醫師，我就請醫生帶我來找你，想看看你們有什麼方法對付這種真菌。』

「我按照辨證論治的思路和方法，給她開了清利下焦溼熱的方子，有內服的，也有外洗外用的。在這個城市，有好幾家中藥店，但都不叫藥店，有的叫『百草苑』，有的叫『草茶莊』，有的叫『枝葉坊』。無一例外，掛著的招牌，除了當地文字外，都寫著中文。還有的店乾脆什麼牌子都不掛，只是放一些中藥標本在當街的櫥窗裡，當作裝飾和招牌，在這些地方都可以買到中藥。因為當地行政機構並不認可中藥是『藥』[11]，所以賣中藥的地方不能叫藥店，於是就有了這些奇奇怪怪的名字。」

10 亦稱耐絲菌素，一般用於治療皮膚念珠菌感染。

11 中醫在歐美尚未普及，臺灣順天堂和莊松榮雖已拿到美國、英國、澳洲及歐盟等地的銷售許可，但大部分的中藥產品，都是以膳食補充品或保健食品來註冊。

說實在話，對付這麼厲害的真菌，會不會有效果，當時我一點把握都沒有。更何況我沒有專門研究過婦科疾病的辨證論治，對這種病的治療，真的缺少經驗。如果有朋友看到我在這裡講這個問題，請不要來找我治療這一類的婦科病，你們一定要找正規醫院的中西醫婦科，那才是最佳的選擇。

「我在那裡講了五天課，很快就回國了。」

「到底用中藥有沒有效果呢？」李超和張怡娜異口同聲的問。

「第二年春季，我又應邀去了那個城市，那個醫生又帶著那位病人來了。我以為一定是沒有療效，所以她又來複診了。可是那位病人說，去年用了中藥三、四個星期，她的病就好了，至今沒有復發。給工廠的其他人員用，也都有效果。於是她們動員了全廠的技術力量，並請來她們國家的藥物學專家，一起來研究這包草根、樹皮、植物葉子，想看看到底是什麼成分發揮了作用，能不能從中篩選出抗真菌的新藥。

「翻譯說到這裡，我不由得有點緊張，擔心他們會從中破解什麼祕密。可是隨後她說：『結果我們一無所獲，這裡面的成分太複雜了，我們用最先進的分析方法，仍然搞不清楚到底是哪個成分或者是哪些成分起了作用，而且還有許多成分，我們根本就不知道是什麼。』」

我看到張怡娜鬆了一口氣，而李超則仍然是滿臉困惑。

抗生素濫用，造成無藥可醫？

「那個製藥廠的技術人員突然問我：『聽說你們中國人都會打拳，是真的嗎？』我不知道她為什麼要這麼問，但很快就回答：『是的！都會打拳。』因為在國外，外國人把中國拳法叫中國功夫，在他們的心目中，功夫很神祕，是不可戰勝的。當然，這要感謝李小龍、李連杰等人，在電影裡為我們樹立的英雄形象。於是他們的印象就是：中國人個個會打拳。

「她說：『我們西方也有拳擊這項運動，拳擊的拳法中有直拳、勾拳、擺拳、鞭拳，雖然也各有變化，但畢竟都有比較固定的招數，力道很大，你防不住就被打倒了。但你了解出拳的路數，防住了，就不會被打倒。據說你們中國拳中有迷蹤拳[12]（我當時沒有想起來，迷蹤拳是金庸小說裡所寫的東西，還是武術大師霍元甲所創的拳種），無招無式，防不勝防。

我覺得西藥就是西方拳擊，就這麼幾招，一旦致病微生物防不住，一下子就被徹底打倒。可是時間一久，致病微生物就適應、防住了，你就再也打不倒它，於是這個藥就失效、被淘汰了，人類只好再去尋找新的藥。你們的中藥就像迷蹤拳，無招無式，連我們人類的現代科技到目前為止，都分析不清楚是什麼成分，細菌病毒沒有智慧，就更搞不清楚這是什麼東西。所以你們的**中藥雖然用了幾千年，致病微生物還是不能耐藥。**』」

12 依據史書記載，迷蹤拳是由少林的達摩方丈所創立，但因為坊間也有其他傳言，因此至目前為止，並沒有非常明確的說法。

聽到這裡，張怡娜笑出了聲。李超依然沒有一絲笑的意思，也許是因為他沒有完全聽懂我說的話，畢竟他的中文能力有限。也許是我轉達的這位西方製藥技術人員的說法，動搖了他大學時代所建立的西藥是神聖科學、戰無不勝的信念，使他根本笑不出來。

其實，中外學生對同一個問題的反應完全不同，我已經習慣了。我在北京中醫藥大學為研究生講課時，學生常常笑得前仰後合，而在同一個教室聽課的留學生，大多面無表情。同一個話題，我透過翻譯在美國、澳洲，或者歐洲講解，整個教室的外國學生都是滿臉嚴肅。我至今都想不通究竟是怎麼回事。

我沒有進一步細想這兩個年輕人的想法，接著說：「那位製藥廠的技術人員又問我，是否有一句話叫『道高一尺，魔高一丈。』」

這句話我不知道用當地的語言是如何說的，但翻譯是該國科學院東方文化研究所的研究員，他翻譯的時候，把這句話還原成中文，竟然十分準確。

「這令我吃驚不小，東歐人連這句話都知道，看來文化的影響無處不在。不過，這句話原本也不是中文，而是來自印度的佛教語言，『道』指修行達到的境界，『魔』是指破壞善行的惡鬼或內心的迷障，原意是告誡修行的人要警惕外界的誘惑，正氣難以修得，而邪氣容易高過正氣。這個意思傳到中國以後，就被本土化了，常常用這句話比喻取得一定成果以後，往往就會面臨新的、更大的困難和考驗；或者比喻一件事物成功之後，很快就會被敵對的事物超越。

「我答道：『確實有這句話。』那位技術人員接著說：『我們人類製造的抗生素就是『道』，致病微生物、細菌就是『魔』，我們人類製造藥物，在全世界內，**平均十年才能有一種**

新的抗生素問世，可是這種新的抗生素應用於臨床以後，**只需要兩、三年的時間，就會有耐藥的致病菌株出現。**按照這樣的速度發展下去，我很擔心，將來總會有一天，我們人類製造的抗生素武器庫，就再也拿不出任何武器來對付一代又一代、刀槍不入且有耐藥性的致病微生物，那就是後抗生素時代到來的時候，也就是我們人類真正災難到來的時候。」

「聽完翻譯翻的這段話，我不禁毛骨悚然。確實，**抗生素的發明和使用，挽救了億萬人的生命，是人類健康史上的一件大事，是現代製藥科技的驕傲。當真的有一天，由於抗生素的濫用，造就了刀槍不入的超級細菌**（superbug，擁有多重抗藥性的細菌），**以致抗生素都沒有效果時，這不就是我們人類真正的災難到來的時候嗎？**」

這位製藥廠的技術人員說這些話時，還是一九九〇年代，我和李超、張怡娜談這個問題時，是二〇〇八年的夏天，那時候還沒有聽說過有什麼超級細菌。就在我今天和大家講這個問題的當下，國際上早已陸續出現超級細菌的報導。這些超級細菌對世界上所有的抗生素都耐藥，對人類健康危害之大可想而知。這說明，製藥技術人員的擔心並不是杞人憂天。

「但當時那位製藥技術人員接著說了下面一段話：『不過，現在我不擔心了，因為世界上還有成分那麼複雜、現代人類都搞不清楚是什麼成分的中藥，致病微生物沒有智慧，就更不可能對這些天然又極其複雜的東西產生耐藥，所以未來醫藥很可能就是中醫藥的天下。』

「我對那位製藥技術人員說，中藥是大自然化生的，人也是大自然化生的，大自然奧妙無窮，神祕莫測，所以把大自然叫做神，神能造人，能造食物，也能造藥物，神造萬物。西藥是人造的，是人工提純或者合成的。人造的東西怎麼能和神造的東西相比呢？人類對自然界奧祕的探索是永無止境的。」

李超聽了我的講述，沉默良久，突然問：「伯伯，你是怎麼開始學中醫的？是從小就喜歡中醫、認識中醫嗎？」

我是怎麼回答李超的呢？請看下文。

第二章

推開中醫之門——從理論走向臨床

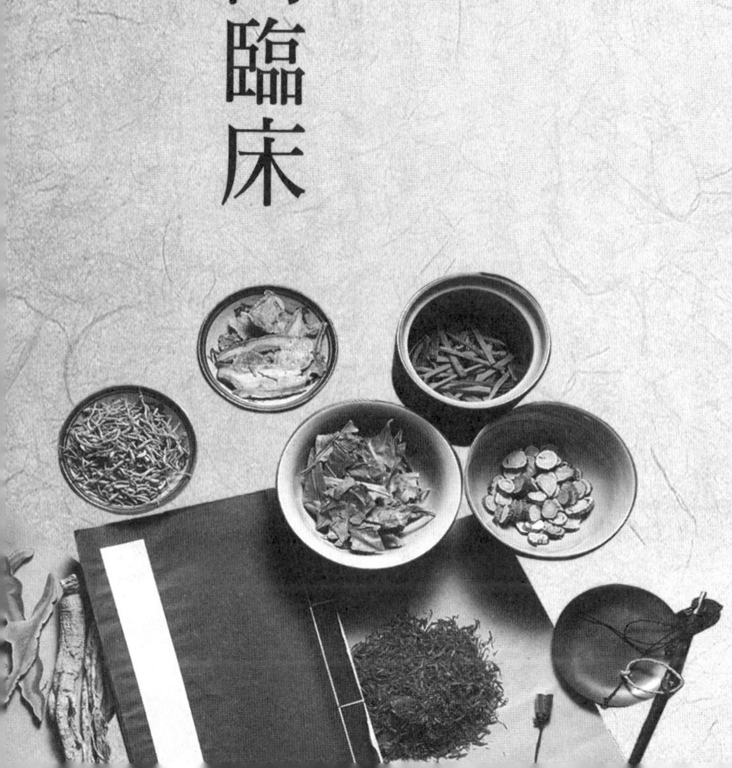

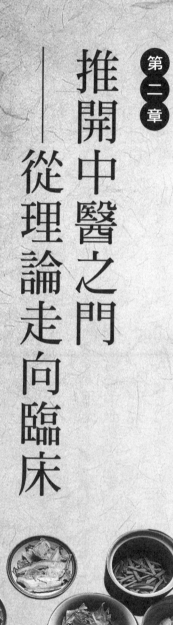

1. 初學者的通病：頭痛醫頭，腳痛醫腳

我對李超和張怡娜說：「我並不是從小就認識並喜歡中醫。我的高中生活是在父母身邊度過，當時父母工作和生活的地方，是一個美麗古樸而且歷史悠久的山城，在太行山的中部，隸屬山西省，叫『和順』。

「高中的最後一個學期，父親問我：『你很快就要考大學了，你喜歡哪一科？想好要考的科系了嗎？』我說還沒有想好，所有的科目都喜歡、都有興趣，考什麼都可以。

「父親看我沒有想法，就到學校問老師，想聽聽老師們的建議。結果國文老師建議我學中文，數學老師建議我學數學，化學老師建議我學化學……父親回來對我說：『看來你是一個各科均衡發展的學生，沒有偏科，但是你也沒有特別的專長，既然這樣，那你就學中醫吧。如果你在某一個學科上有特殊的才能，或者特別有興趣，我硬讓你學中醫，就有可能埋沒一個人才，但你現在並不具備這樣的特殊專才，所以我也不必擔心了。』

「於是我高考第一志願報了北京中醫學院中醫學系，這所學校，就是今天的北京中醫藥大學。當時中醫專業的學制是六年。當我從青山碧水的寧靜山城，來到這車水馬龍的繁華首都時，那種興高采烈、特別新鮮的感覺，直到今天都難以忘懷。

「可是等到進入課堂，我才感到中醫學和我們由小學到中學所學的一般自然科學，實在是大

不相同。一般自然科學學科多有實驗依據，有公式定理遵循，資料精確，說理明晰，看得見、摸得著、想得出、用得上。而中醫學說既無實驗觀察，也無精確資料，什麼陰陽五行、臟腑經絡、氣血津液，寒熱虛實、風熱燥寒、痰飲水溼，看不見、摸不著，聽起來玄妙，想起來抽象。這東西是不是有科學性，能不能指導臨床治療和養生保健，我滿腦子疑惑。進而就聯想到，我選擇學中醫是不是走錯了路？是不是像某些往屆中醫學院的畢業生所說的——誤上了賊船？

「聽不懂課的挫折感和諸多問題的困惑，使我感到度日如年。漫長的第一學期總算過去了。放寒假的當天，我迫不及待的回到家裡。一見父親的面，第一句話就說：『老爸，中醫我既聽不懂，也想不明白，可能我不適合學中醫，我想退學，重考其他大學，考其他專業！』」

「伯伯，你父親對你的想法有什麼意見呢？」李超問。

我說：「我父親從事中醫臨床治療工作多年，還曾在省城的中醫學校裡教過幾年書、帶過幾年學生，這所中醫學校後來升級為中醫學院。他對中醫學的執著和熱愛，常常使我感到不可思議。白天臨證、晚上讀書，幾十年如一日，節慶假日從不休息。當我把憋了一個學期的話，一股腦說給他聽時，我看到他有一些意外，臉上露出詫異的表情。足足過了幾分鐘，他才慢慢的說：『不要著急，你先跟我看看臨床，以前你讀中學，我很少跟你談中醫的事，怕影響你的課業，現在你上中醫學院了，只要放假回來，你就跟著我看病，慢慢的，你就會理解中醫，只要理解了、懂了，你就會感興趣，就能學進去了。』」

眼睛出毛病，可能是肝脾有問題

「找父親看病的人很多，他每天都不能按時下班。一天傍晚，外面十分寒冷，街燈早已經大亮，父親看完最後一位病人，站起身來要脫掉醫師袍準備下班時，有一位四十歲左右的農村婦女因異物眼睛睜不開，眼瞼腫脹，在家人的攙扶下，推開了診室的門。

「患者姓劉，我看到她的左眼紅腫，像一顆桃子，眼胞（中醫稱眼瞼為『眼胞』）緊合，淚流不止。家屬不斷的說，她在篩蕎麥[1]時，有東西跑到眼睛裡，不到一個小時就腫成這個樣子，疼得很厲害，還特別癢。

「我立即對病人和她的家屬說：『這個問題，中醫處理不了，趕快到眼科看看吧。』家屬說：『眼科醫生早就下班了。』我說：『那就去看急診吧。』家屬說：『去過了，急診室說沒有眼科醫生值班，處理不了。』」

李超聽到這裡，焦急的問：「找不到眼科專業醫生，異物取不出來，這可怎麼辦？」

我繼續說：「當時我父親也問我，應該怎麼辦。我說，應該翻開眼瞼，取出異物。父親說：『你試試看，能不能翻開眼瞼。』我洗了手，走近病人，試圖翻開她的上眼瞼。不料她的眼瞼又腫又硬，用力分開，僅僅露出一條細縫，眼瞼根本翻不起來。這個方法失敗了，我感到束手無策。父親說：『你可以用中醫基本理論治療。』我信口答道：『從理論上講，**肝開竅於目，眼睛的疾病應當從肝論治，眼胞為肌肉組織，脾主肌肉，眼瞼疾病應當從脾論治。**』

「我嘴上一邊說，心裡一邊暗暗發笑，異物在目，腫痛難忍，並且伴有過敏現象，從肝脾論治，這怎麼能達到去除異物、脫敏消炎、退腫止痛的目的呢？這樣的理論，對去除眼中異物，能起什麼作用？」

「眼睛和肝脾一點關係都沒有呀，我也覺得這個理論可笑。」李超說。

「先聽老師說完！」張怡娜對李超的插話有點不耐煩。

「父親當時並沒有答話，卻取出三棱針，在病人背部的左右肝俞、脾俞四個穴位上用酒精消毒後，各點刺了一針，然後拔了四個火罐，每個罐裡都拔出了一些汙紫的血液，並留罐觀察。五分鐘後，病人說，眼睛疼痛和癢的感覺減輕一些了。留罐十一分鐘至十二分鐘起罐[2]，父親告訴病人回家靜養。」

「伯伯，什麼是肝俞、脾俞？」

張怡娜立即答道：「肝俞、脾俞是穴位的名字，都在背部，你以後學到經絡腧穴的時候，就知道了。」

我接著說：「第二天上午，病人獨自來門診複診。她說，昨晚回家一個多小時後，疼痛的感覺幾乎就消失了，但還有脹和癢的感覺，紅腫也逐漸有所消退，壓上去已經軟了一些，仍然不能把眼瞼翻過來。安穩的睡了一夜，今天早晨起來，紅腫全都消退了，只是眼裡還有異物感，再來請醫生幫忙看看。」

1 原產中國的燕麥屬品種，又稱裸粒型燕麥或裸燕麥。華北地區稱之為莜麥，西北地區稱之為玉麥，東北地區稱之為鈴鐺麥。

2 拔罐術語，只將火罐除去之意。

中醫理論的奠基著作《黃帝內經》

「我看到昨天腫脹如桃的眼瞼，已經完全消腫，留下的是許多細碎的皺紋，順利翻開上眼瞼，我吃驚的看到，上結膜穹隆處有近半釐米長的纖細的麥芒（這裡稍稍有點誇張），於是用棉簽輕輕拭出。病人眼內的異物感隨即消失。

「這位病人眼瞼腫脹，不能翻開，眼中異物難以取出，我感到這好像已經是山窮水複疑無路，但用中醫五臟主五竅和五體的理論為指導……。」

「什麼叫『五臟主五竅和五體』？」李超打斷了我的話。我能理解，李超對中醫一點都不懂，對他來說，聽到的每一句話都是新鮮、不明白的。

我說：「中醫理論的奠基著作《黃帝內經》把內在的五臟與外在的五官、五體聯繫在一起，認為**肝在竅為目，心在竅為舌，脾在竅為口，肺在竅為鼻，腎在竅為耳**。」

李超說：「伯伯，這是不是說，肝的天窗是眼睛，心的天窗是舌頭，脾的天窗是口腔，肺的天窗是鼻子，腎的天窗是耳朵？」

李超的話使張怡娜笑得前仰後合。

「可是伯伯，為什麼會有這樣的結論呢？」

「這個問題我會再講，」我接著說：「**肝主筋，心主脈，脾主肉，肺主皮毛，腎主骨。**」

李超接著問：「『主』是什麼意思？」

「**『主』就是主管、管理的意思，**」張怡娜替我回答：「全身的筋膜肌腱靠肝血來滋養；全

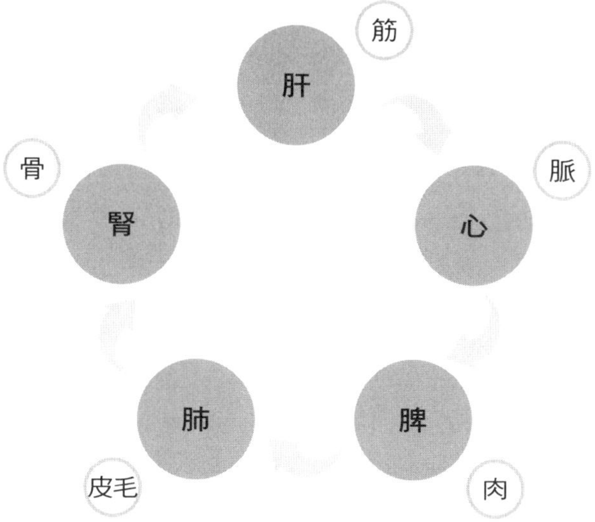

圖表 2-1　五臟與五體

身的血管都和心相連通；全身的肌肉靠脾所輸布的水穀精華來營養；全身的皮毛都靠肺所宣發布散的津液來滋潤；腎藏精，精生髓，髓養骨，我們全身的骨骼都靠腎中精氣來充養。」

「怡娜姐姐，妳說的這些話，我更不懂了。」李超無可奈何的說。

我告訴他：「我剛到中醫學院時，就和你一樣，什麼都聽不懂。對那位眼睛腫脹的病人根據中醫的理論，從肝、脾論治，竟然產生了消炎止痛、脫敏消腫、改善症狀的效果，有助於取出異物，從而達到了柳暗花明的新境界，令我大為震驚。難道中醫的這些理論真的能指導治療疾病嗎？但我還是感到非常疑惑。

「我對父親說：『老爸，這不一定是你在肝俞、脾俞放血拔罐的作用，因為沒有對照組呀。如果有兩個同樣的病人，一個病人刺肝俞和脾俞，另一個病人點點眼藥水什麼的，回家靜養，對照一下看看，哪個有效果；或者有三個同樣的病人，一個刺肝俞、脾俞，一個刺和眼睛不相干的任意穴位，比如胃俞、大腸俞，第三個點眼藥水。可是這都還不能算數，應當是三十個同樣的病人，分成三組，每組十個人，進行對照研究，這樣也許才能說明問題。』」

張怡娜插話說：「老師，現在的臨床研究，一個小樣本要求至少有三十例病例，還要有相應的對照組。」

我說：「我當時說各十例，那還是不能說明問題的。父親制止了我的想入非非和喋喋不休。他說：『你找兩個同樣的病人都辦不到了，怎麼可能找到三例，甚至三十例同樣的病人呢？』顯然這樣的個案，並沒有消除我對中醫理論的懷疑，我想刺肝俞、脾俞能見到效果，這也許是偶然吧，或者是病人自癒也未可知。」

李超和張怡娜異口同聲的說：「對，這樣的個案不能說明問題，我們也不相信這是中醫理論發揮的作用。」

2. 證驗之路，抗生素失靈了

我們繼續聊著，我說：「那是一天的上午，一位姓曹的中年男子，因下頷部的鬚瘡來父親的門診就診。病人患鬚瘡三年，也就是毛囊炎，時輕時重，反覆發作。我看他的下巴腫脹如雷公，多個毛囊發炎，或有膿頭，或無膿頭，或已經破潰，或已經收口，下頷部紅白黃紫黑五色俱全。我一看就說：『這是感染呀！打打青黴素（按：penicillin，又稱盤尼西林）吧，消消炎。』病人說：『用過多種抗生素，口服、打針都用過，但是沒有多大用處，屁股都打硬了，護士都害怕幫我打針，針不容易扎進去。』」

「父親囑咐我先試著開個方子，我把中藥書中有代表性的清熱解毒藥、清熱涼血藥、清熱瀉火藥都寫進去了，金銀花、連翹、蒲公英、牡丹皮、赤芍、紫花地丁、知母、生石膏……方子還沒有寫完，病人就說：『大夫，這些藥我都吃過，吃得我胃痛、拉稀，可是下巴的腫痛不見好轉。』到了這個時候，我感到已經是黔驢技窮，無計可施了。」

李超說：「是呀，抗生素沒有效果，這可怎麼辦？」

「父親說，中醫診法上有下頷部屬腎的說法，是不是應當從腎論治。他的病程已經有三年

生熟地黃	山茱萸	懷山藥	茯苓	枸杞子
各 10 克	20 克	15 克	20 克	10 克
五味子	肉桂	麥門冬	陳皮	生甘草
5 克	3 克	30 克	10 克	10 克

圖表 2-2　左歸飲加味

多，新病多實，久病多虛，所以已經不是實火，應當是虛火。根據他的脈象，左尺[3]細弱，右尺（按：對應腎陽）略大但重按無力，就可以知道，這個病證是因為腎陰虧損，虛焰上燎，也就是虛火上炎所造成的。治療就應當採用滋陰補腎、引火歸元的方法，於是方子用了明代張景岳的左歸飲加味。處方如下：生熟地黃各十克、山茱萸二十克、懷山藥十五克、茯苓二十克、枸杞子十克、五味子五克、肉桂三克、麥門冬三十克、陳皮十克、生甘草十克。」（詳細見上方圖表2-2）

李超說：「伯伯，這些話我都不懂，我不知道你說的是什麼。」

我說：「你不懂不奇怪，我當時也不懂，明明是一個鬚瘡，也就是多發性毛囊炎，用這樣奇怪的理論指導開方，難道能夠有效？可惜寒假很快就結束，我已經等不到觀察這位病人的用藥效果了。

「回到北京後，我心想，不管我能不能理解中醫的理論，先記住再說。該背誦的就背誦、該死記的就死記，再到臨床上試試看，管不管用。」

肺為腎之母，虛者補其母

「一天，我正走在縣城的馬路上，一輛破舊的北京二一二型吉普車飛快的從我旁邊開過去。這輛吉普車開過去後，突然又來了個急煞車。我正在納悶，前面並沒有障礙物，這個司機幹麼煞車？司機已經從車上跳下來，徑直朝我走了過來，邊走邊和我打招呼：『郝醫生，你回來啦！』我說：『你是？』他說：『你不認識我了？我是曹某某，寒假你回來，我找你爸看病，你還在旁邊呢！』

「我想起來了，這就是患下頷部鬚瘡的那個人。他說那張補腎陰、清虛火的方子，他服了三十多劑，幾年的毛病就慢慢好了。這個病人後來我曾隨訪過兩年，未見再發。

「再思考這張方子的意思，左歸飲的主要作用在於補益腎陰，加生地黃滋陰涼血；加五味子收攝浮火；加少量肉桂，意在引火歸元，使虛熱下趨，往下走；加陳皮和中安胃；用生甘草，意思應當是清解少陰經的毒熱。這都比較容易理解，只有加麥門冬一味，而且用量重到三十克，用意究竟是什麼呢？我百思不得其解，於是就向父親討教。

「父親告訴我，**腎陰虧損這一類的證候，在中年男子中很常見**，治療用六味地黃湯、左歸飲一類的方劑，中醫大夫人人都知道。但是在臨床使用時，效果常常不太理想。怎麼樣提高療效？

3 把脈時按診症者兩手手腕寸口的位置。「關」為手腕橈骨突起（橈骨莖突）的位置，「關」之前為「寸」，「關」之後則為「尺」。

就應當根據中醫基本理論去思考。

「中醫理論認為，腎屬水，肺屬金，金生水。生我者為母，我生者為子，所以**肺為腎之母**。《難經》有『**虛者補其母**[4]』的理論，現在**腎陰不足，在補腎陰的基礎上，再加入補肺、養肺陰的藥，透過補肺以助腎**。因此這張方子重用麥門冬潤肺養陰，意思是為了補母以壯子。這個證候不僅可以取得療效，在其他腎陰虧損的證候中，在補腎的方劑中加入補肺的藥物，同樣可以提高療效。聽到這裡，我的疑惑已經逐漸解開了一些。」

「伯伯，你的疑惑解開了，可是我還是聽不懂你說的是什麼。」李超一副很委屈的樣子。

張怡娜倒是聽得津津有味，有些不耐煩的對李超說：「我說了好幾遍了，不要打岔，好好聽老師說。」

「這個案例，以中醫面部分屬五臟的理論為指導，從腎論治，又用五行生剋理論和虛者補其母的治療原則去選藥組方，解決了常規清熱解毒法久久不見效，用抗生素又不能解決的問題。看來遵循中醫理論去治病，好像真能解決一些問題。而以前的清熱解毒中藥和抗生素的應用，都沒有明顯的效果，這就算是對照吧。」

3. 治同一種病，用方、用藥都不相同

「就在這年暑假，隨父親看診的一天，一位姓王的中年女子因頭痛半年多來門診求治。

「她說，她的頭頂痛，白天較輕微，夜裡發作，常在凌晨兩、三點被痛醒，疼痛劇烈時，如刀劈斧剁，經常以頭撞牆，疼痛的呼叫聲影響到了家人和鄰居的休息。頭痛發作時，還常常伴有頭暈、噁心甚至嘔吐等症狀。過去一直服用止痛藥，雖然可以減輕疼痛於一時，但不能制止發作。也用過一些中成藥，都沒有明顯的效果。這個時候正是盛夏，雖然山城的氣溫比北京低了不少，可是仍然會感到熱。這位前來就診的女人，大熱天頭上竟然還包著一方頭巾，說是頭部怕風、怕冷。

「遇到特殊的病人，父親總會考考我，讓我先試試開方。於是我把川芎、白芷、羌活、防風、細辛、延胡索等十多味散風活血止痛一類的藥物，彙集成一個方子。

「父親看後搖搖頭說：**『頭痛醫頭，腳痛醫腳，見痛止痛，見癢止癢，這是大夫治病的忌諱**，中醫治病，一向都是從整體調節入手。凡是治療頭痛，應當先分外感、內傷。外感頭痛病程

---

4 利用五行相生，子母關係的學說，把五行「木、火、土、金、水」配合「肝、心、脾、肺、腎」，從五行、五臟的子母關係，說明一部分的治病法則，有補母、瀉子兩種。

淡吳茱萸 10 克	生薑 10 克	黨參 10 克
桂枝 6 克	茯苓 30 克	大棗 3 枚

圖表 2-3　吳茱萸湯加味

短，內傷頭痛病程長。這個病人病程已經很久，而且又沒有出現其他的表證，因此應當從內傷論治。內傷頭痛，也應當分病位，辨寒熱，察虛實。

「現在是巔頂疼痛，應當屬於厥陰肝經的病，因為厥陰肝經的經脈，向上出額部與督脈交會於巔頂。厥陰經氣旺盛的時間是丑時，也就是凌晨一點至三點，頭痛夜重，而且**常在凌晨兩、三點鐘被痛醒，這正是厥陰頭痛的特徵。脈沉細而弦遲，舌淡，苔白，舌面水滑，也證實這是肝經寒盛，濁陰不化，陰寒之邪循經上逆，頭目清陽被擾。**治療方法採用暖肝、散寒、化陰、降逆、和胃。方子用《傷寒論》的吳茱萸湯加味：淡吳茱萸十克、生薑十克、黨參十克、桂枝六克，茯苓三十克、大棗三枚。』（見上方圖表2-3）

「方子服用三劑後，患者來告，夜間頭痛大減，原來常有胃脘發涼的感覺，因為這個方子藥液辛辣，服藥以後胃脘暖暖的，感到很舒服。於是父親告訴病人原方再服三劑，病人好幾個月的頭痛就這樣減輕並逐漸痊癒了。

「這個病例以經絡循行部位去辨證，從整體調節入手去治療頭痛局部的症狀，用方雖然很小，藥味不多，竟然可以治癒頑固的病證，這使我很有感觸。

「一天，又來了一位頭痛的女病人，三十來歲，依然是頭上包著頭巾，看上去面色蒼白，脣爪不華。父親問過病人，知道病人產後百日以來，天天頭痛，頭部尤其怕風吹，一有風吹，頭痛必然加重，也以頭頂痛為顯著。

「父親接著問我如何辨證用方，我這次胸有成竹的說：『肝經寒邪上逆，用吳茱萸湯和苓桂薑甘湯。』」

李超說：「我也認為應當用前面那個病人所用的方子。」

「不料父親卻說，這是產後失血，肝血不足，清陽不升，頭目失養。應當補肝血，升清陽，用四物湯加味。藥用當歸十五克、酒白芍（用酒炒過的白芍）三十克、川芎十克、熟地黃十克、荊芥五克、柴胡五克。病人服用兩週後，頭痛豁然而癒。

「那年暑假，我遇到的第三位頭痛病人，是一位五十歲左右的男性，一有勞累，就會出現偏頭痛並伴有噁心嘔吐，後項拘緊，肩背痠痛，病程已有三、四年的時間，據病人說，反覆發作，時輕時重，屢治不效。父親問我怎麼處理，我想這顯然不是吳茱萸湯證，也不是血虛清竅失養證，一時不知道該如何應對。

「父親說：『**頭痛在一側**，這是**少陽膽經的經氣不和，後項拘緊這是太陽經脈的氣機不利**。應該用《傷寒論》中的兩個方子，一個是小柴胡湯疏解少陽經氣，一個是桂枝加葛根湯疏通太陽經氣。』

「我雖然已經在北京中醫藥大學讀了一年的書，對這些中醫的術語已經耳熟能詳，但還沒有學到《傷寒論》，所以對《傷寒論》中的辨證方法幾乎一無所知。不過這兩個方子在《方劑學》裡學過，於是就按照父親的意思，寫了這樣一張處方：柴胡十克、黃芩十克、生薑十克、法半夏十克、黨參十克、葛根十克、桂枝十克、酒白芍十克、大棗十五克、炙甘草十克。父親看後，把酒白芍改成了三十克，葛根改成了二十克。他說重用白芍，作用是養血柔筋解痙，緩解後項部肌肉的痙攣，這樣就可以緩解頭疼。重用葛根，也是增強疏通經脈的作用。

「兩年後，我又遇到了這個病人，據他回憶，就是這個方子，他連續服用三週後，頭痛就大致痊癒了，只有在特別勞累的時候，還有可能輕度發作，只要稍作休息，或者睡一覺，便自然緩解。

「第四位頭痛的病人，是一名高血壓患者，後頭部悶脹緊壓，頭暈眼花，心煩易怒，嘴苦口臭，咽喉乾燥，父親辨證為肝陽上擾，用了天麻鉤藤飲加減，但這個病人的療效怎樣？後來我沒有再見到過他，用這個方子是不是有效果，就不得而知了。

「在不長的時間內，連續看到了四位頭痛的病人，父親用的方子都不一樣，於是我把這四個病例找出來，向父親請教。**為什麼都是頭痛，用方和用藥都不相同？**」

辨證論治——同一個病，方藥都不同

「父親告訴我，這就是中醫的特點之一，叫『**辨證論治**』。辨證論治是根據病人的症狀表現和醫生所觀察到的體徵，運用中醫的理論，來分析病變部位的所在、病症性質的寒熱虛實，正氣和邪氣的關係，得出的這樣的綜合結論，這就叫『證候』。

「比如第一位病人是『肝經寒盛，濁陰不化』證，第二位病人是『肝血不足，清陽不升，頭目失養』證，第三位病人是『少陽太陽經氣不利』證，第四位病人是『肝陽上擾』證。這些病人都是頭痛，這叫同病，但是因為他們的**證候不同，所以就用了不同的方藥，這在中醫裡有一個專有名詞，叫『同病異治』**。」

李超說：「伯伯，你的話我雖然聽不懂，但意思我明白了，就是同樣一個頭痛病，不同的人、不同的原因，要用不同的方子來治療，這叫同病異治。有沒有不同的病，用的治療方法都是一樣的呢？」

我說：「有，這叫『異病同治』。當年我也像你今天一樣，向父親提出了這個問題。父親對我說：『你這次回來跟著我看病已經二十多天了吧。』我說：『是，三週了。』父親說：『我們每天平均看六十多個病人，初診、複診記錄都完整的病例超過一百例了吧，你把你記錄的這些病例都重新看一遍，看看有哪些病例用了真武湯。再分析一下，這些病例是不是同一種病，為什麼都可以用真武湯？』」

「伯伯，什麼叫真武湯？」李超問。

「真武湯是《傷寒論》裡的一個方子，由附子、生薑、芍藥、茯苓、白朮組成，有補陽氣、利水邪的作用。」張怡娜回答了李超的問題。

我說：「我原來只是把我記錄的這些病例，按照病名來分類，比如按頭痛、胃痛、泄瀉、咳喘、月經紊亂、失眠等不同的病分類，沒有按照用方分類。因為方子大多是用加減的，而且經常是兩個方子、三個方子，甚至是更多的小方子或者藥組同時用，按照用方分類，很困難。現在父親要求我把用真武湯的病例都挑出來分析，我不得不查看全部病例。看完全部病例，居然挑出了十二份用過真武湯的，這令我吃了一驚。

「沒有想到二十多天下來，**用了十二次真武湯**，都沒有引起我的注意。再看看這十二份病例：**四例是心臟病心功能不全；兩例是腎病水腫；兩例是泄瀉，西醫診斷為慢性腸炎，就是平常所說的拉肚子；一例是嘔吐，西醫診斷為慢性胃炎；一例是咳喘，西醫診斷為老年慢性支氣管炎，伴有肺氣腫（Pulmonary emphysema）**[5]**；一例是眩暈，西醫診斷為梅尼爾氏症**[6]**；一例是婦女的帶下症，西醫診斷為慢性盆腔炎。**

「患心臟病的四位病人，其中兩例是冠心病（按：又稱冠狀動脈心臟病），病人都是大胖子，走路稍快就胸悶氣短、心慌，多痰，雙下肢水腫以傍晚為重，西醫診斷為冠心病，心絞痛，心功能不全，但病人不願意用強心西藥。父親的辨證是心腎陽虛，痰水內生，水氣凌心，用真武湯、溫膽湯、苓桂朮甘湯合方。另外兩例是到病房會診的風溼性心臟病的病人，心力衰竭多年，心慌氣短，下肢水腫，根本不能活動，多年用西藥利尿藥、強心藥等維持心功能，但是近一、兩個月來，心力衰竭控制不好，除下肢水腫外，肝脾大，胃部脹滿，有一個病人還有少量腹水和胸腔積液，晚上咳喘不能躺平。病房醫生把強心藥的藥量稍稍加大，就出現了頻發的室性早搏[7]，這是強心藥中毒的現象，而按原來的正常藥量，又糾正不了心力衰竭，加大利尿藥的用量，就出現了低鉀血症（按：鉀離子濃度小於三．四毫摩爾／升），在治療上很棘手。父親的辨證是心腎陽衰，水氣凌心。用的是真武湯配合生脈飲，也就是真武湯加了人參、麥門冬和五味子。這幾位心臟病病人，在複診時症狀都明顯改善。

「有兩例腎病水腫的病人，一個是住院病人，患腎病症候群，高度水腫，高血壓，大量蛋白尿，低血漿蛋白，面色淡白，畏寒怕冷，臥床不起；另一個門診病人，患的是慢性腎小球腎炎，尿中有大量的紅血球、白血球和血紅素、圓柱體（按：蛋白質的凝聚物）。父親的辨證都是陽虛水泛，用的也都是真武湯加味。複診的時候，也都有一定效果。

「至於兩例慢性腹瀉的病人，共同的特點是一受涼或者一吃涼的東西就腹瀉，舌質淡白，舌苔水滑；雖是夏季，穿得仍比別人多。我在病歷上寫著父親的辨證分析是：『脾腎陽虛，水邪內生，水浸腸道，治用真武湯和理中湯、痛瀉要方的合方。』

「那位嘔吐的病人用真武湯，我當時實在是沒有想到，我看著這個病例，就想起了那天上午，有一個消瘦的中年女子，滿面愁容，在丈夫陪同下前來看病。症狀就是幾年來經常嘔吐，在喝水後、受涼或者生氣後，都會吐出大量清稀的水或者白色的泡沫，自己雖然感到不苦不酸，但別人聞起來卻氣味難聞，和她一個辦公室的同事都討厭她，搞得她十分尷尬。她原本是銀行的工作人員，不得不停職在家休養，心中十分痛苦。父親的辨證分析是腎陽不足，肝氣鬱結，肝氣夾水邪犯胃，胃寒水逆，用的是真武湯、吳茱萸湯和逍遙散加減。這個病人一週後複診，面帶喜

5 慢性肺部疾病，患者可能因長期吸菸或吸入其他有害物質，導致肺泡彈性減弱，造成呼吸時空氣滯留於終末細支氣管與肺泡內部，無法有效進出肺臟，進而破壞肺泡壁，使其失去彈性，呈現腫大的狀態。
6 Ménière's Disease，好發於三十歲至五十歲的成年人，最常見的症狀是旋轉性暈眩、耳鳴等。
7 心室早期收縮，premature ventricular contraction，簡稱 PVC。

色，說服藥後嘔吐明顯減輕了。

「有一例是咳喘，西醫診斷為老年慢性支氣管炎，伴有肺氣腫。這個病人年過古稀，面目和下肢水腫，動輒喘息咳嗽，吐大量白色泡沫痰，特別容易感冒，而且自汗不止。據病人說，夏季是病證最輕的時候，生活大體可以自理，但每年冬天病情都會加重，呼吸困難，缺氧，只能住院治療。父親的辨證是腎陽虛衰，水飲不化，水邪犯肺，宣降失司。用方是真武湯、玉屏風散、三子養親東加減化裁。當時這個病人還沒有複診，效果還不知道。

「那例眩暈的病人，我的印象更深刻，是一個中年女病人，三天前突發眩暈，天旋地轉，不敢睜眼，噁心嘔吐，曾經來到父親所在的醫院急診，醫生經過會診，診斷為梅尼爾氏症，但並沒有特別好的處理方法，只是給她服用了一片乘暈寧（按：臺灣稱克暈錠）。病人躺在急診室的病床上，十分難受，就喊醫生快來救命。年輕的值班醫生有些不耐煩，就告訴病人：『妳的病死不了，就是難受一些，妳忍一忍，慢慢就好了。』幾句話一下子激怒了這個病人，她大罵醫生不通人性，結果眩暈就更加嚴重了。

「在急診室裡，更為危急的病人，甚至瀕臨死亡的病人，不斷被送來，這個眩暈的病人不敢在急診室裡久留，病房又不收她住院，她只好回家。這次到父親的門診看病，有一半的話是向父親控訴那個急診室的年輕醫生，當時父親是那家醫院主管醫療的副院長。其實那個年輕醫生說的話本身並沒有錯，這的確是一個很痛苦的病證，但真的沒有生命危險，只不過在說這些話的時機上可能有些問題。病人面目水腫，眩暈耳鳴，舌胖嫩，苔白厚水滑。父親的辨證是陽虛水泛，痰濁上蒙，清陽被擾。用方是真武湯、澤瀉湯、溫膽湯加減化裁。病人服藥兩週後，大致痊癒。

「還有一例是婦女的帶下症，病人是我高中同班同學，高中畢業後沒有考大學，直接就業並結了婚。她每天有大量的清稀白帶，而且腰以下冷痛，就像泡在涼水中。婦科醫生診斷為慢性盆腔炎。父親的辨證是腎陽不足，水邪氾濫，水浸胞宮，方用真武湯和完帶湯，同學服用兩週後，症狀大減。」

腎陽虛，水邪氾濫

「我把這十二個用真武湯的病例，向父親複述了一遍。父親說：『從這次總結中，你能得出什麼結論？』我說：『**心臟病、腎病、胃腸病、呼吸系統病，還有眩暈和帶下**，這都是不同的病，之所以都可以用真武湯加減治療，是因為**這些疾病都有一個共同的證候特點，就是腎陽虛，不能制水、化水，導致了水邪氾濫**。水邪是導致逆流橫溢，無處不到的原因。水邪凌心，就導致胸悶心悸；水邪困腎，就導致腰痛水腫；水邪犯胃，就導致嘔吐；水邪浸漬腸道，就導致下利；水邪犯肺，就導致咳喘；水邪上泛頭目，就導致眩暈；水邪下浸胞宮，就導致出現白帶清稀。所以都用真武湯溫陽利水。』

「父親說完問我：這是不是可以叫異病同治？我說：『真的就是異病同治。之所以可以同治，就是因為根本病機相同。也就是說，基本證候相同。』

「後來有人發表文章說，中醫不是辨證論治，而是辨機論治，也就是辨病機論治。其實說辨機論治也不算錯，只不過人們早已習慣了用辨證論治這個詞，改個新的說法，大家並不習慣。」

李超說：「伯伯，看來中醫看病和西醫看病，真的不一樣。西醫用理化的診斷方法診斷出疾病以後，同一個病，不管是什麼人，治療的方法基本是一樣的。這叫『規範性治療』。」

張怡娜說：「所以西醫就可以大批量、大樣本的進行觀察研究，**中醫不同，醫生要根據每位病人的具體情況，採用的是個體化的治療方法**，所以要大批量、大樣本的進行觀察，當然就比較困難，而且也就抹殺了中醫個體化辨證論治的特色。」

我接著說：「實踐是檢驗真理的唯一標準，臨床見到這些實際案例，對中醫理論指導臨床實踐的可靠性，我好像已經有了一點感覺。過去我一聽學校老師說：『你不懂沒有關係，只要記住，能用就可以了。』就十分反感，現在再聽到這樣的話，已經不怎麼反感了。這正是紙上得來終覺淺，絕知此事要躬行（按：指凡事需親身經驗）。欲識中醫真面目，還需臨床多驗證。但在當時看病的過程中，所涉及的陰、陽、金、水，相生、相剋，還有寒熱、虛實、臟腑、經脈……我聽著總覺得可笑，這些詞彙和術語，離現代科技太遠了。」

「伯伯，這些詞彙，我聽著覺得可笑，我都不懂，我的問題也太多了，先問一個問題，中醫是怎麼發現這些草根、樹皮可以治病的？」

我說：「今天已經不早了，我們就聊到這裡吧，明天怡娜帶你到北京市區的名勝古蹟去看看，你提的問題，我們後天再討論吧。」

第三章 致命毒物，也是治病良藥

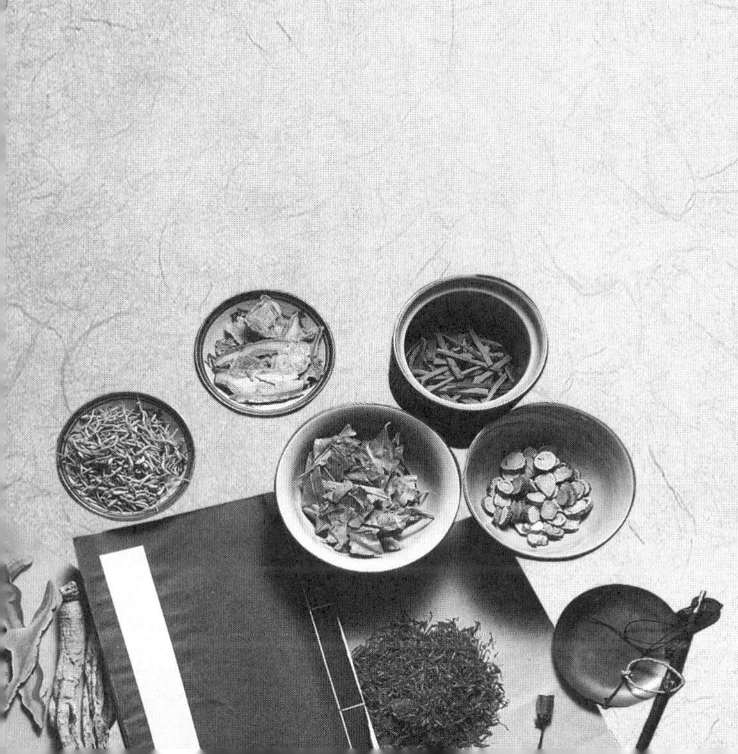

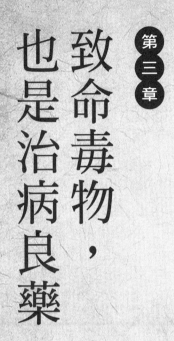

1. 生附子，是毒，煮過就是藥

李超前天問我，中醫是怎麼發現草根、樹皮可以治病的，我先跟他講了我經歷的一件事。

「我往返於歐洲的一些國家進行短期的中醫教學，已經有二十多年的時間，去過西歐、也去過東歐。學生大多是歐洲人，也有少部分美洲、澳洲、非洲和東南亞的人，除了翻譯之外，學生中沒有母語是中文的人，但他們居然也能夠理解中醫術語，甚至在畢業後運用中醫藥知識防治疾病和指導人們養生保健。

「每當我聽到一個個外國人用中文認真的說著中醫的病名、辨證的結論、治療的法則、用方的方名，以及中藥名稱和穴位名稱的時候，我就有一種自豪感，我聽慣了我們的孩子們從小背英文的聲音，現在竟然也有機會讓外國人背背我們老祖宗留下來的東西，這才叫對等的交流。

「有一次，我在法國巴黎的杵針中醫學院[1]（Institut Chuzhen）進行中醫教學。在那個被譽為世界花都的浪漫城市裡，大街小巷、陽臺樓頂，都裝扮著各色的鮮花，使一座座恢宏典雅、精雕細刻的歐洲古典風格建築，顯得更加婀娜多姿、妖嬈嫵媚。一天下午課後，院長弗朗索瓦．馬克（François Marquer）帶著一位很帥的中年男子和翻譯來飯店找我。

「馬克院長是一個醉心於中醫教育事業的人，他原本是學物理的，修電腦、修汽車、做木工、搞房屋裝潢設計……生活中的事情，幾乎無所不能，而且汽車駕駛技術爐火純青。有一年，他開車載著我，只用了一週時間，幾乎走遍了法國的主要大城市，在高速公路上，平均車速是每小時一百八十公里，超車的時候還可以達到兩百公里以上。

「他多年以前由於健康的原因，遇到了中醫，從此就把學習中醫和從事中醫藥教育，當成了終生的事業。為此，他還學了中文，後來居然可以把中文的中醫講義翻譯成法語。他知道要把道道地地的中醫學好是很難的，因此他借用了『只要功夫深，鐵杵磨成針』的古語，把他創辦的中醫學院命名為杵針中醫學院。他把畢生的精力奉獻給在歐洲傳播中醫藥學。他不是富人，生活上簡樸到幾個麵包、一杯咖啡，就是一頓飯，但是為了支持世界中醫藥學會聯合會（WFCMS）在巴黎的召開，他傾囊相授，幾乎導致他創辦了十幾年的中醫學院，走到倒閉的邊緣。」

「老師，這樣的人很難找呀！」張怡娜聽了我的介紹，很有感觸的說。

我說：「是呀，這樣的人實在難得。當時馬克院長用不太流暢的中文對我說：『這是軍隊的醫生，他叫尚．呂克，你就叫他尚軍醫吧，他有一個問題想問你。』

「尚軍醫從書包裡拿出了一樣東西，看上去像是一個小地瓜，問我這是什麼東西。我接過來一看說：『像是生附子。』翻譯還沒有來得及轉告這句話，馬克院長就搶先對我說：『我對照了書上的圖譜，也覺得像是附子。』

「隨後那位尚軍醫講了一件令人難忘又十分痛心的事。歐洲某國特種部隊的一個小分隊，到原始森林中進行生存訓練。生存訓練就是不帶食物、不帶飲品，讓戰士們在野外靠自身的能力和

---

1 全法國唯一一個始終實行和中國中醫大學教授聯合授課的學院。

知識尋找食物，並進行體能的考驗。後來，總部接到他們的呼救信號，等搜索人員發現他們時，十多個小夥子已經全部犧牲，在隊長留下沒有寫完的遺書上，哆哆嗦嗦的寫著：『我們烤了這種像是小地瓜的東西來吃，很快口舌發麻，說不出話，呼吸困難……。』

「尚軍醫接著說：『部隊把戰士的遺體和這東西一同運了回來，請我們檢驗死亡的原因，我們的結論是，吃了這種東西才中毒死的。可是後來我們才知道，這竟然是中醫用了幾千年的中藥，既然是能夠毒死人的東西，你們卻用來當作治病的藥物，這究竟是怎麼回事呢？』」

「是呀，伯伯，能毒死人的東西，為什麼可以當藥來治病？」李超也大惑不解的問。

我接下來要講關於藥食同源的事。

2. 神農氏試百草——藥食同源

「當原始的人類出現在地球上時，我們和動物沒有太大的差別，我們從動物進化而來，後來慢慢站立起來，視野開闊了，於是就漸漸出現了人類文明。在原始社會，我們人類沒有書本知識可以學，甚至沒有語言、沒有文字，怎麼在地球上生活呢？就靠大自然賦予人類的耳朵聽、眼睛看、鼻子聞、舌頭品嚐，以及吃了東西以後，體察身體的感覺等，在自然界中尋找食物。這就是用我們人體自身的各種感官（眼、耳、鼻、舌、身等）來認識自然、探索自然界各種植物、動物、礦物，與人體健康之間的關係，而不是用物理化學分析的方法、用人類製造的儀器來研究這一切。」我說。

李超說：「這個我可以想像得到，我能理解。在遠古的時候，人們沒有現代知識，只能是這樣。」

我接著說：「中國史書記載的『神農嘗百草，一日而遇七十毒』就是這樣的寫照，不過我要說明的是，這裡的毒字和毒藥的毒字，含義不完全相同。**『毒』字在東漢許慎所寫的《說文解字》中，解釋為『厚也』，就是有偏性的意思**，神農氏在尋找食物的過程中，一天能遇到七十多種有偏性的植物，而不是遇到七十多種毒藥。在自然界中能夠致人死亡的有毒植物畢竟是少數，神農氏不可能在一天之內遇到七十多種這樣的東西。」

張怡娜說：「老師，我們一直認為是神農在一天之中，吃到了七十多種毒藥，有的書上還演繹說，神農為此獻出了自己的生命。看來，這都是誤解。」我說：「這源於對『毒』字的理解不同，才導致了歧義的產生。」

我繼續說：「在尋找食物的過程，遠古的人類發現了那些味道甘美、吃了很舒服，能夠使我們長身體、增體力的植物、動物和少部分礦物，於是就告訴他們的子孫後代，這就是可以吃的食物。

「當然，有時候他們會吃到味道不夠甘美，吃完了感覺不大舒服的東西，比方說，吃了一種東西比較苦，但是餓極了也要吃，就少吃一點，嚥下去沒多久，發現肚子有點疼，隨後就拉稀，那麼就會告訴子孫，這個東西不能吃。

「可是，有一天遠古人類肚子脹、肚子疼，回憶起來，已經有好幾天沒有大便了，也不排氣。在痛苦難耐的時候，突然想起來，以前曾經吃過一種東西，有點苦，但是，吃完了大便就通了，很快把那個東西找來；吃完大便通了，肚子不脹、不疼了。於是就告訴他的子孫們，這個東西可以治療大便不通，但是平常不能當食物來吃，只有肚子脹、不大便、不舒服了才可以吃，於是把它叫做藥物。」

「伯伯，看來古代人類發現植物的治療作用，和發現植物的食物作用，過程是一樣的，都是靠人的本能。」李超說。

我說：「就是這樣，自然界那些味道甘美、性情平和的植物、動物和少部分礦物，就是我們人類的食物。那些味道不夠甘美、性情有所偏差的植物、動物和少數的礦物，在平常情況下，我們不能作為食物來吃，但是當健康有問題時，也就是在健康出現偏差的時候，就可以**以偏糾偏，糾正我們健康的偏差**。後來，人類有了語言，就把它叫做藥物，這就是中醫所說的『藥食同源』。可見食物和藥物都是大自然對人類的恩賜，這兩者對人類生命的延續和健康都有巨大的貢獻。我們古代的人類認識食物和藥物，不是用人類製造的儀器分析出來的，而是靠大自然所賦予人類的眼、耳、鼻、舌、身等各種感官去認識的。最高明的是，人類有比動物更加聰明的大腦，透過大腦思考，把感官所接受的感知提升到理論性、規律性的認識，然後按照這個規律再指導我們到自然界尋找食物和藥物。

「等到人類有了豐富的語言以後，用語言傳達給後代，有了文字以後，再用文字記錄下來，這些東西流傳到今天，是極其寶貴的。」

李超問：「伯伯，你這樣思考食物和藥物的起源有沒有依據呢？我們在現代社會中，有沒有這種現象？」

我說：「那位尚軍醫聽完我的話之後，提出的問題和你一模一樣。我先不說我們人類，我先說動物。」

3. 野生動物的神奇自療

「印尼熱帶雨林的猴子，得了瘧疾以後，牠們會本能的爬到金雞納樹上，啃樹皮吃，吃幾次，牠們就不再發冷、發燒了，瘧疾就得到了治療。但是，我們人類從金雞納樹的樹皮裡提取出奎寧來治療瘧疾，還不到兩百年的歷史（按：現在奎寧已被合成製藥所取代）。三百多年前，清朝康熙帝得瘧疾時，也是服用了西方傳教士根據非洲土著居民運用金雞納樹皮和根皮治療瘧疾的經驗做成的金雞納霜（奎寧），才好轉起來的。

「有人說本能是人類和動物最低等的能力，這個說法有一定的道理，但是這種本能是大自然所賦予的，是人類和動物一種寶貴的生存能力，這種能力我們不能忽視它。人類從金雞納樹的樹皮中提取出奎寧來治療瘧疾，用於臨床治療，確實有效，但由於廣泛的應用，瘧原蟲就產生了適應性與耐藥性，對於耐奎寧的瘧原蟲，奎寧無可奈何。但再用金雞納樹皮，仍然有效。」

「伯伯，你已經說過這個問題了！」李超提醒我。

我說：「同一個例子，在不同的地方來說，是想驗證不同的問題，我前面說這個問題，是想說明生藥和單品的關係，這裡說這個例子，是想說明動物的自療本能。

「在非洲的原野上，有成群的大象，動物愛好者和一些記者觀察大象的生活。大象是群居的，牠們沒有固定的住所，就在原野上隨意的遊蕩，每天要走五公里的路。其中有一頭母象懷孕了，於是一個記者天天專門盯著這頭懷孕的母象，看牠的生活和習性有什麼變化。

「有一天，這頭母象離群了，走了二十八公里，來到一個小河邊上，發現了一棵小樹，母象狼吞虎嚥的把這棵樹的葉子幾乎吃光了，然後開始返回。記者從來沒有看過大象吃這種樹的葉子，跟了二十八公里，非常累，記者心裡感到奇怪，這頭母象從來沒有離群過，牠離群走這麼遠，就是為了吃這種樹葉嗎？這是什麼樹呢？他採了一些葉子和枝條當標本帶了回來，有機會碰到當地居民以後，想問問他們這是什麼東西。

「母象歸隊了，記者第二天也『歸隊』了，當他又來到象群的附近時，發現這頭母象已經生了一頭小象。後來，當地的居民告訴他，這種樹叫催生樹，用這種樹的葉子煮水喝，可以使婦女的子宮收縮有力，生孩子有力量。所以，我們能忽略動物的本能嗎？動物沒有語言、沒有文字，所以不能把這些感知用文字記錄下來，我們人類有語言，有聰明的思維，我們有文字把它記錄下來，這些知識是多麼寶貴。

「在南美洲的叢林中，有很多大猩猩、美國的動物愛好者，和醫學家用麻醉槍捕捉一些大猩猩後，在脖子上給牠們戴一個項圈，這個項圈可以測試大猩猩的呼吸、心跳率、血壓、體溫等，而且還可以透過無線信號發射到觀察中心，這樣就可以了解每一個大猩猩的生理狀態。他們在觀察過程中發現，有的大猩猩發燒了，從錄音裡傳來了牠們咳嗽和喘的聲音。他們用望遠鏡發現這些大猩猩不愛活動，於是推測大猩猩得了大葉性肺炎[2]。還有的大猩猩不吃東西、發燒，從望遠

2 Lobar pneumonia，因為肺部發炎滲出液充滿了肺泡，擴及肺葉的大部分或是整個肺葉。

鏡發現牠的腮部腫脹，這是得了牙髓炎。

「在猩猩的世界裡，肯定沒有猩猩醫院可以為牠們治病，更不會有透過執業醫師資格考試的大猩猩醫生，因此這些得了肺炎或牙髓炎的大猩猩們，會在叢林中尋找一種牠們平時並不作為食物的樹的葉子來吃。牠們挑不老也不嫩的葉子吃，幾天以後，燒退了，傳來的錄音聲裡，呼吸平穩，不喘不咳，原來從望遠鏡裡看到、腫著的腮幫子也恢復如常了。炎症消退以後，牠們就再也不吃這種樹的葉子了。

「在現場觀察的醫生們當然很好奇，這種葉子有什麼作用呢？於是拿來分析化驗，發現這種葉子有一種含硫化合物的成分，而這種成分具有很強的抗菌功能，進一步研究它的分子結構，再進行人工提取或合成，這就是硫胺紅迪黴素的發現過程。而老葉子和嫩葉子中這種成分的含量都低，所以大猩猩才選不老也不嫩的葉子來吃。

「硫胺紅迪黴菌的使用在世界上已有幾十年的歷史，因為長期應用，已經有了大量的耐藥菌株。大猩猩是怎麼發現這個植物有抑菌抗炎的作用呢？牠們靠的不是儀器的檢測和分析，而是大自然賦予牠們的本能。因此我在想，我們遠古人類同樣也會有這種能力去認識食物、去認識藥物。

「其實，動物的很多本能現象，不得不使我們人類驚奇，甚至自愧不如。有一種水鳥，經常在水中啄食吃，所以很容易患關節炎。當關節疼痛嚴重時，牠會到螞蟻窩邊，用翅膀去拍打螞蟻，把螞蟻激怒，然後躺在螞蟻窩的旁邊，把羽毛展開，憤怒的螞蟻就會蜂擁而至，全力叮咬牠，這樣就把蟻酸注射到自己的體內，關節的疼痛就會緩解很多。水鳥激怒螞蟻，就能得到一次免費的蟻酸注射療法，這實在是神奇之極。」

「伯伯，牠們是怎樣知道這些知識的呢？」李超好奇的問。

我說：「這個我真的不知道。水鳥的腿都很長，也就容易骨折。腿部骨折後，水鳥會用另一隻沒有受傷的腿跳到河邊，先用嘴巴把骨折固定好，隨後把草纏在骨折的部位，再抹上泥巴，這只骨折的腿就不再沾水，泥巴乾了以後，就形成了類似於人類醫生所打的石膏。等骨折長好後，牠又跑到水裡泡著，把泥巴泡軟泡掉了，腿就恢復健康，活動自如了。」

4. 誰說食療迷信？這些都是試驗出來的

「我們人類除了本能之外，更有動物所不具備的聰明、善於觀察思考、總結經驗、推理演繹的大腦，遠遠要比動物高明。

「所以我們對中藥的認識，是遠古人類靠本能來認識和體會植物、動物、礦物對健康的影響，然後用聰明的大腦總結出規律來，再用規律去認識這些自然界的東西。比方說，發現藤類植物大多都有疏通經脈的作用，那就不一定每個都嚐，我們只要看到藤類植物，就會想到這個東西可能有疏通經脈的作用。長在潮溼、沼澤地方或水裡的植物，多有抗水作用（按：防止水的作用和水的進入），人類吃它，就可能有利尿效果。

「一九九六年春天，我受大學派遣，到韓國首都漢城（現稱首爾）某大學做交換教授。那個時候，我們習慣把韓國的首都叫『漢城』，還沒有譯成首爾的習慣。和我同行的一位老師是中醫內科專家，朝鮮族人（按：中國少數民族之一），精通韓語，所以兼做我的教學翻譯。我們到的第一週，這位老師天天晚上睡不好，原因是夜尿頻繁，每晚要撒四、五次尿，每撒一次尿後，要一個多小時才能睡著，可是剛剛睡著，就又被尿憋醒了，每次尿量還很多。

「他讓我幫助找原因，因為在北京，他每天只在黎明的時候有一次小便，為什麼一到韓國，夜尿就如此頻繁呢？他說，白天的小便次數也比在北京的時候還要多，只是對工作和休息沒有多大影響而已。

「我們排除了各種疾病的可能，最後我決定在他的飲食習慣上找原因。我發現他特別喜歡吃韓國的米飯，早上吃一大碗，中午吃一大碗半，晚上又是一大碗，又不多吃蔬菜。那裡的大碗，容量抵得上我們北京餐館裡的四、五小碗，而且米飯極其好吃，不用配菜就可以吃完一大碗。」

西瓜消暑、稻米利尿，這些療效都是試出來的

「我告訴他：『我找到你夜尿頻繁的原因了。吃稻米尿多，燒稻草灰多。這是稻農的俗語，因為水稻是長在水田裡的，所以有很好的抗水作用，**人如果吃太多稻米，就會有明顯的利尿效果。**』在我的建議下，這位老師改變了飲食習慣，**一天之中，只有中午吃一次米飯**，而且盡可能多吃一些副食和蔬菜。兩、三天以後，他**夜尿頻繁和白天小便次數多的情況就改善了**。

「西瓜在最炎熱的夏季成熟了，只有在陽光充足、氣溫高、日照時間長的地方，西瓜才長得又大又甜。可想而知，西瓜為了達到內外陰陽的平衡和協調，一定有很好的抗熱能力。當我們人類在炎熱的夏季，不能抗熱時，就拿自然界中能抗熱的植物來吃，就可以產生對抗暑熱的效果。於是就可以推導出，西瓜具有清熱解暑、生津止渴的功效，說西瓜是天然白虎湯，就是針對它的食療作用來說的。」

「什麼是白虎湯？」李超問。

「白虎湯也是《傷寒論》中的一個方劑，有清熱生津的作用，可以治療高燒、汗出、口渴、

脈洪大。」張怡娜替我回答說。

我接著說：「向陽的山坡夏季在太陽的直射下，地表溫度很高，山坡上的石頭很燙，人都不敢坐在上面，這裡生長的植物應當能抗熱，能抗熱就應當是涼性的。到了夏天都冰雪不化的深山溝裡，所生長的植物，為什麼能抗寒呢？因為它有熱性，才能夠保持體內外環境的平衡。

「這些想法對不對？我們要實踐看看才知道。向陽山坡上的藥材，真的是大多有清熱作用，如黃芩長在陽坡上，就是清熱的、寒性的。

「附子，在中國北方的自然界裡，通常是長在深山溝裡的，這樣的深山溝終年不見太陽，甚至夏季都冰雪不化，環境陰寒潮溼。可見附子很能抗寒，能抗寒溼，所以它就應當是大熱性的。人類在理論指導下觀察和發現，也就遠遠超越了動物的本能、盲目的感覺和體驗。

「當然，決定一種植物的藥用功效和作用，最重要的是它本身的品種，和它的生態環境並不一定有絕對關係，我上面所舉的例子，只不過是推測古人思考問題的一種思路而已，以此來說明，人類大腦在藥物知識的發現過程中是怎麼主動思考的。

「動物和植物又有不同，經常在水上游的鴨和水鳥偏於寒性，是因為多得水中陰氣的培育。不能在水上游的雞偏於溫性，是因為多得天陽之氣的溫養。」

「伯伯，你親眼見到過野生的附子嗎？」李超問。

我說：「當年那個法國軍醫也問了我同樣的問題，我第一次看到野生的附子，是在中國河北省興隆山的深山溝裡。那是一九七〇年的夏末，我們到河北省境內的興隆山採藥。當我摸熟向陽和背陰山坡上半部的常見藥材以後，我就好奇的猜想，深山溝裡，終年不見太陽的地方可能會有熱性的藥材，究竟會有什麼藥材呢？於是我用了近兩小時，下到了山背後的深溝裡。

「在那裡，終年不見太陽，陰風颼颼，暑熱頓消，一路上所出的一身汗驟然消失。我沿著彎彎曲曲的山溝前行，驚奇的發現，居然還有冰雪未化的地方。在那裡除了一些蕨類和苔蘚類的植物以外，幾乎沒有什麼其他高等一點的植物。走著走著，眼前突然一亮，出現了一叢叢和人差不多高的植物——綠色的葉子、紫色的花朵。我從來沒有見過這種植物，我想能在這樣寒冷潮溼陰暗的環境中茁壯生長的植物，一定是熱性的，能散寒祛溼的。我用採藥的小鎬頭小心翼翼的連根挖了兩棵，發現在它的根部，有四、五個像是小地瓜一樣的塊根，和尚軍醫拿來的東西一樣，不過我當時並不知道這是什麼。當我把採來的植物帶到山上時，帶著我們採藥的老師高興的大喊；『你從哪裡採到的附子呀？』啊！這就是附子呀！我吃驚的想，怪不得它可以在那樣終年不見陽光的寒冷潮溼的地方生長。

「尚軍醫忍不住插話說：『原始森林中高達四十公尺的喬木遮天蔽日，陽光終年不能灑落地面，地面黑暗潮溼陰冷。我們的戰士就是在原始森林中終年不見陽光的地面上，採到這種東西的。這種東西既然是中藥，聽說中藥沒有毒副作用，為什麼我們的戰士都被毒死了？你們又是怎樣把有這樣毒性的東西變成可以治療疾病的藥物？』」

「伯伯，我也正想問這個問題。」李超不失時機的說。

5. 是藥三分毒，毒物如何變良藥？

「是藥三分毒，」我說：「之所以能當作藥，一定會有偏性。**以藥物之偏糾正人體健康之偏，關鍵在於我們能不能趨利避害**。附子這個藥，大辛大熱，這就是它的偏性，有極好的回陽救逆、溫中止痛、散寒燥溼的作用，中醫常常用它治療心腎陽衰、寒凝腹痛、寒溼痹痛，也就是關節炎等病證，甚至對搶救真陽衰微的危重病證，也就是西醫所說的休克，血液、循環不良，都發揮過重要作用，實在是難得的良藥。

「但附子中還有一種有毒成分，叫烏頭鹼，可以導致人呼吸麻痹而死亡。烏頭鹼並不是附子發揮治療作用的有效成分，因此運用附子治病，要把其中的烏頭鹼破壞掉。烏頭鹼只有水解才能被破壞，水解必須有水，你們的戰士沒有用水煮附子，而用火烤熟了附子吃，附子中的烏頭鹼並沒有被破壞掉，因此發生了中毒悲劇。

「『怎樣才能破壞附子中的有毒成分呢？破壞掉以後可不可以服用或者吃呢？』尚軍醫繼續迫不及待的又問了一次。我說，中國四川北部是附子的產地，藥農在那裡種植了大量的附子。在那裡種植附子的環境，比深山背後的陰溝裡就要好多了，土地肥沃，產量也提高。那裡的人們在冬至那天，幾乎家家都會用大量的附子燉羊肉，容器用陶製的罈子，從當天晚上便用小火開始燉，一直燉到第二天中午才算完成。人們吃肉、喝湯，還把附子分給孩子們吃，每人要吃到一小碗，足有五十克以上。以後每隔半個月吃一次，一直吃到立春，也就是春天到來。據說那個地區的孩子們個個身體強健，很少感冒。

「有一次，某戶人家的父親把湯、羊肉和附子都分給大家後，發現在靠近罈口的地方黏著一片附子，這片附子沒有浸泡在水裡，他不放心，就沒有給孩子們吃，自己吃了。不料，他很快就出現口舌發麻、咽喉不利的症狀，趕快到醫院治療，因為藥量不大，才沒有導致嚴重後果。正因為這片附子沒有浸在水裡，所以其中的烏頭鹼沒有被破壞。可見要破壞附子中的烏頭鹼是需要水和一定時間的。

「又有某位老婆婆，平素喜歡喝酒。因為她患有關節炎，便把兩百克附子泡入一千毫升白酒中，泡了四十九天，認為已經泡好了，就開瓶飲用，只喝了不到一百毫升，就中毒而死了。可見這裡雖然有水，也有足夠的時間，但是沒有加熱、沒有足夠的溫度，烏頭鹼也不會被水解和破壞。」

生附子毒死人？煮過才是藥

「於是我們就可以得出這樣的結論，要想破壞掉附子中的有毒成分烏頭鹼，需要三個條件：一是必須有水；二是必須有足夠的溫度（攝氏一百度）；三是要有足夠的時間，如果附子用量太大，就需要幾個小時。只要這三個條件都具備了，附子中的烏頭鹼就可以完全被破壞，不僅可以藥用，甚至可以少量食用。據說這樣煮過的附子脆脆的，口感勝過馬鈴薯，不過我自己並沒有親口嚐過。

「尚軍醫聽完我的敘述，終於明白那些戰士中毒死亡的原因。據說從此以後，就在特種部隊生存訓練中增加了『有毒植物的識別和食用』這門功課。

「尚軍醫接著問：『按照你的說法，世界上各個國家、各個民族都應當有類似中醫藥的知識，可是我們國家怎麼沒有？』

「馬克院長搶先回答說：『我們國家在古代也有類似中醫草藥的知識流傳下來，還有書籍可查，只是現代人們認為那些都是沒有經過現代科技驗證的東西，不科學，所以既沒有人去研究，也沒有人重視，於是才很少有人知道。』

「我說在中國，不僅有中醫中藥，還有藏醫藏藥、蒙醫蒙藥、苗醫苗藥、傣家草醫等，不僅有草藥，而且都有一定的理論，因此這應當是一種普遍現象。不過我擔心，也有很多人認為，這些東西沒有經過現代科技驗證，應當淘汰。沒想到馬克院長說：『千萬不要淘汰這些東西呀，沒有經過現代科學驗證，是現代科學還沒有達到驗證的水準，如果你們把現在驗證不了的東西都淘汰掉，今後沒有人知道了，等科學發達、想驗證時，已經沒有了驗證的物件和目標，這是更糟糕的事情。』

「這段話使我目瞪口呆，真沒有想到，一個道道地地學習現代自然科學的外國人，能這樣看待這個問題。馬克院長接著說：『不過沒有關係，你們丟失了，還可以來我們國家引進回去。』

「我送走了馬克院長和尚軍醫，心中久久不能平靜，我在想，我們的祖先不僅認識了附子的治療作用，還知道如何趨利避害，如何破壞其中的有毒成分，對於這些知識的發現，也像歐洲某國那十多個戰士一樣，要付出生命的代價才能達到目的嗎？我們今天的人類離開書本知識，還能夠依靠自身的能力在自然界中生存、尋找食物和藥物嗎？從這個角度來說，我們人類是進化了，還是退化了呢？或者是在某些方面的進化，一定會伴有另一些方面的退化呢？

「當我們現代的人類運用分析成分的方法來研究食物和藥物，以致這些研究技術已經達到了分子水準時，能不能完全替代解釋中藥作用的中藥藥性理論呢？中藥藥性理論中的酸苦甘辛鹹五味，寒熱溫涼四性，升降浮沉四種作用趨向，以及歸經（也就是藥物對不同臟腑的親和性），這些《黃帝內經》中的理論是不是已經過時，應當淘汰了呢？

「當我們醉心於從書本上學來的知識，醉心於用現代的科技方法，來審視祖先留下來的文化時，你想過沒有？除了後天學來的這些知識和本領，如果我們逐漸把中醫藥學的理論和技能丟失殆盡，幾百年後，當我們又想去研究它時，有沒有可能需要到歐洲、澳洲、美洲重新學這些東西呢？」

我對李超和張怡娜說：「當時已經不敢繼續想下去了，只覺得在後背督脈的地方，有一陣涼氣在慢慢的擴散、擴散……。」

第四章

古方、經方、驗方，形成最強大處方

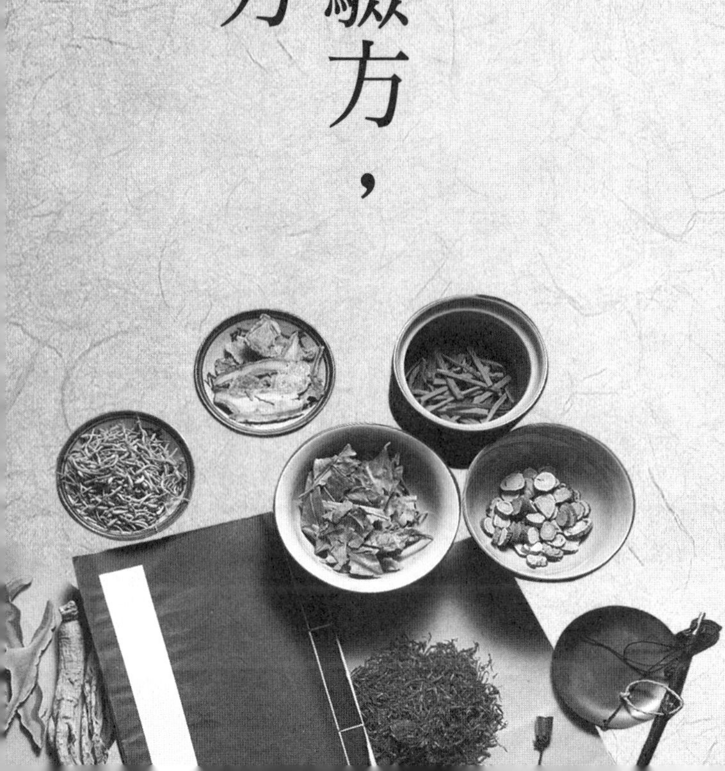

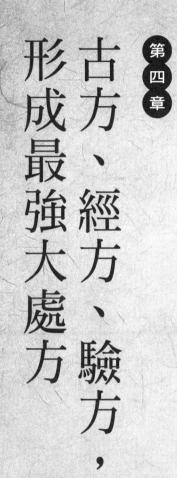

1. 方劑就像炒菜，用料要搭配、用量要適宜

我幫李超安排了觀光旅遊和學習的計畫。觀光旅遊主要由張怡娜帶領，學習交流則是我們三個人都參加。

我們沒有太多的時間討論中醫基礎理論、中藥、方劑、中醫各科臨床，所以我建議由李超提問題、我和張怡娜解答的方式，來討論中醫藥的相關知識。

討論還是在我的工作室裡進行，那是在一天的下午。李超想問的，當然是他最感興趣而且又困惑不解的問題——他感冒時喝的「咖啡」到底是什麼東西。

聽了李超提出的問題，我立刻拿出處方給他們看，張怡娜一看就知道，這是藿香正氣散和三仁湯的合方加減，是治療暑期外感寒邪、內傷寒溼所導致的感冒。

李超卻不解的問：「我現在可以承認這些天然的植物是『藥』，可是為什麼不用一種藥，而要用這麼多藥？西藥也常聯合使用，比如治療高血壓，常常是降壓藥、利尿藥和鎮靜藥聯合使用，中藥是不是也這樣，把幾個不同作用的藥組合起來？」

我說：「**中藥的方劑和西藥的聯合用藥有本質的不同。西藥聯合使用，在一般情況下，是各藥發揮各自的作用**，就像你剛才說的，治療高血壓，降壓藥發揮降壓的作用；鎮靜藥發揮安定情緒和安眠的作用；利尿藥發揮排水利尿、減少血容量的作用，雖然這些都是為了幫助高血壓的

病人降壓和改善症狀，但這三種藥物之間『一人一把號，各吹各的調』，是獨立行事、互不相干的。

「再舉個例子，用西藥治療感染引起的中毒性休克，既要用抗生素控制感染，又要用升壓藥提高血壓，改善末梢循環，還要注意保持血容量，糾正酸中毒以及電解質紊亂，這些藥物各自發揮自己的作用，它們之間幾乎不或者很少直接發生關係。中藥複方不是這樣，把多味中藥有機組合起來的複方，也叫方劑。**中醫方劑中，各藥之間是有協同作用的。**」

「把多種單味的中藥組合成複方，有沒有理論呢？」李超問。

「當然有理論，叫做**君臣佐使的組方理論，就是把一個方劑看成一個國家，而方劑的組織結構，則可比擬為國家機構**。《黃帝內經》是中醫學理論的奠基著作，它流傳到今天，有《素問》和《靈樞》兩本書，各八十一篇文章。《黃帝內經》確立了中醫的基本概念和術語，奠定了中醫的思維方法，表述了中醫研究問題的基本思路，它一直有效的指導著中醫的學術發展。《黃帝內經》的問世，也就標誌著中醫學科的出現。」

中藥的原則：君臣佐使

「在《素問．至真要大論》裡說：『主病之謂君，佐君之謂臣，應臣之謂使。』**君藥應當是針對主病或主症起主要治療作用的藥物**，這是教科書上傳統的說法。其實我在思考的過程中認為，君藥也就是這個方子中具有統帥作用的藥物，主要是針對病證的主要病機，病機也就是病變的機理。

「比如年輕女士小楊，正在月經期，因遇到使她特別生氣的事情，氣惱之後月經突然中斷，隨後出現了少腹墜脹、兩脅脹痛、胸悶心煩、兩眼脹痛、頭痛欲裂多個症狀表現，再加上月經不當斷而斷，可以說都是她的主證範圍，如果我們要針對每一個症狀來用藥，必然抓不住要害。

「但從病變機理來分析，這些症狀都是肝經氣滯的表現，所以我們選用的君藥，主要是針對『肝經氣滯』這個病機，於是用一味疏肝解鬱的藥物柴胡就可以了，而不是選用針對病人每一個症狀的藥物。當然作為君藥的柴胡，它的藥力應當居全方之首。

「**臣藥，就是大臣，應當是輔助君藥加強治療主病或主症的藥物**，也可以是針對兼病或兼症起主要治療作用的藥物。用我的話來說，就是輔助君藥針對主要病機的藥物，或是針對兼有病機的藥物。

「就像我們剛才說的小楊，還兼有心煩失眠、睡不著覺，所以，我們用的這個臣藥，既可以是輔助君藥柴胡來疏肝解鬱的藥材，比如香附、鬱金，也可以是針對她心煩失眠的藥材。她心煩失眠的病機是源於肝氣鬱結、肝鬱化火、鬱火上炎、心神被擾，所以就要用清心安神的藥物，如炒梔子、蓮子心、淡竹葉、炒酸棗仁等。

「關於**佐藥**，情況稍微複雜一些，一是**佐助藥**，就是**輔佐君、臣藥以加強治療作用，或直接針對次要症狀病機的藥物**。比如我們在治療小楊的病症時，又加了白梅花來輔佐君藥疏肝解鬱，還加了合歡皮來輔佐臣藥安眠。

「二是**佐制藥**，制是制約的意思，**可以消除或減弱君藥和臣藥的毒性**。我們剛才說過藥物

類別		品性	舉例
君藥		針對主病或主症起主要治療作用的藥物。	柴胡。
臣藥		輔助君藥加強治療主病或主症的藥物。	香附、鬱金、炒梔子、蓮子心、淡竹葉、炒酸棗仁。
佐藥	佐助藥	輔佐君、臣藥以加強治療作用，或直接針對次要症狀病機的藥物。	白梅花、合歡皮。
	佐制藥	可制約君藥、臣藥的偏性。	
	反佐藥	性味與君藥、臣藥物的性味相反，但在作用上要求達到與君臣藥物功效相成的藥物。	人尿、豬膽汁。
使藥		具有引經作用、調和方中諸藥，或是使方劑療效更好的藥物。	桔梗。

※本表格依文中病症說明列舉藥物，各藥物在不同病症中各有不同的作用。

圖表 4-1　君臣佐使的組方理論

都是有偏性的，就是毒性，偏性越厲害，毒性就越大。可是我們用藥要趨利避害，用它對治療病症發揮好作用的一面，而不取它對身體發揮壞作用的一面。這個時候要用佐制藥來制約君藥、臣藥的毒性。也就是消除或減弱君、臣藥的毒性，或制約君、臣藥的烈性。打個比喻，這個皇帝性情暴烈，動不動就要殺人，於是就有下面的某官員勸阻皇帝，說這個人對國家做過很多貢獻，不要殺他，阻止皇帝濫殺無辜，佐制藥就類似於這個勸諫的人。

「三是**反佐藥**，性味與君藥、臣藥物的性味相反，但**在作用上要求達到與君臣藥物功效相成的藥物**。比如《傷寒論》裡有一張方子叫白通加豬膽汁湯，本來是治療腎中真陽衰微的大寒證，所用藥物中的附子、乾薑、蔥白都是大熱性的藥物，但是大寒的病症用大熱的藥物常常會發生格拒現象[1]，出現藥後嘔吐、拒不受藥。

「為了防止發生拒藥的現象，我就在方中加了鹹寒的人尿和苦寒的豬膽汁，這是兩味寒性的藥物，和其他治療藥物的性質相反，卻和大寒的病性同類，於是減少了人體拒不受藥的程度，就可以把陽熱的藥物引入陰寒的陣地，使它不發生格拒現象，使熱性的藥物產生更多回陽救逆的作用。用寒性的藥物把陽熱的藥物引入陰寒的陣地，這就叫反佐。這就類似於進攻敵人的城堡，城牆堅固，我們攻不進去，所以就把一小部分人化妝成敵人的樣子，去叫城門，使敵方放鬆警惕打開城門，隨後大部隊能輕而易舉的進入城內。在這種情況下，反佐藥物的用量一般較輕。

「君臣佐使中，最低的官員是使藥，有以下三個方面作用的藥物，都可以稱作使藥。第一，具有引經作用的藥物可以叫做**使藥**，可以引諸藥直接到達病變的部位，也叫引經藥。比方說，我們用了一大堆治療咳嗽的藥，就要加入一個直接入肺的藥——桔梗，把藥力帶進肺裡；我們治療頸椎病，在用了養血活絡通經的大隊藥物後，一定要加入葛根，引藥直達頸部的經脈。

「在《傷寒論》治療氣血不足、肌膚失養、出現全身疼痛的病證，用的是桂枝加芍藥、生薑各一兩，人參三兩的新加湯，是把原來桂枝湯中的芍藥和生薑的量加大，再加人參。芍藥的量加重是為了補血；把生薑的量加重，就是把藥力引到體表，以便發揮緩解肌表疼痛的作用，如果生薑量少就達不到這個效果。氣血兩虛，用補氣血的八珍湯、人參養榮湯行不行呢？它是補氣血的，但是只補內臟氣血，體表營養不太足夠，無法治療身體疼痛。要治療身體疼痛，要在用補氣補血藥物的基礎上，加引藥，引藥達表，這樣才能治療身體疼痛，於是就要加重生薑的用量。

「幾十年前，我治療過一例產後身體疼痛的病人，產後大多是氣血兩虛，所以我採取了氣血雙補的方法，先用八珍湯，效果不好，後用人參養榮湯，還沒有效果。於是向中國傷寒學專家劉渡舟老師請教，老師建議用新加湯。可是在開處方寫到生薑的時候，我猶豫了，病人是產後，自汗很多，用生薑會不會導致汗出得更多呢？於是我只用了三小片生薑，也不過就是五、六克而已，服後仍無效果，再請教劉渡舟教授，老師指出生薑用量太小，隨後將原方中的生薑加用到二十克，病人服用三劑後身痛即止，可見引經藥的重要。薑者，疆也。它的作用就是將補氣血的藥力引向體表，用量小了就達不到這個效果了。」

這時李超插話說：「伯伯，在美國，如果人們劇烈運動後，全身肌肉痠疼，就會喝用生薑煮的水，可以幫助人排酸（按：指乳酸，在運動進行約三十秒後發生的生理反應），來達到治療身體痠痛的效果。」

「啊！原來是這樣呀！看來生薑本身就有直接治療身體疼痛的作用，怪不得張仲景在**治療身體疼痛的時候要重用生薑！**」張怡娜很有感觸的說。

我說：「其實有的時候，使藥的作用也可以是君藥、臣藥來兼任的，比如**用桂枝加葛根湯來治療頸椎病**，葛根既是君藥，又是引經藥物，這就好像是御駕親征，皇帝既是軍隊的統帥，又可以直接率領軍隊直搗敵營。當然這是我的理解，學界不一定都認可我的觀點。

「第二，**具有調和方中諸藥作用的藥，也可以叫使藥，也叫調和藥。就是調和整個方子，使這些藥物的作用更加協調**。我經常用的調和藥就是炙甘草，它可以使整個方子的作用協調，藥性

1 陰陽失調病機中比較特殊的一類病機。

溫和，藥效持續時間延長。

「第三，在方中不是最需要的，但是加上它以後，可以使方劑更加完善、療效更好的藥物。在《傷寒論》裡有個方子叫桂枝湯，它的適應證之一，類似於今天我們所說的病毒性感冒，病人可能會頭痛、怕風、自汗、發燒。服完桂枝湯以後，要求喝熱粥，再蓋被子保溫發汗，這個熱粥不是特別需要的，但加上以後就更完善了，效果更好，所以這也是使藥。」

李超聽完後想問什麼，但張了幾次嘴卻沒有說出話來，也許是他要問的問題還沒有考慮好，或者是他還找不到合適的漢語來表達自己的疑惑。

這時張怡娜開了口：「老師，中醫所說的病證，不外就是表裡寒熱虛實，氣血陰陽痰飲水溼嗎？我根據病機來選藥不就可以了嗎？比如病人有氣虛，就選人參、黃芪（黃耆）；有血虛，就選當歸、芍藥；有氣滯，就選柴胡、香附；有痰溼，就選茯苓、陳皮、半夏；有瘀血，就選桃仁、紅花。把這些藥物組織起來，不就是藥方嗎？為什麼還要研究方劑中的藥物組成，還要學什麼方劑呢？」

2. 藥物與藥物如何配伍？用藥的最高藝術

我說：「我大學畢業後初上臨床的時候，想法和你一模一樣，就覺得很簡單，大有『讀書六年，天下無不治之症』的感覺，我看病人，就是藥物對病機，比如病人的病機是氣滯、血瘀、痰阻，我就用行氣的藥——柴胡、香附；化瘀的藥——桃仁、紅花；化痰的藥——橘紅、半夏。我在門診就這樣看了好幾個月的病人，沒有一個病人回來說：『大夫，吃了你的藥效果真好。』可是藥房的師傅說：『大夫，我們都喜歡抓你開的方子。』我問為什麼，他們說：『我們是計件算工資的，你的方子特別有代表性，而且藥味不多，我站在那不用動，方子就抓完了。』

「於是我就開始思考，**我的辨證沒有問題，用藥沒有問題，但是病人不說好，問題在哪？**

「我有一個師兄，也是我們大學的畢業生，他在學校時，每天都到圖書館收集各種古籍、雜誌、專業報刊上的驗方、單方、效方，用卡片記錄下來，畢業時，共做了五大盒子卡片。」

李超問：「為什麼他不查電腦？」

我說：「那個時候哪有電腦，連電腦這個概念都沒有。我很不理解師兄的做法，認為他是丟西瓜、撿芝麻（按：比喻因小失大），只要弄清楚辨證論治，自己用藥就行了，抄這些方子幹什麼？他說，他只會用笨辦法，借鑑別人的經驗。

「當我看了三個月的病，用自己的方法效果不好時，就想起了師兄的辦法，他為什麼抄這些東西呢？他已經畢業四年了，在外地工作，我早就聽說他在當地是大有名氣的大夫了，他是用什麼方法做到的？我正想找他時，碰巧他來北京開會，順道到學校來看我。我問：『你這幾年怎麼樣，你是怎麼做到的？』」

「他說：『我開始獨立去看病時，穿著醫師袍，夾著兩個卡片盒子去門診，來了病人，先問病人怎麼不舒服。病人說，胃痛，吃了涼的東西，或者生氣了都會犯病，都會痛。然後我摸摸脈，看看舌象，就開始分析，為什麼生氣了疼，那是肝氣鬱滯，肝氣犯胃；為什麼吃了涼的東西痛，那是胃寒。所以這個胃痛辨證就是氣滯寒凝證。然後我就打開卡片盒子，**看看治胃痛的眾多古方、經方**[2]**、驗方**[3]**中，哪個方子適合治療氣滯寒凝的胃疼，就把這個方子抄一張給病人**。

「一開始病人會疑惑，這個大夫怎麼不會自己開方子，還得從盒子裡抄方，拿著方子猶猶豫豫的，不信任我，有的甚至就不買藥了。有的病人想，這畢竟是北京畢業的大夫，我還是試試看吧。沒想到，吃了以後，一、兩個星期就好了。於是就把親人都帶來，『哎喲，大夫，我的病多少年了，你就是從盒子裡抄了一個方子，我的病就好了。這是我小叔，是多少年的腎炎，長期蛋白尿、尿中有紅血球，怎麼治療效果都不好，看看你的盒子有沒有適合他的方子。這是我大姨子的女兒，月經一直不調，你看看你的盒子裡有沒有治療她這個病的方子。』病人很快就多起來了。

「那個年代在地方的鄉鎮醫院看病，沒有掛號的制度和習慣，我的師兄行醫半年以後，他的病人更是大排長龍。於是該醫院有的醫生對他的盒子裡的東西就好奇起來了。當時他還沒有結婚，住醫院宿舍。師兄喜歡喝酒，其他醫生常常拿一瓶白酒和花生米找他聊天，尋找機會便說，某某病人如何如何，我看了多少年都沒有效果，看看你的盒子有沒有治療這個病的方子？人們都把那些盒子裡的東西當寶貝。

「我對師兄說：『從我寫的病例來看，挑不出毛病，為什麼沒有效果？而你的那些為什麼就有效果？』

「師兄說，三個臭皮匠，勝過諸葛亮——這裡的『皮匠』實際上是誤傳，原始的意思是『裨將』，也就是副將，三個副將的智慧，合起來可以和最聰明的軍師諸葛亮相比。後來誤傳成皮匠，由於皮匠鞣化皮革時所用的化學原料有濃烈的氣味，於是再後來就成了『臭皮匠』了——也就是說，三個人集體的力量勝過一個諸葛亮。集合三個人的力量，可以超過其中的任何一個人。還有一句話是，一個和尚挑水吃，兩個和尚抬水吃，三個和尚沒水吃。也是說三個人組成的集體，結果不如一個人的力量。

「都是三個人組成的集體，為什麼結果大不相同？因為他們之間的組合關係不一樣，就出現了不同的效果。我初上臨床，並沒有把握我們古人所創方劑的組方規律，而我師兄借鑑的這些經方、效方、單方、驗方，都是古人千錘百鍊、精心配伍的成果，這些藥物和藥物之間肯定有內在的聯繫。所以在辨證的前提下，借用這些方劑效果才好。

---

2 有兩種意義，一是指醫家在治療過程中發現確有療效的經驗之方，一是指在張仲景著作《傷寒論》、《金匱要略》中使用過的醫經之方。

3 療效已被驗證的現成處方。

「所以**方劑，『方』就是一方一方的紙，醫生在上面寫上很多的藥，『劑』就是調劑，就跟我們炒菜一樣，蔬菜、肉、菇類、調味料等，用料要合理搭配，用量要多少適宜**。既然中醫複合方劑不能用成分分析的方法來解釋它們之間的關係，那我們就只能用傳統的藥物理論和組方理論來解釋了。傳統的藥物理論是什麼？我前面已經說過，包括藥物作用趨向的升降浮沉、藥物性質的寒熱溫涼、藥物和臟腑經絡親和性不同的歸經所屬、藥味的酸苦甘辛鹹、藥物作用的補和瀉等，這就是解釋中藥作用的理論。傳統的組方理論，就是君臣佐使的理論。」

李超似乎有點明白了，說：「這樣看來，中醫複方中藥物和藥物之間的關係，與幾個西藥之間的聯合應用關係，是不一樣的。」

我說：「對！是不一樣的。中醫複方中，藥物和藥物之間配伍的關係，可以說是非常奧妙的。有的時候藥物之間的配伍關係甚至是我們想像不到的。諸如攻補兼施、寒熱並用、升降同調、宣收並行、緩峻同施……簡直就是一種藝術。」

「伯伯，能舉一些例子嗎？」李超很好奇的問。

我說：「可以呀！不過我可不是要講中醫方劑配伍的奧祕，我只是舉一個例子來談談藥物配伍的臨床意義。」

3. 換一味藥，從致命變救命

「中國中醫藥的研究所教育是從一九七八年開始的。一九七九年，我校中醫界的前輩任應秋教授招收研究所學生，其中的一道面試考題是：十棗湯中，哪一味是君藥？

「應試的學生遲疑了幾分鐘，沒回答出這個問題。我也不知道這道題如何答才好。面試結束後我問任老師：『十棗湯哪個是君藥呀？』任老師說道：『回去看書嘛！』我說：『看什麼書呀？』老師說：『看《史記》！』我又問：『《史記》有那麼多文章，看哪一篇呀？』老師最後回道：『看〈淮陰侯列傳〉。』

「我中午回家翻看《史記．淮陰侯列傳》。淮陰侯就是韓信，韓信為劉邦打天下立下了汗馬功勞，功高蓋主。劉邦做了皇帝以後，能信任他嗎？當然不能信任，於是找了個機會就把他抓起來軟禁了。但是剛開始時，劉邦並沒有殺他，而且還經常很從容的找他聊天。

「《史記》記載：『上常從容與信言諸將能不，各有差。』就是說，劉邦常常和韓信談論各個將軍本領的大小，各有哪些差別。『上問曰：「如我能將幾何？」』有一天劉邦問韓信：『像我這樣的人，能帶多少兵？』韓信說，陛下不過能帶十萬。劉邦反問：『你呢？』韓信說：『臣多多而益善耳。』也就是，我帶兵越多越好。劉邦聽後就笑了：『你那麼大本事，為什麼被我抓起來了？』韓信說：『陛下不能將兵，而善將將，此乃信之所以為陛下禽也。』意思是，您不善於帶兵，但是您善於帶領將軍。這就是我被您抓起來、被您管制的原因。

「當我讀到這時，靈機一動，就想十棗湯是由什麼藥物組成的？有芫花、甘遂、大戟，這是三味瀉下逐水、藥力峻猛的藥物，攻城陷陣，有將軍之猛，可是讓它治療什麼地方的水呀？懸飲，也就是今天所說的胸腔積液。這種水要從大便、小便排出體外，要透過胸膜吸收、血液循環，透過腸黏膜及泌尿系統的分泌，才能排出體外，可以說是『路漫漫其修遠兮』[4]。如果只用這三個將軍直下腸胃，用不了多長時間就拉出去了，能達到瀉胸腔積液的效果嗎？顯然達不到。用十枚大棗煮湯，駕馭這三個峻猛的藥物，使藥物作用和緩，藥效持續時間延長，藥力緩緩發出，才能達到瀉胸膈間水飲的效果。想到這裡，十棗湯中大棗為君藥的答案，自然也就出來了。這就是高明的老師，他沒有直接告訴你問題的答案，而是指導你讀書，讓你自己去思考。」

李超聽完了問：「像這樣用緩和的藥控制峻烈的藥來達到治療目的，是個別現象，還是普遍規律？」

百藥之王——甘草，從致命變救命

我說：「這件事情之後，我繼續做了很多聯想。我想到了《傷寒論》中的乾薑附子湯和四逆湯。這兩個方子中都有乾薑和附子，一個不用炙甘草，一個用炙甘草。乾薑附子湯是在什麼時候用呢？《傷寒論》第六十一條說：『下之後、復發汗、晝日煩躁不得眠，夜而安靜……身無大熱者，乾薑附子湯主之。』這是一個誤治後，腎陽突然虛衰的病人，虛弱的陽氣勉強和陰寒邪氣相爭，爭而不勝，病人就出現了肢體躁動不寧的表現。這就像我們看到的休克前期的病人、糖尿病酮酸中毒昏迷前的病人、肺性腦病變（按：因慢性肺部疾病伴隨肺功能衰竭引發的腦組織損害）昏迷前的病人等，所出現的躁動不寧一樣，是個重症，在古代應當是死亡率極高。張仲景用乾薑附子湯，就這麼一劑藥，煮後一次喝下去，就喝一次。以後怎麼辦？《傷寒論》裡沒說。

「這個方子到底會有什麼作用？我們做一個小小的實驗，實驗用離體的蛙心，把活著的青蛙麻醉後，拋開胸膛，取出心臟，蛙心還在跳動，立即給它連接上一個閉路管道，管道裡灌上林格氏液[5]，林格氏液在青蛙心臟搏動的過程中就循環起來了，離體蛙心就靠林格氏液供給能量。把這個模型固定在實驗架上，蛙心不斷跳動，用轉動的紙筒記錄蛙心搏動的頻率和幅度。

接下去的實驗是，給它灌上過濾後的乾薑附子湯水煎液，發現它迅速的發揮了作用，離體蛙心的搏動頻率加快，搏動幅度增強，但是持續時間不長，隨後卻出現了蛙心心力衰竭、心律不整，甚至心搏驟停的現象。看起來**乾薑附子湯只能用於急救**，讓牠的心臟很快跳起來再說，不能反覆應用。反覆應用，會導致蛙心永遠停跳。這就是張仲景只用一次乾薑附子湯的原因所在。

「用同樣的標本，換上四逆湯，也就是在乾薑附子湯中加入炙甘草，發現產生效用的時間後延，離體蛙心的搏動頻率增快，搏動幅度增強，但是搏動很均勻，持續時間長，而且隨後不伴有蛙心心力衰竭和心搏驟停的表現。於是我們就知道甘緩藥在整個方子裡，不單純是保護正氣的功

4 此句出自屈原的《離騷》，意思是即使前方道路還很漫長，仍須努力的追求和探索。

5 Ringer's Solution，生理食鹽水。

能，它還使整個方子的藥物作用溫和，使藥效持續時間延長，能夠產生很特殊的治療作用。

「而《傷寒論》第六十一條所述證候，用乾薑附子湯是為了急救，只用一次後，就應當改用四逆湯來鞏固療效。我們今天雖然不說甘草是四逆湯的君藥，但在《傷寒論》中的四逆湯和通脈四逆湯，都把甘草放在第一的位置，可見古人深知這味藥物作用的重要性。

「如果甘緩藥物是使整個方子的作用溫和，藥效持續時間延長的結論是正確的話，我們就會想起另外一個方子——大陷胸丸。方中有大黃、芒硝、甘遂、葶藶子、杏仁，藥力可謂峻猛。它能治療什麼病？治療水熱邪氣結於胸膈間的大結胸證，見胸痛、短氣、汗出，項亦強如柔痓狀。現代臨床所見到的急性滲出性胸膜炎，有的就表現出這樣的症狀。由於水熱邪氣所結部位偏高，用大黃、芒硝、甘遂、葶藶子、杏仁，瀉下逐水，攻城陷陣，藥力峻猛，直下腸胃，不利於胸膈間水熱邪氣的排出。

「那怎麼樣才能使藥力緩緩發出，達到攻逐胸膈間水熱邪氣的效果呢？必須用甘緩的藥物來駕馭它。這時用甘草行嗎？不行！因為方子裡已經有了甘遂，甘遂是反甘草的，所以張仲景用了白蜜。」

4. 排泄毒熱：給邪氣一條路

我又和他們談到調胃承氣湯，由大黃、芒硝和甘草組成，主要作用是排出體內的毒熱和毒素。中醫特別強調給邪氣以出路：邪氣在體表，要透過皮膚這個選擇性透膜[6]，用發汗的方式排出體外；溼邪在體內，要透過泌尿系統這個透膜，用利尿的方式排出體外；毒熱邪氣在體內，要透過胃腸壁這個透膜，用瀉下的方式排出體外。

芒硝的主要成分是硫酸鈉，硫酸根離子不被腸壁所吸收，口服芒硝後，在腸道就形成了高滲透狀態，於是體液就透過腸壁滲入腸道，這樣就把體內的毒熱、毒素排出了體外。但如果只用大黃、芒硝，可能是三、四個小時就拉出去了，達不到泄毒熱的效果。加上一味甘草，使藥物作用溫和，使藥效持續的時間延長，七、八個小時才拉出去，這就有了很好的排泄毒熱效果。所以調胃承氣湯的主要作用是瀉毒熱，而不是通大便。

於是我就要提問題了：「怡娜，妳知道調胃承氣湯以瀉熱為主，小承氣湯以通便為主，大承氣湯既瀉熱又通便，要想提高大承氣湯的瀉熱效果，是加芒硝的量，加大黃的量，還是在大承氣湯里加一味甘草？」

6 具有活性的生物膜，膜只能讓一些物質（如葡萄糖、二氧化碳等）通過。

張怡娜毫不猶豫的答道：「加一味炙甘草，就能提高大承氣湯的瀉熱效果。」

「伯伯，別的中藥我不知道，甘草我知道，是甜的，我在美國喉嚨痛時，奶奶就煮一種水給我喝，裡面有甘草、麥門冬、桔梗、菊花。可是不對呀，喝了這個有甘草的湯，並不拉肚子呀？」李超疑惑的說。

「甘草本身確實不能讓人拉肚子，你**治療喉嚨痛，用的肯定是生甘草，因為生甘草有清熱作用**。但我們在大承氣湯裡，要加的是炙甘草，它本身不僅沒有瀉下作用，甚至也沒有清熱效果，而是甘溫、補氣的。但加在大承氣湯裡，就使大承氣湯這個方子的作用和緩，藥物在體內停留的時間延長，於是就使體內的毒熱邪氣，有足夠的時間滲入腸道，進而排出體外。所以要想提高大承氣湯的瀉熱效果，不必加瀉下藥物的用量，而要加一味甘溫緩中的炙甘草。」

「伯伯，這和西藥的聯合用藥真的不一樣。」李超感慨的說。

「老師，這是你依據推理想出來的嗎？」張怡娜也覺得不大可信。

我說：「這不是我依靠推理想出來的，一千多年前，金元四大家之一的劉完素，寫過一本書叫《黃帝素問宣明論方》，也叫《宣明論方》，書中有三一承氣湯，就是大承氣東加甘草，並以生薑為引，用於瀉火解毒。有一天，某大醫院ICU病房主任請我看一個病人，病人原有老年痴呆，走失後被車撞了，交通警察發現後，將他送入醫院。病人顱內血腫已經經手術清除，但仍高燒昏迷，又感染了耐藥的細菌，家屬希望中醫會診，盡子女的一份心意。

「我看過病人，病人氣管插管，痰聲隆隆，肺部感染，四天沒有大便，肚子脹得像一支鼓，多次灌腸，效果不佳。一直用抗生素，高燒不退，又伴有腎功能衰竭，一天的尿量不足兩百毫升，全身水腫。我用大承氣湯加炙甘草、桃仁、桂枝，實際上也是桃核承氣湯加減來治療，二服藥後，他的大便通了，也退燒了；三服藥後，病人清醒，尿量也增多，肌酸酐（按：肌酸的分解產物）和尿素氮都下降，水腫也消退了。病人原本就有大腦痴呆，因氣管插管不能說話，家人寫字和他對話，他居然能夠有正確反應。第四天他被轉到普通病房後，拔掉氣管插管出院。這就是**在大承氣湯中加甘草，可以提高排泄毒熱、毒素作用的實踐檢驗。**」

5.《傷寒論》中的抵當湯：海陸空聯合作戰

「《傷寒論》中還有一個方子是抵當湯，它的藥物組成有四個：第一個是水蛭，是水生動物中最善於吸血的，水蛭素有溶血作用。第二個是虻蟲，就是牛虻，牠是會飛的昆蟲中最善於叮牛叮馬，最善於吸血的。我們小時候在天然水塘河流中游泳，都害怕被這個東西叮後背。還有一個是桃仁，是樹上結的果實種仁中最善於活血化瘀的。最後一個是大黃，是地面上生長的一種草本植物的根，是最善於破血逐瘀、推陳出新的。

「你看這四味藥，一味是水生的，一味是空中飛的，一味是陸地長的，一味是樹上結的。水蛭水生是海軍，虻蟲飛舞為空軍，大黃陸生是陸軍，桃仁樹生是陸軍空戰隊。這個組方的構思，是選擇了不同生態環境的破血逐瘀藥物，進而形成有機的組合，可以說是海陸空聯合作戰，立體包圍。可見，古人很多的複方配伍思路，非常值得我們學習和思考。」

「啊呀！這麼複雜？」李超吃驚了，「那我還是繼續學我的西藥吧，西藥的聯合用藥簡單直觀多了。」

張怡娜則好像意猶未盡，還想聽下去，可是這次交流的時間已經不短了，我勸大家改日再討論。於是我們各回住處休息。

第五章

脾胃不單是器官，更是循環系統

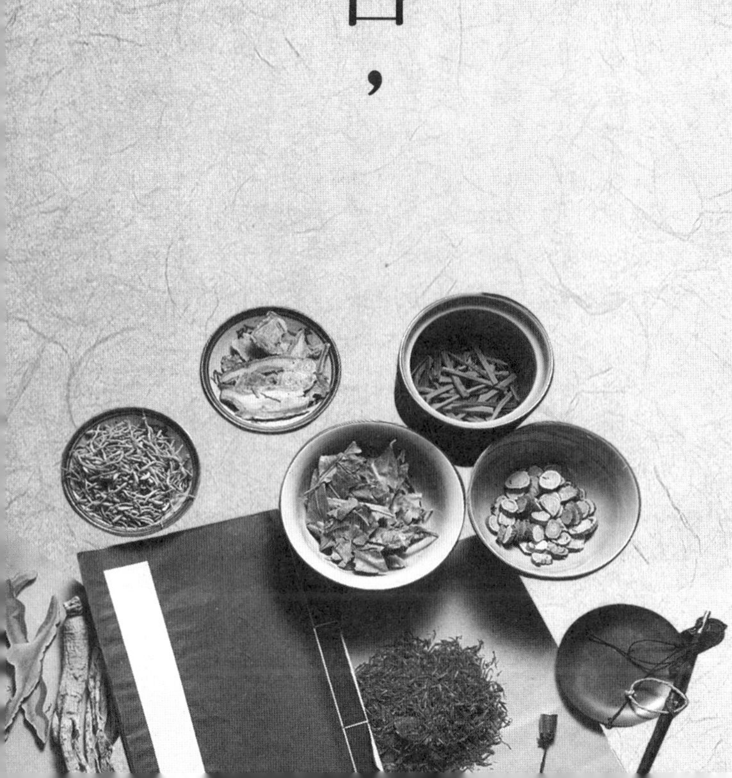

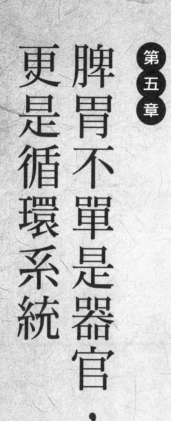

1. 胃，圍也；腸，暢也；脾，就是輔助

那是一個炎熱的下午，柏油馬路被太陽烤得軟軟的，汽車的輪子小心翼翼的從路面上滾過，好像深怕陷下去似的。李超和張怡娜實在沒有辦法按照原計畫到郊區去玩，於是就來到我的工作室。

李超和我一見面，就提出了問題：「伯伯，我今天早晨和上午又拉肚子了，拉了兩次。怡娜姐姐說我是脾虛，還說脾是後天之本。這種說法不對吧，脾是淋巴系統器官，和消化系統基本沒有關係，我拉肚子是腸炎，怎麼會和脾有關係呢？」李超這個小傢伙，叫張怡娜姐姐，叫得還很親熱。

我聽了，不由得嘆了口氣說：「類似你這樣的想法，在現代實在是太多了，我不久前就曾經接到一封電子郵件，寄件者自稱是農村醫生，他說：『我們村一個小夥子，由於得了脾功能亢進，嚴重貧血，醫院就把他的脾切除了，現在已經過去兩年多，他仍活得好好的。可是，中醫說脾是後天之本，這個人的後天之本都被切除了，仍然可以活著，所以中醫的這種說法是幾千年的錯誤了。』」

「是呀，伯伯，這究竟是怎麼回事情呢？」李超迫不及待的問。

「在幾十年前，我在報紙、雜誌上多次看到這樣一個觀點，意思是說，中文有時候不合邏

輯，但人們說習慣了，也就不再去追究它的邏輯性，這正像地上本來沒有路，可是走的人多了，也就有了路。舉的例子是『救火』這個詞，『救』應當是幫助的意思，比如『治病救人』、『救護』、『救助』的『救』字，都是幫助的意思。如果說『救火』，那不就是幫助火燒得更旺嗎？可是人們千遍萬遍的說『救火』，沒有人認為是幫助火燃燒得更旺，可見不合邏輯的東西，人們說習慣了，也就不再去追求它的邏輯性。因此得出的結論就是，中文只是一種說話的習慣，是可以不合邏輯的。

李超說：「伯伯，我問的是，脾是淋巴系統器官，我拉肚子是腸炎，怡娜姐姐怎麼說和脾有關係呢？你並沒有回答我的問題呀？」

我說：「我舉這樣一個例子，是想說明古代漢語和現代漢語同樣一個字，含義可以是有差別的。同樣中醫臟腑的本義和現代解剖學臟器名稱之間，雖然可能是同一個字，或同一個詞，含義卻不一定相同，我們不能用現代解剖學臟器的含義去解釋中醫臟腑。如果這樣做，就是以今釋古了。

「我們設想還原一個遠古的情景，那時候還沒有文字，人類的語言也極其簡單。有一個原始人，一、兩天沒有找到足夠的東西吃，餓得頭暈眼花，冷汗淋漓，他突然看到草叢深處有一隻鹿在吃草，於是就撿起一塊石頭朝鹿的頭部砸去，但是他餓得沒有力氣，鹿並沒有被砸倒，掉頭就跑，這個原始人就追，哪追得上呀！突然他看到遠處有三個原始人朝這邊走來，於是就大喊：『wèi! wèi!』同時用雙臂做著包圍的手勢，意思是叫那三個人把鹿包圍起來。那三個人立即迎面朝這頭鹿圍過來，一頓亂石把鹿砸倒了，四個人一起圍上去，用鋒利的指甲撕開鹿皮，開始吃起鹿肉。」

「伯伯，就那樣生吃嗎？」李超有點疑惑。

「原始人茹毛飲血，就是還不知道用火，仍然是生吃禽獸的肉，生飲動物的血。」張怡娜回答。

我繼續說：「當這四個原始人吃到腹腔時，發現有一個囊狀的袋子，裝著剛才鹿吃的青草，於是他們就想，我的肚子裡也應當有這樣一個裝食物的袋子，把吃的鹿肉包圍起來，這樣就不至於使鹿肉滿肚子亂跑，這個東西叫什麼好呢？就叫 wèi 吧。『胃，圍也。圍受食物也。』以後有了文字，也就把『胃』和『圍』分開了，**胃之所以讀 wèi，就是指可以包圍、包裹和盛受飲食物的意思。**」

「呀！原來是這樣！」李超有點吃驚，又有點像是豁然開朗的樣子。

中醫的脾，指的是消化器官

「那四個原始人接著看到，在胃的下面連接著一條長長的管道，這條管道和胃連接的地方，裡面還是綠色的草末子，到了接近肛門的地方，就變成了黑黑臭臭的糞球，於是就想，我的肚子裡肯定也有這樣的管道，這個管道一定要通暢，如果不通暢，那就會不放屁、不拉屎，肚子脹、肚子痛，那一定受不了，於是就叫它 cháng 吧，『腸，暢也。通暢胃氣，去滓穢也。』以後有了文字，就把『腸』和『暢』分開了，但讀音仍然相近。

「這些聰明的原始人原來餓得頭暈眼花，冷汗淋漓，剛剛吃過鹿肉，馬上就有了力氣，頭也不暈，眼也不花，冷汗也不出了，於是他們就高興得跳起來。突然想到，一定有一個器官，把我吃的鹿肉中的能量，當然那個時候肯定還沒有能量這個詞，他們把能量叫做『精氣』，也就是精華之氣，把鹿肉中的精華之氣向我的全身輸送，於是就使我有力氣了。

「這個能幫助胃腸把鹿肉中的精氣輸送至全身器官叫什麼名字好呢？就叫 pí 吧，pí 就是輔助、幫助的意思。於是就有了『脾，裨也。在胃下，裨助胃氣主化穀也』。你看，把『脾胃』的『脾』的左邊肉月旁換成衣補旁，就是『裨』字，裨是幫助輔助的意思，『裨將』就是副將、偏將，是輔助主將作戰的。把脾字的左邊換成女字旁，就是婢字，今天讀 bì，『婢女』就是女性傭人，類似今天我們所說的保母，是幫助太太、小姐和家人料理生活的人。」

「啊！這樣說來，**中醫所說的『脾』，原始的意思就是消化系統的消化吸收機能。所以我拉肚子，是消化吸收機能發生了障礙**，怡娜姐姐說這是脾虛，還真是說對了，也就是我的消化吸收機能下降了。我昨天晚上吃了很多羊肉串，又吃了好幾盒冰淇淋，**消化吸收不了，所以拉肚子，這就是脾虛**。」李超終於聽明白了我說的話。

我說：「怡娜說的當然是對的了，不過你拉肚子是由於飲食不當，超過了脾的承受能力，相對來看是脾的運化功能不足，而不是脾氣原本就虛，如果原本脾虛，即使很正常的飲食也會拉。對你來說，只要注意飲食調理，吃的東西不要超越脾胃的承受能力，身體就會自行修復，就不再拉肚子了。」

李超說：「你剛才說的那些話，是自己的話，還是有根據呀？」

我說：「這當然不是我說的話，而是一千八百多年前一個叫劉熙[1]的人寫了一本書，叫《釋名》，是這本書裡說的。這本書的特點就是同音相諧，從音求義，以音近音同的字來解釋字義，也就是從字的讀音來解釋字的本義，對於解釋漢字的本義，很有參考價值。所以中醫『**脾**』的本義，就是**輔助胃腸將飲食物的精華物質和水液，輸布至全身的器官**。」

李超說：「我明白了，如果從解剖學的角度來說，中醫所說的脾，就相當於是胃腸系統的消化吸收機能，也就是胃腸黏膜，以及和胃腸黏膜所連接的淋巴循環系統、血液循環系統。」

李超是藥學專業的畢業生，在基礎課中學過解剖學，所以他說的解剖術語基本上是正確的。

脾胃是後天之本，氣血化之源

「你說對了一部分，《黃帝內經》裡說『脾與胃以膜相連』，這個胃字，有的時候是泛指胃腸，胃字可以代表整個胃腸的說法，在後來張仲景寫的《傷寒論》裡有更充分的體現，張仲景把整個胃腸道叫『胃家』。胃腸的管道之內，屬於『胃』和『腸』，胃腸黏膜之外就屬於脾了，所以脾和胃腸只以一層消化道的黏膜相連接。也就是說，**中醫所說的脾、胃、腸的功能，包括了整個消化系統的受納飲食和水液、腐熟消化飲食，吸收轉運飲食物的精華物質及水液**。人出生後，主要依靠消化系統透過與外界交換物質的方式來獲取能量，因此說脾胃是後天之本，氣血化生之源。這種說法，你們能夠理解嗎？」

李超連連點頭。張怡娜本來就是學中醫的博士生，早就理解了這個問題。不過下面一句話，我沒有說出來，就是「肺吸入氧氣，呼出二氧化碳，也是透過與自然界交換物質的方式，獲取一部分合成能量的元素」。

我接著講：「我們還應當注意一個問題，食物進入胃以後，要經過小腸、大腸不斷下行，這叫『胃主降濁』。」

「什麼叫主？」李超問。

「我在前面不是已經給你解釋過了嗎？主就是主管、管理的意思，今天一個部門的管理者叫主任、主管，就是這個意思。」張怡娜對李超再問這個問題稍有不滿。

李超吐了一下舌頭說：「對不起，我想再問一次。」

我說：「怡娜的解釋都是對的，如果有問題，我當下就會說明和糾正，你記住，她的話就是我的話。」

李超自知理虧，低著頭不敢抬起來。

「胃不能降濁，食物就不能下行，會出現什麼情況？」我看著李超說：「把頭抬起來，回答我的問題。」

李超這才抬起頭來，遲疑了一會說：「可能會出現胃脹、噯氣（按：俗稱打飽嗝）、噁心、嘔吐、大便不通，吃不下飯、口臭。」

「回答正確！」我肯定的說。

1 東漢末年經學家、訓詁學家。著有《釋名》和《孟子注》等，其中《釋名》是中國重要的訓詁著作。

李超這時才顯得興奮起來，自言自語的說：「我也懂一點中醫了！」

「飲食物的精華物質，也就是營養物質，還有水液，透過脾的吸收，再透過血液循環和淋巴循環，向上運送到心肺，進一步透過心肺的功能向全身運送和輸布，這可以叫什麼？」我問。

「叫『脾主運送』。」李超回答。

我說：「基本上沒錯，不過在中醫學裡，不用『運送』這個詞，而是用『運化』這個詞，運化就是運送和消化變化的意思。在中醫學裡，也不用淋巴循環和血液循環這樣的詞語，而籠統的說『三焦』，你把**三焦初步理解為氣的通道、水的通道、能量流動的通道，同時也是氣化的場所**，這就可以了。脾運化水穀精微[2]和水液，但是你再想想，如果和『胃主降濁』對仗起來說，應當如何回答我的問題？」我接著引導李超思考。

「『胃主降濁』是不是可以說『脾主升清』，升和降相對，清和濁相對。」李超回答說。

「完全正確！」我繼續鼓勵他，「你可以解釋什麼叫『脾主升清』嗎？」

李超思考了幾十秒鐘後說：「把飲食物中的屬於清的營養物質和水液向上運送的過程，就是脾的功能。」

「回答正確，」我說：「你已經初步掌握中醫的基本思維方法了。當然關於『脾主升』，除了你說的將飲食的營養和水液向上輸布外，還有一個功能就是，脾吸收的營養豐富了，人體各處的肌肉韌帶組織，就可以得到充足的營養而堅強有力，固定內臟的韌帶有了一定的張力，就可以控制內臟的位置，不至於因地球的引力作用而內臟下垂。所以遇到內臟下垂的人，中醫就用補脾氣的方法來治療，以提高脾主升的能力，這也叫『脾主升』。」

「啊，原來中醫是這樣來治療內臟下垂的！」李超有點意外。

「中醫治療內臟下垂，常常用補中益氣湯補氣升提，方子裡有黃芪、人參、白朮、陳皮、升麻、柴胡、當歸、炙甘草，但是人們發現，用這個方子治療胃下垂時，效果並不理想，這究竟是怎麼回事呢？進一步觀察發現，胃下垂的病人胃的位置是降低了，甚至下垂到少腹部，也就是小肚子，但病人常有腹部脹滿、胃排空緩慢的表現，這又是濁氣不降的特徵。於是**在補中益氣湯裡加了大劑量的枳殼來降濁氣，結果提高了療效**。也就是說，內臟下垂看起來是因為清氣不升，但實際上同時存在著濁氣不降的問題。只有所用的方子既能升清，又能降濁，才符合實際病機，才可能有效果。」

「伯伯說的話怎麼像是哲學？」李超說。

我說：「這是講疾病的客觀情況，你必須看到事物的另一面，有不能升清的一面，就一定會有不能降濁的一面。你現在可以回答脾如果不能運化和不能升清，會出現什麼情況嗎？」

李超想了一下說：「會肚子脹、肚子痛、放屁、拉肚子，我這一、兩天就是這樣，脾虛了不能升清，氣就下降，就拉肚子……哎呀！可不得了，如果我再這樣拉下去，會不會出現內臟下垂呀？」

我說：「這個你不用擔心。我剛剛說過，你拉肚子是由於昨天的飲食超過了脾的承受能力，相對來看，是脾的運化功能不足，而不是脾氣原本就虛。對你來說，只要注意飲食調理，少吃生

2 泛指人體消化吸收的營養物質。

冷油膩，不要超越脾胃的承受能力，身體就會自行修復，就不再拉肚子了。當然，如果拉肚子持續發展下去，越拉越厲害，最終發展到脾氣真的虛衰，拉到消瘦、營養不良、肌肉萎軟、韌帶鬆弛的程度，就可能要出現內臟下垂了。這就是《黃帝內經》裡所說的『飲食自倍，腸胃乃傷』。」

李超知道今天拉肚子是因為昨天貪嘴，吃太多羊肉串和冰淇淋造成的，所以連連點頭。

「**脾胃是氣血化生之源**，這個觀點你能理解嗎？」我接著問。

李超說：「可以理解，因為中醫所說的氣血和我們通常所說的營養物質、能量差不多，而營養物質、能量的來源主要靠消化系統來吸收，所以說脾胃是氣血化生之源。」

此脾非彼脾，不能以今釋古

「伴隨著現代自然科學而出現和不斷發展的現代醫學，人們運用解剖學、生物化學和生物物理學，來研究人體的生理功能和病理變化。現代解剖學研究發現，在人體的左脅下有一個扁的橢圓形器官，在胎兒時期可以製造血球，成年以後不再製造血球了，但還能製造淋巴細胞，所以解剖學中把它歸屬於淋巴系統。它還有吞噬衰老紅血球的作用，可以看成是血液系統的清道夫，可以將衰老、不能再運送氧氣和營養的紅血球吃掉。它和全身的免疫機能也有十分密切的關係。就是這樣一個解剖學的器官，在翻譯成中文或者說在運用中文給它命名時，借用了『脾』字。所以解剖學中的『脾』字和中醫學中原有的『脾』字，含義完全不同。也就是說，此脾非彼脾。」

「啊！原來這樣呀，」李超說：「我原來真的是把中醫的『脾』和解剖學的『脾』混淆在一起了。都是一個脾字，意思竟然不一樣。」

「你原來根本就不知道什麼是中醫所說的脾。」張怡娜糾正說。

「是！是！」李超不停的點頭並接著說：「那個農村醫生說他們村裡有一個人做了脾切除手術，是因為他的脾功能亢進，吞噬能力太強，把好的紅血球也都吃掉了，於是造成嚴重貧血，所以就把它切掉了。這對中醫所說的後天之本的脾沒有什麼影響，所以可以活著。伯伯，我的理解對嗎？」

「很正確！」我鼓勵他說。不僅李超會誤解，就連醫學出身的人，也不一定能分清楚，那個自稱是農村醫生的人就是個例子。

更讓人遺憾的是，我曾經看到一本中醫書上的經絡圖，所畫脾經的體表循行線沒有問題，但是所畫脾經在體內的循行線，是用虛線來表示，卻在左脅部解剖學的脾上繞了一圈。

這就說明，畫圖和審圖的人都把解剖學的脾當成中醫學的脾了。《黃帝內經》中說脾經絡胃屬脾，脾就在整個腹部的胃腸系統，脾經的體內循行線透過胃腸就可以了，為什麼要聯繫左脅部的解剖學的脾呢？中醫經常說「大腹屬脾」，從來沒有說過左脅屬脾呀！

2. 中醫的臟和解剖學的臟，不一樣

「伯伯，看來中醫的臟腑學說和解剖器官是不同的，中醫的臟腑學說都有什麼特點？中醫說的脾還有什麼功能？」李超繼續問。

我回答李超：「中醫的臟腑學說，是研究人體各臟腑器官的生理功能、病理變化和它們之間相互關係的學說。這是中醫理論的核心，是指導臨床的理論基礎。中醫把臟腑分了三類。

「一是**五臟**，包括心、肺、脾、肝、腎，可以化生和貯藏精氣，在《黃帝內經》裡叫五藏，就是藏在體內、可以貯藏精氣的器官，所以要藏而不瀉。二是**六腑**，包括小腸、大腸、胃、膽、膀胱、三焦，它們大多是中空的，可以受盛和傳化水穀。《黃帝內經》裡叫六府，府就是住所、庫房，庫房裡的糧食或者貨物要有進有出，所以要瀉而不藏。三是奇恆之腑，包括腦、髓、骨、脈、膽、女子胞（子宮）。『奇』是『異』的意思，就是不同的意思，『恆』是『常』的意思；『奇恆之腑』不同於通常所說的腑，是有異於一般的腑，因為這些器官是中空的，類似於腑，但功能卻是藏精氣，又類似於臟。

「中醫臟腑學說的主要特點有三個：一是以臟腑分陰陽，兩兩配對，這叫**相表裡**（按：指相互關聯）。肝與膽、脾與胃、心與小腸、肺與大腸、腎與膀胱相表裡。二是**五臟和形體、官竅相關聯，還與精神情志相關聯**。肝、心、脾、肺、腎分別與筋、脈、肉、皮毛、骨，目、舌、口、

鼻、耳相關聯，與怒、喜、思、悲、恐相關聯，共分為五大系統。三是**五臟和自然界的陰陽四時五行相關聯**，構成了天人相應的整體體系。」

「這麼複雜！」李超說：「解剖學把人體分為九大系統，中醫為什麼是五大系統？內臟和形體、五官，還有情緒是怎麼關聯的？還有精神情志是大腦管理的，和內臟有什麼關係？五臟和自然界的四季陰陽五行怎麼能關聯上……。」李超連珠炮般提出了一連串問題。

張怡娜對李超說：「你先提一個問題，老師才方便回答，一下子提這麼多問題，老師不可能一下子都解答，不要打岔，還是接著問脾的問題吧。」

李超說：「你剛才說脾的主要生理功能是主管運化和升清，我明白了。一臟一腑相配對，脾是不是和胃腸相配對？」

「其實我剛才說過了，《黃帝內經》只是說脾和胃相配，大腸、小腸分別與肺、心相配。」我回答道。

李超說：「脾除了主管運化和升清，還主管什麼呢？」我說：「還主管統血。」

3. 嘴唇發炎還冒水泡，要補脾

李超忙不迭的問：「什麼叫『統血』」？

「統血就是約束管理血液在血管內運行，而不流出血管之外。」我說。

「對不起，伯伯，這簡直不可思議。」李超搖頭。

「脾統血的功能主要是透過氣的固攝作用[3]來實現的。」我解釋道。

「氣是什麼？」李超接著問。

「這也不是一句話就可以解釋清楚的，我以後都會慢慢的講給你聽。應當說，脾統血就是脾主運化功能，脾之所以能統攝血液，是因為脾是氣血化生之源。脾的運化功能好，氣血化生有源，則氣的固攝血液功能得以正常發揮，血液不致逸出脈外而發生出血。如果脾的運化功能減退，氣血化生無源，氣血必然虛虧，氣的固攝功能減退，就會導致出血。」

「照伯伯你這麼說，所有的出血病證，都可以用補脾的方法來治療了？」

「並不是所有的出血都是脾不統血，還有熱迫血妄行的出血，也有瘀血不去，血不歸經的出血，還有外傷出血等。**如果出血伴有脾虛和氣血兩虛的表現，就可以認為這是脾不統血的出血**。一位四十多歲的女士，月經過多，不僅出血量大，而且經期拖的時間很長，常常是兩、三個星期才結束，可是過一週又來了，搞得她貧血、消瘦疲憊、失眠多夢，在飲食上稍不注意就拉肚子。

我用補中益氣湯和歸脾湯合方，再加一些止血藥，就逐漸好轉了。」

「那就是說，遇到脾氣虛又伴有出血的病證，用補脾的方法治療，見到了療效，於是就可以推導出來，脾有統血的作用，是不是這樣？」李超一直在琢磨中醫的理論是怎麼產生的。確實，有的理論就是從臨床治療經驗中總結出來的。

「脾除了上面所說的功能，還有哪些功能呢？」李超又問。

「再就是它的生理聯繫了，脾與肌肉、四肢、口、脣、涎液、思慮等，都密切關聯。」我回答道。

脾弱，四肢就軟弱

「關於脾的生理聯繫，一是**脾主肌肉和四肢**。」

「這個好理解，」李超搶著說：「脾運化飲食物營養的功能好，全身肌肉就能夠得到充足的營養，肌肉就發達健壯，四肢活動輕勁有力。如果脾運化機能不足，肌肉、四肢失養，肌肉就會消瘦，四肢肯定就會軟弱，沒有力量。」

我說：「對了，所以對於肌肉消瘦、四肢萎軟、運動能力下降的病人，可以採取健脾的方法來治療。」看來李超是理解了脾主肌肉和四肢的意思。

3 對血、津液等液態物質具有固護、統攝、控制作用，從而防止其無故流失。

我接著說：「二是脾開竅於口，其華在脣，在液為涎。口是消化道的起點，口味、食慾、脣色自然和脾的健康狀況有關。脾的運化功能正常，則口味正常、食慾好，吃什麼都好吃，氣血充盈，脣色紅潤；**脾氣虛，運化能力差，就會口淡無味、食慾不振、脣色萎黃乾裂**。有的兒童沒有食慾，不好好吃飯，消瘦、個子長得慢，我常常用健脾和胃的方法來治療，他們的食慾都得到了改善。有幾個被醫院診斷為脣炎[4]的病人，嘴脣乾裂起皮，疼痛難忍，很長時間都不好，我用健脾化溼的方法來治療，不久就好了，這就是**脾與口腔和嘴脣相關聯的臨床應用**。

「在中醫裡，把唾液中清稀的部分叫『涎』，為脾的津液所化生，當然，脾胃相表裡，唾液的分泌和胃的功能也有關。把唾液中黏稠的部分叫『唾』，是腎精所化生。唾液的作用是潤澤口腔、保護口腔黏膜，以及攪拌食物，幫助食物吞嚥和消化。在正常情況下，唾液根據進食和平時情況的不同，分泌的量也不同，但並不流出口外。如果脾胃出了問題，涎液分泌的情況就會有變化。嬰幼兒脾虛，極可能出現涎水自流，這是脾虛不能固攝涎液的表現。胃有熱時，就會出現唾液黏稠而有氣味，致使口中有味道。」

李超說：「這些都很好理解。」

「談到唾液，我想在這裡介紹一個傳統的養生方法，不知道你們兩個有沒有興趣聽？」張怡娜的眼睛立刻亮了起來。

李超卻問：「伯伯，什麼叫養生？」

「用一句話來說，養生就是保養生命、維護健康，以達到健康長壽目的的綜合活動。我們現在就學一個很好的養生方法。」

4. 長壽之道：吞津養生法

「準備動作是：全身放鬆，面帶笑容，兩唇輕閉，準備練功。」我說到這裡，李超忍不住笑了。

我問：「你笑什麼？」

李超說：「你說面帶笑容，我一想到要做這個動作就高興起來，不由自主的就笑了。」

我說：「就是這樣，為什麼要求面帶笑容？因為當你有意識的做這個表情時，心裡自然也就高興起來，這就已經達到了養生的效果，因為愉快的心情對健康有很多好處，常說『笑一笑，十年少』。不過，如果周圍有很多人，你心裡輕鬆愉快就可以了，不要莫名其妙的笑出聲來，以免引起別人的誤會，以為這個人精神出什麼問題了。」說到這裡，連張怡娜也笑出了聲。

「接下來要做三個動作。**一是叩齒**。上下牙齒輕輕叩擊三十六次。注意，一定要輕，不要叩到牙齒痛、腮幫子肌肉痛。**二是攪海**。舌頭在口腔中輕輕攪動，順時針九次、逆時針九次，再順時針九次、逆時針九次，透過叩齒和攪海，唾液分泌就逐漸增多了，繼續含漱至唾液滿口。**三是吞津**。等唾液滿口時，把唾液分幾小口嚥下，嘓嘓有聲，並用意念引導潤潤暖暖的感覺至丹田，

---

4 也就是嘴唇發炎，主要症狀為嘴唇乾燥、脫皮、皸裂、結痂，有時還出現水泡、滲出液。

動作 1：扣齒	→	上下牙齒輕輕叩擊 36 次。
動作 2：攪海	→	舌頭在口中輕輕攪動，順時針及逆時針各 9 次，重複一回。
動作 3：吞津	→	等唾液滿口，分次嚥下。意守丹田 3 分鐘。

圖表 5-1　吞津養生法

也就是少腹部。意守丹田三分鐘（按：指將注意力放在小腹部）。過程就是這樣，在**走路、站立和坐著的時候都可以做，就是不要躺著做**，因為躺著不利於唾液的吞嚥。每天不拘次數，只要有時間就練習。以後養成一個習慣，隨時隨地都可以練。」

「伯伯，練這個有什麼作用？」李超問。

我說：「道家稱唾液為金漿、玉醴、神池水、上池水、華池水。經常練習這個方法，有灌溉臟腑、濡潤四肢的功效，使人面色紅潤、輕身不老。為什麼會有習慣性便祕？是因為腸道蠕動慢，腸液分泌少，你用這個方法可以『灌溉』整個消化道，當然，並不是說這一點點唾液就能夠直接灌溉整個消化道，而是**當唾液分泌增多時，就會激發整個消化道的各種消化液**，諸如膽汁、胰液、胃液、腸液等分泌增多，還可以促進整個消化道的蠕動，消化液分泌多，營養吸收就好，胃腸蠕動活躍，當然也就不會便祕了。消化吸收功能好，氣血的化生就充足，面色也就紅潤，皮膚也就不乾燥，整個身體也就輕盈健康了，所以這是一個很好的養生保健方法。

「今天我們的討論就到這裡，明後兩天你們去觀光旅遊，有空就練練叩齒、攪海、吞津的功夫，下次上課時告訴我你們練習的體會。」

5. 人體的最強免疫力，自我調節機能

兩天很快就過去了，又到了我們討論中醫的日子，李超和張怡娜按時來到工作室。李超一進門就說：「伯伯，我這幾天一直在練你教的叩齒、攪海、吞津液，可是我並沒有拉肚子，之前的拉肚子，沒有吃藥，竟然自己好了。」

我十分詫異的問：「我什麼時候說過，練習吞津液會出現拉肚子了？」

李超說：「之前你不是說這個方法可以灌溉臟腑、治療便祕，可以促使整個消化道消化液的分泌嗎？」

「對呀，我是說過。」

「那大便不祕結，不就變稀了嗎？大便如果太稀，不就拉肚子了嗎？」

對於李超不繞彎的思維方法，我真的不知道該怎麼回答好。

張怡娜說：「你以為是在和泥呀！水多就稀了，唾液嚥多，大便就稀了。」

「哈哈！」我實在是憋不住，忍不住笑出了聲。

「伯伯你笑什麼？應當是這樣呀！」李超還是堅持自己的想法。

「我是笑怡娜說的話實在是太幽默了。」我說：「人有一個極好的自我調節機能，這個調節機能是與生俱來的，是大自然賦予的。一方面調節體內環境的穩定，比如你開始吃飯，胃液、腸

液、胰液等所有的消化液就開始大量分泌，胃腸蠕動開始加強，儲存在膽囊中的膽汁一下子就排入了腸道，這一切都為消化飲食物做好充分準備。這個過程，每個人都沒有用大腦指揮過，而是機體在自動進行。」

我接著說：「另一方面調節對體外環境的適應性。比如天熱了，就以出汗的方式散熱，汗多了尿就少。天冷了，為了減少體溫的散失，出汗就少了，多餘的水液就會自動的從尿中排出，尿就多了。這種自我調節機能是與生俱來的，是大自然所賦予人類和所有生命的，是自動化優化調節的，是每個人健康的真正保護神。吞津液是透過這種方法，激發和促進消化系統的自調機能，有便祕的會緩解，有消化不良的腹瀉患者，還會因促進了脾胃的自動調節功能而緩解腹瀉。

「原來是這樣，我一開始還擔心會不會拉肚子，結果不僅沒有拉肚子，就連幾天前的拉肚子也好了。」李超說。

「老師，這個方法除了對消化系統的功能有調節作用外，還有什麼作用呢？」張怡娜問。

舌邊有水，人就可以活

我說：「很多書上都談了唾液本身的作用，什麼殺菌、破壞黃麴毒素（aflatoxin）、抗癌、含有生長因子等。但我後來發現，**唾液分泌得多或少，是檢驗這個人的身心是否處於放鬆、寧靜、愉悅狀態的客觀指標**。人在焦慮、緊張、心煩氣躁、鬱悶憂鬱時，嘴巴是乾的，舌面也是乾的，唾液分泌減少，甚至是不分泌，即使喝很多的水，胃都喝脹了，還是口乾舌燥，舌苔是厚厚的。如果一個人一說話就口沫橫飛，就說明他不緊張，說明他的演講、表演游刃有餘。當然，應當盡量訓練說話時不要噴唾液，否則在他面前的聽眾要尷尬了。

「有的人說，不知道怎麼讓自己放鬆，要想放鬆，其實方法很簡單，你先按照上述吞津的方法練習三個月，等到一說話就唾液滿口時，你就會感到心中平靜了，遇到事情不急不躁，還會感到學習工作一天也不疲勞了。**道家有個說法，只要舌邊有水，人就可以活**。生活的『活』字，活命的『活』字，怎麼寫呢？三點水過來一個『舌頭』的『舌』。」

「老師，那是為什麼？」張怡娜問。

「因為人在緊張焦慮時，實際上是處於一個壓力狀態，腎上腺素分泌增加，整個身體的代謝旺盛，能耗（能量消耗）大量增加，所以就會感到很疲勞。如果一個人多年處於這樣的狀態，就很難長壽。如果在放鬆愉快的狀態下工作學習，腎上腺素分泌減少，生長激素分泌增加，代謝減緩，耗能降低，學習和工作會更專注，不僅會提高效率，而且還感覺不到累，如果一輩子都是這樣，就會長壽。因此我是把這個方法當成長壽功夫教給你們的。」我解釋道。

「伯伯，這麼多的好處，那我一定好好練。」李超是懂這些現代醫學術語的，所以我一說，他就完全明白了。

「老師，從中醫的角度來看，怎麼認識這個問題呢？」張怡娜問。

我說：「**唾液分泌旺盛，表示人體氣機條暢，水液和津液代謝旺盛，人就會感到輕鬆愉快、全身舒暢**。可見這不僅僅是調節消化系統功能的方法，也是調節全身健康狀況的好方法。」

6. 吃冰淇淋，有人傷胃，有人傷脾

「可是我也有失察的時候，那是十幾年前的一天傍晚，我的小學同學來找我，這是一位小學畢業後，近半個世紀沒有再見過面的老同學，我們一見面分外熟悉。」

我接著說：「我的同學告訴我，他得了胃和食道的腫瘤，已經做完手術，現在嘴裡總是流大量的清稀的唾液。這時我才注意到，他手裡拿著一個紙杯，但不是為了喝水方便，而是為了往裡吐唾液方便。

「因為小時候我和他一起學習、一起玩耍，情同手足，太熟悉了，我又覺得他得了上消化道的腫瘤，一定會焦慮緊張，就想教他練練這個吞津的功夫，緩解一下他的焦慮緊張情緒，或許對防止腫瘤復發有一定的好處。於是就像教你們一樣，把這個方法跟他說了一遍。他說，他不用叩齒、攪海，唾液就會滿口流，嚥下去就是了。

「第二天一大早，他又來了，一見我就說：『我的唾液不能嚥，昨天晚上，我試著嚥了不到一個小時，胃裡就像凍了一個大塊冰，前心後心都冰冰涼，就不敢再做了。』我心裡一驚，糟糕！我把病理性的寒飲當成生理性的金津玉液了。後來有人在網上說：『郝教授真笨，竟然能發生這樣的誤診，害人不淺。』

「其實如果病人是我從來不認識的人，我會詳細詢問病史，仔細思考原委，不會發生誤診。

可是這是我少年時代幾乎天天在一起的朋友，親如手足兄弟，看到他得了癌症，心疼難耐，已經亂了方寸，方寸一亂，難免就會出昏招（按：圍棋用語，指因疏忽下了關鍵的敗棋）。從此我深深體會到，作為一個醫生，在診療病人的時候，不管病人是誰，都要坦然淡定、冷靜思考、客觀辨證。」

「什麼叫『寒飲』？」李超問。

「『寒飲』就是人體陽氣虛了以後，不能夠溫化水液，水液不能變成可以被人體利用的津液，於是就變成了痰飲水溼一類的病理產物。我這位同學應當是胃有寒邪，水飲不化，於是我就用了《傷寒論》裡的吳茱萸湯，溫胃、散寒、化飲。方用吳茱萸一克、生薑十五克、人參六克、大棗十五克。他服用一週後，清稀的唾液量大減；兩週後，基本不再吐了。」

「伯伯不是說過，涎水是脾的津液所化生的，怎麼又和胃聯繫起來了？脾和胃相表裡，口中的唾液涎水和脾胃都是有關係的。為什麼伯伯不說這個人是脾有寒邪，飲邪不化？」

「吐涎沫是飲邪不降而上逆的表現，胃是主降濁的，現在出現了濁邪不降，所以說是胃寒；如果是脾寒的話，升清的功能就會發生障礙，那就是下利，也就是拉肚子。」李超問。

「老師，他在手術之前有這個症狀嗎？」張怡娜問。

「我問過他了，手術前是吞嚥困難，噁心嘔吐，從胃中吐出的或是黏液，或是暗褐色的液體，這實際上是上消化道在出血。當時他並沒有嘴裡分泌大量清稀唾液的症狀，但手術之後兩、三天，就出現了嘴裡分泌大量清稀的白色泡沫樣的唾液，而且越來越多。」

「那他的胃寒是怎麼造成的呢？」李超問。

吐沫是犯胃，拉肚子是犯脾

「我後來又遇到幾例幾乎相同的病例，也是胃或食道手術以後，出現口中分泌大量白色清稀的唾液，也是用吳茱萸湯。於是我就想，這些病人在做手術時，胸腔和腹腔被打開，而手術室的溫度不能太高，一般要求二十二度到二十五度，超過二十六度，做手術的醫生就會大汗淋漓，影響操作。可是這樣的溫度對一個在麻醉狀態下，不僅不穿衣服，還要打開胸腔和腹腔的病人來說，確實是很低，這就導致了外寒直接侵犯脾胃和內臟。

「**以犯胃為主的，就是吐涎沫；以犯脾為主的，就是拉肚子，也就是腹瀉**。我也曾遇到過多例消化道手術後，長期腹瀉的病人。吐涎沫的用吳茱萸湯；拉肚子、腹瀉的，就用附子理中湯。這兩個方子都是《傷寒論》裡的。」

「老師，除了胃或食道手術的病人出現過吐涎沫的情況外，你在看病時，還遇到過其他原因引起的吐涎沫嗎？」張怡娜問。

「當然有，去年夏季的一天，天氣非常熱，某大學一個女學生中午在回家的路上，路過一家速食店，速食店推出新的消夏冷飲，有六種口味。據說這是類似於冰淇淋一樣的東西，不過我既沒有吃過，也沒有見過。她連著吃了六杯，回到家裡不久就開始吐白泡沫，就是從胃裡往上泛湧清稀的、白泡泡一樣的東西，不苦、不酸、不甜，一直吐到晚上，好不容易入睡了，睡到凌晨三點，因為頭痛劇烈，被疼醒了，頭痛得直想撞牆，又不斷的從胃裡往上泛湧白泡沫，於是她只好向學校請假，一直到中午過後，頭痛才漸漸緩解。

「可是到了第三天凌晨三點鐘，又因為頭痛而疼醒了。第三天上午她來找我看病。我問她吃了什麼東西出現這種情況，她說吃了六杯冷飲。我說那麼冰冷的東西吃到胃裡，胃肯定受不了。我給她用了吳茱萸湯，她服了三劑後，症狀全部得到緩解。

「她認為完全好了，沒有問題了，過了幾天，又是中午回家的路上，路過那家速食店，又看到那色香味誘人的冷飲，她擋不住誘惑，心想上次吃了六杯，出現了那種情況，這次只吃一半的量，肯定不會有問題，於是又連續吃了三杯。回到家裡，沒想到又開始吐泡沫、夜間頭痛。於是來找我複診。

「據說從此之後，凡是冰冷的東西她再也不沾了。還聽說，她原本是一個貪玩而不愛學習的學生，好出風頭，只追求外在的美，每天把大量的時間花在化妝和修飾外表上。從此之後，她便在課業上勤奮努力，後來以優異的成績考上了美國費城一所大學的研究所。」

「伯伯，她叫什麼名字？在費城哪所大學？」李超問。張怡娜看了李超一眼，喝斥道：「別打岔！」

「伯伯，我也吃了很多冰淇淋，為什麼她傷胃陽，我傷脾陽呢？」李超不敢再問題外話，於是問了寒涼傷脾胃的事。

我說：「這和你們平時的身體素質不同有關。**平素胃虛寒的人，過食生冷就會傷胃陽；平素脾虛寒的人，過食生冷就會傷脾陽**。你這個人平素脾虛寒，所以你冰淇淋吃多了，就會拉肚子。那個女學生平素胃虛寒，所以她吃多了冰冷的食物，會吐涎沫。可見中醫的辨證，不僅包括致病因素的性質，也包括人體正氣對邪氣的反應狀況在內，因此更能精準的把握每位病人當下的具體情況。」

「老師，胃陽被傷，飲邪不化，可以吐涎沫，可是她為什麼會頭痛呢？」張怡娜問。

我說：「這個學生**吃了大量冰冷的東西，不僅傷了胃陽，也傷了肝陽，陽氣被傷，就不能很好的溫化水飲**，於是導致了陰寒濁陰之邪循肝經上逆，肝經在巔頂和督脈相交，就出現了巔頂疼痛。為什麼夜間發作呢？

「因為夜間陰氣盛，人體的陰寒邪氣受到自然界陰氣的協助，邪氣就盛了起來。為什麼總是凌晨三點疼醒呢？這是因為**從凌晨一點到三點，就是中國古代十二時辰計時的丑時，丑時是肝經經氣旺盛的時候**。在這個時段，邪氣旺盛，正氣也旺盛，正邪鬥爭就開始激烈起來，於是症狀就加重了。其實她應當子時頭痛就開始發作了，只不過到了丑時最為嚴重，凌晨三點疼到不能忍受，疼醒了。」

「看來這些中醫理論真能夠解釋一些問題。」張怡娜頗有感慨的說。

李超好像是一頭霧水，似懂非懂，又不敢深問。於是他岔開話題說：「胃的主要生理功能是什麼呢？」

我說：「這個問題，我們基本已經說過，你自己可以回答的，主要是接受和容納飲食物和水液，也就是圍受飲食物和水液。還有就是胃氣以降為順。我們現在繼續講脾的生理聯繫，不良情緒還可以干擾脾的功能。情緒有怒、喜、思、悲、恐的不同，分別與五臟相關。而思則氣結，思傷脾。」

7. 相思病真的會讓人茶不思飯不想

「思，就是思考、思慮，是人體精神意識思維活動的一種狀態。能夠思考問題，是我們正常人普遍存在的心理活動，是一個人的正常生理功能，不會損害健康。什麼樣的『思』會導致氣結，也就是氣機鬱結呢？一是思慮過度，二是所思不遂，這樣就導致了**氣機的鬱結，並很容易抑制脾的運化功能**。

「有一位媽媽，帶一個很消瘦的女孩子來看病，我問這個女孩為什麼這麼瘦，是不是吃減肥藥。她說不是。媽媽說她女兒喜歡一名歌手，而且發誓非他不嫁。我問女孩子她喜歡的歌手是誰，女孩告訴了我。我說：『你了解他嗎？』她說：『當然了解，他的生日、星座、喜歡吃什麼，喜歡什麼顏色，都知道。』我又問：『他認識你嗎？』女孩低下頭不說話。

「她媽媽告訴我，人家根本就不認識她。正因為這個女孩終日所思不遂，抑制和干擾了脾的正常運化功能，使脾氣鬱結，食慾不振，茶飯不思，逐漸消瘦，這就是人們通常所說的相思病。

「我告訴她，據我所知，這名歌手已經結婚了，就在幾個月之前。女孩聽後先是一愣，然後問我：『這是真的嗎？』我說是真的。

「漸漸的，她的臉上顯現出了生氣的怒容，嘴裡還念叨著：『哼！我這麼愛你，你卻和別人結婚！』又遲疑了一會，她從桌子上拿了一張處方紙，把這位歌手的名字寫在上面，對著啐了幾口，然後扔到地上踩了幾腳，並且大聲說：『我恨你！我恨你！』隨後揚長而去。媽媽急得大喊：『回來！大夫還沒有開方呢！』我說：『不需要開藥了，這就逐漸好起來啦！』她媽媽跟著追了出去。

「過了幾個月，她媽媽來說，孩子好了，可以上學去了。問我用的是什麼方法，我說這叫『以情勝情法』。她由愛變成恨，由恨引發怒，而怒勝思，於是她的相思情緒就得到緩解。」

「為什麼怒能勝思呢？」李超問。

「因為怒在五行中屬木，思在五行中屬土，木剋土，所以怒勝思。」

「伯伯，什麼叫五行，什麼叫木剋土？」

「這些以後我都會慢慢講給你聽，現在我們講的是五臟中的脾。你能不能總結一下，脾的生理功能和生理聯繫都有哪些？」

「脾主運化，運化水穀精微和水液，脾主升清、統血。主要生理聯繫是開竅於口，也就是說口是脾的天窗，脾透過口和外界聯繫，口脣是天窗的窗框，可以透過口脣的顏色和潤澤程度，來觀察脾的功能是不是正常。」

李超的話把張怡娜又逗笑了，笑得前仰後合。

我說：「可以這樣理解。」

李超接著說：「涎水是口腔中的分泌液，所以涎和脾有關。脾主管肌肉和四肢，思慮過度或者所思不遂，就會影響脾的運化功能。脾和胃相表裡，是氣血化生之源，是後天之本。」

我說：「你的總結很正確。現在你懂了，中醫說的脾和解剖學的脾是不同的嗎？」

「懂了！伯伯，後天之本是脾胃，有先天之本嗎？」李超問。

我說：「當然有，那就是腎。」

「腎是泌尿系統的器官，怎麼會是先天之本？」李超很好奇。

「我們休息後再談吧。」

第六章

腎，主管生長與生殖

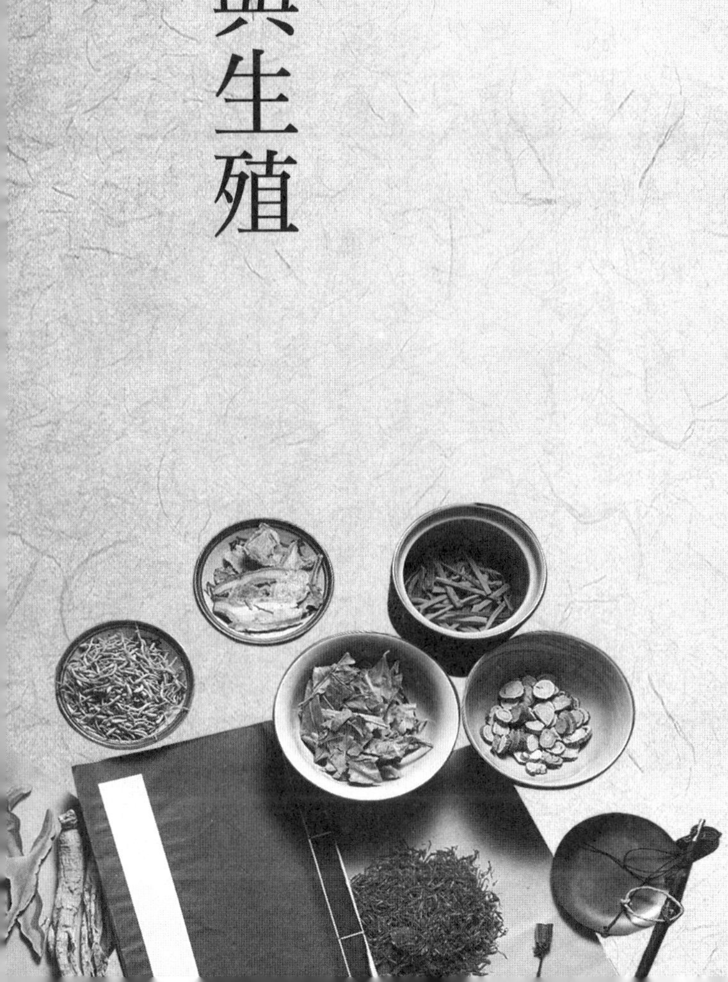

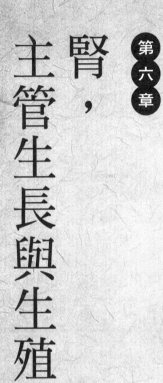

1. 腎，引也，泌尿系統最主要的器官

「我們討論了後天之本——脾和胃，中醫是以五臟為中心，所以重點討論的是脾。我們接下來，就來談談先天之本——腎。先談談為什麼叫『腎』。還記得我以前舉過的四個原始人吃鹿的故事嗎？」

「記得！記得！」李超和張怡娜異口同聲的說。

「那四個原始人，吃鹿肉吃到後來，發現在膈肌的下面、腹膜的後面、脊柱的兩側，有兩個紅褐色、像是大豆形狀的東西，在這兩個東西的臍部，有一條管道通到小腹中部一個囊狀的器官，撕開一看，裡面有水，實際上就是尿。於是他們就把這兩個大豆一樣的東西叫『腎』。腎是什麼意思呢？

「我們前面曾經提到劉熙寫的《釋名》，《釋名》中說：『腎，引也。腎屬水，主引水氣灌注諸脈也。』在古代，『腎』和『引』這兩個字的讀音相近。《釋名》有個特點，就是同音相諧，從音求義，音近義通，用聲音相同相近的字，來解釋字義。這個特點，我們以前也說過。

「為什麼叫腎呢？腎，就是能引水灌溉人體全身血脈和經脈的意思。古人認為腎與水液代謝有關係，不僅僅是把尿液輸送到膀胱，還可以把一部分水液重新利用，變成津液向全身輸布，這

叫『腎主水』，也就是腎主水液代謝。」

李超說：「這個我理解，腎是泌尿系統最主要的器官，當然與水液代謝有關。腎小球濾出原尿，腎小管還會把大部分原尿重新吸收，再參加體液循環，只有少部分水液攜帶著身體排泄的代謝廢物，變成尿儲存在膀胱，最後排出體外。」

我說：「這就叫『腎主水』，即主管水液代謝。這個功能是由腎氣的氣化作用來完成的。什麼是『氣化』呢？所謂氣化，就是透過氣的運動而產生各種變化，把水液蒸化為津液，津液代謝以後又變成水的過程。腎把水液蒸化為津液後，向全身布散。」

李超說：「什麼是『氣』，什麼是『腎氣』？」

「簡單的說，中醫所說的『氣』，是物質的，帶有能量，又是資訊的載體。也就是說，現代自然科學家認為構成宇宙的是三個要素——物質、能量和資訊，而中醫所說的『氣』就涵蓋了這三個要素。以後我還會談到這個問題，現在不懂，沒有關係。

「在腎中的氣就叫腎氣，腎氣中含有熱能的，有溫化、**溫養作用的成分叫『腎陽』**，**有潤澤、滋養作用的成分叫腎陰。腎陰和腎陽合起來，統稱為腎氣**。在這裡要特別強調的是，腎中的陰陽二氣，是五臟六腑陰陽的根本。也就是說，**五臟六腑的陰精和陽氣，都要靠腎中的陰陽來支持**。

「如果腎陽虛衰，溫化功能不足，水液就不能氣化，不能變成可以被人體利用的津液，就會導致水液內停，出現小便不利和水腫，治療要溫陽利水，可以用真武湯。如果腎陰不足，就會有虛熱產生，熱和水結合，也會影響水液代謝和津液輸布，造成小便不利和水腫，治療用養陰清熱利水的方法，可以用豬苓湯。真武湯和豬苓湯都是《傷寒論》中的方劑。

「當然，是溫陽利水，還是養陰清熱利水，這就要看病人的具體情況來確定了。」

李超說：「伯伯，西醫沒有那麼麻煩，只要尿少、水腫，如果血容量不低，也沒有其他禁忌，就可以用利尿的方法。」

2. 長不高、頭髮少，都和腎有關

「腎的另外一個主要生理功能是『藏精氣』，主生長發育和生殖。」

李超說：「這我就不懂了。」

「我實在不知道古人是如何創立這個學說的。我假設還原出這樣一個過程，古人看到腎像一粒大豆，於是聯想到一粒大豆種在土中，會長出一棵新的豆苗，這棵豆苗將來能不能健壯成長，將來結的種子（豆子）是多還是少，應當與這粒種子是不是顆粒飽滿有關係，顆粒飽滿就意味著種子儲藏的能量、精氣豐富，於是就得出了『腎藏精』，還有腎主生長發育和生殖的觀點。」我接著說。

李超說：「腎藏精、腎主生長發育和生殖的觀點，在什麼地方有呢？」

我說：「當然是《黃帝內經》了。在《黃帝內經》的《素問．上古天真論》中說：『女子七歲，腎氣盛，齒更髮長。』說女孩子到七歲時，她腎中所藏的精氣就開始豐盛起來。這個時候開始換牙，頭髮開始長長。

「『二七而天癸至，任脈通，太衝脈盛，月事以時下，故有子。』到了十四歲時，就開始有類似於生長激素、促性腺激素的東西。在中醫裡被稱為『天癸』，『天』代表大自然，『癸』代表水，大自然所賦予人體、可以促進人體生長發育和生殖功能的真水，就叫『天癸』。這個時候，運行在前正中線的任脈就通暢了。另外，運行在人體前面、在任脈兩側左右對稱的經脈，叫太衝脈，其氣血也旺盛了；由於任脈和太衝脈都和胞宮（子宮）相連，當任脈和太衝脈氣血充盈時，氣血下注胞宮，月經也就按時來潮了。如果有男女交合的話，就可能受孕。但這個時候，還不是一個女孩子發育完全成熟的時候。

「『三七，腎氣平均，故真牙生而長極。』這個『平均』是什麼意思呢？過去，賣糧食都用升和斗來稱量，把糧食放到升或斗裡之後，用一個平直的尺子或木板，在升、斗的口上平刮一下，使糧食和升、斗的上緣齊平，這就是飽滿的一升或一斗。所以，平均就是指腎所藏的精氣已經飽滿了。在二十一歲時，開始長真牙，也就是智齒，而且也發育到個子最高的時候。

「『四七，筋骨堅，髮長極，身體盛壯。』到了二十八歲時，是女孩子一生中最好的時光，這個時候筋骨堅強，頭髮長到了極點，身體也十分健壯。

「可是好景不長，『五七，陽明脈衰，面始焦，髮始墮。』到了三十五歲時，通過面部的陽明經脈中的氣血就不足了。這個時候，臉不像年輕時那麼光滑潤澤，頭髮也開始脫落。『六七，三陽脈衰於上，面皆焦，髮始白。』到了四十二歲時，行於頭面部的陽明經脈、少陽經脈和太陽經脈，氣血都不足了，整個臉部的皮膚都已經顯出焦枯憔悴，頭髮也開始變白。」

「老師，真是夠淒慘的。」張怡娜插話道。

「這是自然規律，沒有辦法，姐姐。歲月催人老，時不待人耶！」李超似乎有點幸災樂禍的口吻。

在美國長大的小傢伙居然還知道「歲月催人老」，我問：「這句話你是從哪裡學來的？」

「這是……爺爺經常說給我聽的一句話，他總批評我貪玩，不把握時間學習。」

我接著說：「『七七，任脈虛，太衝脈衰少，天癸竭，地道不通，故形壞而無子也。』到了四十九歲時，人體前正中線的任脈氣血不足，太衝脈的氣血也虛少。這個時候，那些生長激素和促性腺激素的分泌也枯竭了。（我這裡把《黃帝內經》所說的天癸和西醫所說的生長激素和促性腺激素相提並論，是為了讓李超好理解，實際上是不能等同的。）地道不通，也就是說月經也沒有了。形壞而無子，是說這個時候看上去，人衰老，滿臉皺紋，也沒有生育能力了。」

「伯伯，這是女孩子的整個生長發育過程和生育能力的變化歷程，是與腎氣的盛衰有關的，《黃帝內經》裡說男人了嗎？」李超問。

我說：「當然說了。你接著聽我講。」

腎主生長發育與生殖

「『丈夫八歲，腎氣實，髮長齒更。』男孩子在八歲時，腎氣就充實了，頭髮也開始長了，牙齒也開始換了。『二八，腎氣盛，天癸至，精氣溢瀉，陰陽和，故能有子。』十六歲時，腎氣充盛了，生長激素和促性腺激素一類的東西開始發揮作用，也可以排精了，如果和女子交合的話，女子就可能受孕。『三八，腎氣平均，筋骨勁強，故真牙生而長極。』到了二十四歲時，是男孩子最成熟的時候，腎氣飽滿，筋骨強勁有力，智齒開始萌發，個子長到最高。『四八，筋骨隆盛，肌肉滿壯。』到了三十二歲時，是男子健壯的頂峰，筋骨更堅強，肌肉更豐滿。但是好景不長，『五八，腎氣衰，髮墮齒槁。』到了四十歲時，腎氣虛衰了，頭髮也開始脫落，牙齒也變得枯槁，沒有光澤了。『六八，陽氣衰竭於上，面焦，髮鬢斑白。』到了四十八歲時，上面的陽氣虛了，臉也出現了皺紋，頭髮也開始變白。

『七八，肝氣衰，筋不能動，天癸竭，精少，腎藏衰，形體皆極。』到了五十六歲時，肝氣也不足了，所以活動起來也不靈活了。生長激素和促性腺激素一類的東西分泌減少，精液也少，腎所藏的精氣也虛衰了。從形體上看，也都到了衰老的地步。『八八，則齒髮去。』到了六十四歲時，牙齒也掉了，頭髮也脫了。」

「哎呀，伯伯，人的一生就這麼快嗎？」李超很是感慨。

「所以爺爺才不斷的提醒你歲月催人老呀！」我繼續說：「這都是《黃帝內經》所總結歸納的人的生長規律，**女子以七年為期，男子以八年為期。在這個生長發育和逐漸衰老的過程中，人由少年、青年、壯年到老年，都取決於腎所藏的精氣由弱到強、由盛轉衰**。這就是腎主生長發育和生殖的過程。這些話裡還涉及腎和骨骼的關係、腎和頭髮的關係。這就是『腎藏精』、腎主生長發育和生殖的出處。」

「伯伯，腎所藏的精氣是從什麼地方來的呢？」李超問。

我說：「腎所藏的精氣，一部分是接受了五臟六腑的精氣，一部分來自先天，也就是父母的生殖之精。先天之精對人的一生都發揮作用，這類似於我們今天所說的遺傳基因。一個孩子將來長多高、長成什麼樣，他的消化機能會怎麼樣、各個系統的功能如何，與先天和父母的遺傳有一定的關係，這就叫先天之精。但如果你後天不吃飯，沒有後天精華之氣的充養，人早就死了，他的先天之精怎麼發揮作用？所以，先天之精必須接受後天之精的充養。後天之精的產生要靠先天之精的促進，這在中醫學裡叫先天促後天，後天養先天。」

李超說：「伯伯，我就是不明白，一個泌尿系統的腎，怎麼能與生長發育和生殖功能聯繫起來？生長發育和生殖是與內分泌、垂體、性腺有關係的呀。憑空看著它像是大豆，就聯想了這麼多，這也太不可靠了吧？」到底是在美國長大的孩子，敢這樣直接提出質疑。

「中醫所說的腎，包括了垂體、性腺的一部分功能。」張怡娜幫我圓場。

我暫時迴避了李超咄咄逼人的質疑，接著說：「正因為中醫有腎主生長發育和生殖的觀點，所以對小兒發育遲緩和成年人早衰才採取了補腎的方法。比如對於小朋友五遲，就是**站立遲、走路遲、頭髮長得遲、牙齒長得遲、說話遲，中醫治療會用補腎的六味地黃丸**。

「又比如婦女更年期症候群，今天在臨床上叫做圍絕經期（按：亦即更年期）症候群，這階段女性雌激素水準下降，內分泌紊亂，人開始衰老，用補腎的方法就可以減輕更年期症狀，甚至將更年期適當的往後推延。如果說，把人的生長發育和生殖能力，改成了是垂體和性腺的功能，那麼中醫就不知道該怎麼治了，因為中醫有入腎的中藥，有補腎陰、補腎陽的藥，卻沒有補垂體和補性腺的中藥。但是用了這些補腎的中藥後，透過理化檢測，病人的內分泌確實得到了改善，而且臨床症狀也隨之改善。

「某醫院一女醫生，患圍絕經期症候群很長時間，她既不願意用激素治療，擔心對乳房和子宮有不良作用，剛開始也不願意用中藥治療，認為中藥不可能對內分泌發生什麼作用，而且對中藥湯劑的苦味沒有好感。後來全身關節都痛，醫院懷疑是風溼，給她用了較長時間的抗風溼西藥，沒有效果，不得已來找我看。當時她說，每天烘熱汗出、心煩急躁，脾氣怪異，總和家裡人吵架，也和同事吵架，早晨起來手指僵硬，全身關節痠沉疼痛，尤其手指關節疼痛最為明顯。我說：『關節痛也和圍絕經期前後諸症有關，從全身的症狀表現來看，你**既怕冷，又怕熱，這是腎陰腎陽都虛**。為什麼會出現烘熱汗出、心煩急躁、脾氣怪異呢？這是腎陰虛，虛火上炎；出了汗之後，你又覺得冷，這是腎陽虛衰，溫煦失司。我給你用補腎陰、清虛熱、助腎陽、通經絡的中藥，你吃吃看。』這裡全是從腎主生長發育和生殖的角度來辨證用藥的。

「這個病人吃了一週的中藥，病症減輕了一大半，吃了兩週，症狀幾乎都消失，吃了三週，全身包括關節疼痛都緩解了。所以從臨床的角度來看，用補腎的方法對於圍絕經期前後諸症的療效非常好。這就說明，腎是主生長發育，以及主生殖。關於腎藏精、腎主生長發育和生殖的觀點，到底應該怎麼理解，我後面還會談到。」

3. 只有一顆腎的人，比較短命？

「關於腎的生理功能，除了主水液代謝、生長發育、生殖外，還有一個功能，就是主納氣。人的正常呼吸有一定的深度，也就是有良好的腹式呼吸。有的人，比如有肺氣腫或肺纖維化的人，呼氣容易，吸氣困難，總是感覺**氣吸不到丹田**，也就是**呼吸表淺**，這是怎麼回事？在中醫裡就把這**叫做腎氣虛，腎不納氣**。怎麼治療這樣的病症？

「中醫用補腎氣、納氣歸根的方法，用了這樣的方法，症狀就會有一定程度的改善。於是就得出了腎主納氣的結論，以致《難經》認為『呼出心與肺，吸入腎與肝』。後世的醫學家也認為，『肺出氣也，腎納氣也，肺為氣之主，腎為氣之本』、『肺為氣之主，腎為氣之根，肺主出氣，腎主納氣，陰陽相交，呼吸乃和，若出納升降失常，斯喘作焉』。我們今天在臨床上遇到慢性心肺功能不全、肺纖維化一類的病人，呼吸表淺，呼吸困難，常常用到補腎納氣的中藥來治療，有一定的效果。關於腎主納氣的理解，我只能解釋這麼多了。」

李超聽了我的講述，搖搖頭說：「我還是不懂。」

我說：「這沒關係，以後再慢慢思考。」

「我接著要談的是關於腎的生理聯繫。腎在體為骨，也就是說腎和骨骼有關係；其華在發，就是腎氣的盛衰在頭髮上可以顯現；開竅於耳和二陰，『二陰』指的就是前陰和後陰。」

頭髮稀疏、骨骼發育不良，小心是腎虛

「腎為什麼可以與骨骼有聯繫呢？」李超問。

我說：「腎生精，精生髓，髓養骨，所以腎就與骨骼聯繫起來了。有意思的是，先天性腎病的孩子都有骨骼發育不良，而骨折的病人用補腎藥會癒合很快。有一次，我接到一個老朋友的電話，他說摔倒了，腳骨折，用石膏固定幾個月了，到醫院去複查，骨折一點也沒癒合。因為是老朋友，我很了解他的身體狀況，知道骨折癒合緩慢的原因是由於腎虛。所以，我給他開了補腎的藥。吃了幾個星期後，他再拍X光（X-ray），骨痂已經開始形成，不久骨折就癒合了。在治療骨折時，加用補腎的中藥，真的可以加快癒合。

「腎和頭髮是什麼關係呢？髮為血之餘，因為頭髮是血的餘氣所化生的。而腎藏精，精血互化互生，也就是說精生血，血化精。所以，**頭髮的榮枯在一定程度上可以反映腎氣的盛衰**。如果兒童在生長發育的過程中，頭髮稀疏、乾枯，中醫常常用補腎養血的方法來調養。成年以後頭髮早禿，也可用補腎的方法來治療。不過，脫髮的原因也是各式各樣，比如遺傳、心理情緒因素等，也還需要具體分析問題，不能一概而論。

「按照李超所說的話，口腔是脾的天窗，那麼耳朵就是腎的天窗，也就是說，腎在竅為耳，腎開竅於耳。**老人聽力下降是腎氣虛衰的表現**。對腎有毒害的某些藥物，如某些抗生素，對聽神經（耳蝸神經）同時也有毒害。美國有人做實驗，在動物胚胎的早期種植上，成年動物的腎細胞能很快誘發胚胎耳泡（按：脊椎動物內耳的原基）的發生。所以他們很好奇，腎的細胞怎麼和耳

泡的生長有關係？這都值得進一步研究。遠在兩千多年前，中國古代並沒有現代科技，可是能精準的把腎與耳朵，把腎與聽神經聯繫了起來，我們不得不感嘆古人的智慧。

「關於腎與前陰的關係……」李超說：「這個好理解，前陰的功能一是排尿，二是生殖，排尿當然和腎有關係，我們前面已經說過，腎陰虛和腎陽虛都會導致排尿障礙。腎主生殖，所以生殖功能也和腎有密切關係。」

我接著說：「**男性的陽痿、遺精、精子品質差，大多從腎論治。女性的月經紊亂、性冷淡、不育、閨絕經期前後諸症，也多從腎來論治。**」

「可是，腎與後陰的關係我就不明白了。後陰就是直腸、肛門，應該和脾胃有關係，因為它是消化系統的末端。」李超說。

我說：「後陰是直腸和肛門，自然與消化系統有關，因為它本身就是消化系統的一部分。但任何一個局部器官，都可能受多個系統的支配。比如腎陽虛的病人，由於脾陽失去了腎陽的幫助，脾陽也就虛了，就會出現拉肚子，而且拉的都是消化不了的食物。這在中醫學裡叫『腎陽虛衰，火不暖土，腐熟無權』。中醫把腎中的陽氣當作煮飯用的火，把脾胃當作煮飯用的鍋，當鍋底下的火焰不足時，鍋裡放上米和水是煮不熟飯的。所以，當脾腎陽虛時，拉肚子拉出的都是消化不了的食物。這在《傷寒論》裡叫『少陰下利』，少陰就是腎，少陰下利的特點就是下利清穀，完穀不化。用溫補腎陽的四逆湯一類方劑來治療，就有很好的效果。

「從這個角度來看，能說腎與後陰沒有關係嗎？還有一些**年高體弱的老人出現便祕，就屬於腎陽虛衰，會出現陽虛冷祕的現象**。也就是說腎中陽氣不足，溫度太低，水被凍住成冰，於是就停滯了，當然這只是一種比喻。

「對於這種陽虛冷祕，中醫採用溫腎陽的方法來治療。腎陰不足，滋潤的功能低下，腸道失去了滋潤，也會造成大便祕結，這種情況就要用養腎陰的方法來治療。」

李超說：「伯伯，我明白了，原來這些理論都是從臨床實際中推導出來的。」

「我現在回答你前面的質疑。其實我自己也知道，看到腎臟像一個大豆的種子，就聯想到腎主生長發育和主生殖，這樣的推理靠不住。到底古人是怎樣得出腎主生長發育和生殖結論的，我覺得這還是個謎。二〇〇七年秋天，一位住在美國的朋友發了一封電子郵件給我。」

「那個住在紐澤西州的女性朋友，發來一封電子郵件說，在美國緬因州，就是Maine，有一個叫夏伊洛．皮平（Shiloh Pepin）的孩子，患有罕見的『美人魚症候群[1]』，生下來兩條腿就黏連在一起，兩隻腳的骨骼融合在一塊。她沒有膀胱和尿道，沒有子宮和陰道，也沒有直腸和肛門，只有一個殘缺不全、大約四分之一的腎臟。醫生預計她出生後最多只能存活兩、三天，但是她的父母沒有放棄。她母親後來說，皮平的確是個堅強樂觀的孩子，她依靠體內僅有的一小塊腎奇蹟般的活著。為盡量延長她的生命，父母帶她接受了各種治療，七歲多時，她已經經歷了一百五十多次手術，包括重建內臟器官手術和兩次腎臟移植手術。她每天還要服用大量的藥物，包括與生長發育有關的激素類藥物。這個小女孩一直堅持與病魔鬥爭，並且每天坐著小滑車去上學。在學校裡，老師和學生們都非常喜歡她，她的頑強和堅毅、樂觀和開朗，使她成為許多孩子學習的榜樣，甚至成為許多孩子崇拜的偶像。她用自己的頑強，打破了醫生只能存活兩、三天的預言。

「我的這位美國的女性朋友，也學過中醫，年輕時去了美國，但在美國沒有從事中醫的工作，而是從事電腦軟體開發，現在是一位軟體工程師。她在電子郵件中說，這個女孩腎發育不全，結果就出現了子宮、陰道、膀胱、尿道、結腸和肛門的發育不全，出現了下肢骨骼的畸形融合。這和中醫所說的腎開竅於前後二陰、腎主生長發育和生殖、腎主骨等，好像有密切的關係。為什麼會是這樣一組器官的缺失或畸形？這都是《黃帝內經》裡所提到的與腎有密切關聯的一組器官呀！

「我接到這封電子郵件後，思考了很久，這些器官之間到底有什麼樣的內在聯繫？現代醫學和現代自然科學對這些器官的同時缺少或者畸形，是否已經搞清楚，是哪一組或者哪幾組基因片段出了問題？這些器官在胚胎發育的過程中，到底有什麼樣的內在聯繫？《黃帝內經》早就把它們聯繫在一起了，統一在『腎』的系統中。古人是怎樣得出這個結論的？如果我們今天能找到古人得出這個結論的方法，會不會對生命科學的研究大有裨益，對當代人類理解中醫、應用中醫更有幫助？

「所以我認為，**中醫把腎與生長發育、生殖聯繫在一起**，不應當像我前面和你們講的那樣，簡單的看到腎像一個大豆，就聯想推理出來一種假設的結論，一定有我們現代科技還沒有認識到的內在聯繫，而古人已經找到了這種聯繫。我之所以那樣推理，只是試著把時代還原到比較原始

---

1 一種非常罕見的先天性缺陷，兩條腿融合在一起，看起來像美人魚。在大約十萬個新生兒中會有一例，發病率和連體嬰相當。

的時候，推理原始人類可能會怎樣思考問題。」

在二〇一一年一月，我又去了美國加州講學交流，那個住在新澤西州（State of New Jersey）的朋友打電話和我聊天，我順便問她，有沒有皮平的消息。她沉痛的告訴我，皮平在堅強樂觀的生存了十年後，在二〇一〇年十月二十三日，因肺部感染去世了。她還告訴我，網路上有皮平活著時候的影片流傳，而且還有人把解說做了中文配音。

我當年繼續和李超、張怡娜討論腎的生理聯繫。

我說：「我們曾談到『腎在液為唾』，也就是說口腔中分泌的唾液，其清稀的部分叫『涎』，屬脾所主，其黏稠的部分叫『唾』，屬腎所主，清稀部分是脾的津液所化，黏稠部分是腎的精氣所化。因此練習叩齒、攪海、吞津液，既養了脾陰，也養了腎陰，好好練習下去，這是一個很好的養生保健方法。」

「伯伯，五臟都與精神情志有關係，脾和思有關，腎和什麼有關呢？」李超提新的問題。

我說：「腎和恐有關係，這就是『腎在志為恐』、『恐傷腎』，也是我要講的、和腎有關的最後一個問題。」

4. 恐傷腎，九〇%的病都是「驚」出來的

「《黃帝內經》告訴我們，腎在志為恐、恐則氣下、恐傷腎，突然遇到驚恐，可以導致人體的氣下陷，突然遇到驚恐，或者長期受到驚恐的干擾，可能會影響腎的正常生理功能，甚至可以影響到生長發育和生殖功能。

「一九七〇年代到一九八〇年代，北京周邊並不像現在這麼繁華。某大學的周圍還是一片樹林和農田，距公共汽車站一千多公尺。一天晚上，該校兩個女生到市中心看京劇，京劇演出散場通常比較晚，她們坐著末班車回校。下車後穿過樹林時，突然從樹林裡竄出一個蒙面人，手裡拿著一把長長的水果刀。其中一個女孩子看到這種情況，嚇得『媽呀』一聲，癱坐在地上，頓時大小便失禁。這就是『恐則氣下』，由於氣下陷，導致二便失禁。

「另外一個女生對這個蒙面人說：『大哥！大哥！你是要錢還是要人？如果要錢，你千萬不要碰她，她沒有帶錢，錢都在我這裡。』說著從口袋裡掏出錢包，扔給了那個蒙面人。

「那個蒙面人用一隻手接到錢包，狠狠的說：『我還要人。』這個女生說：『大哥，這個地方到處是土，我租住的宿舍就在我們學校大門口的東邊，你要真的有興趣，就到我的宿舍去，那裡只有我一個人。』說著女生走近這個蒙面人，用手攬住了他的腰。

「這個蒙面人感到非常意外，這個女孩子怎麼這麼大膽，於是兩個人就慢慢的一直往學校門

口的那個方向走。因為他們現在的位置是在學校門口的西邊，要到女孩住的地方，必須路過學校門口。剛走到學校門口，學校的保安巡邏隊走出了門外，這個女生大喊一聲，同時用了一個擒拿手法，就把這個蒙面人按在地上，幾個保安過來就把這個傢伙抓住了。

「後來我問這個學生：『妳怎麼那麼大膽？』她說：『我剛開始也害怕，可是我發現，這個蒙面人拿著刀的手直打顫，當我扔錢包過去的時候，他幾乎沒有接住，當我用胳膊攬住他腰的時候，他的整個身子都在顫。我知道，他其實比我還緊張害怕，所以我就冷靜下來，不再害怕了。我開始想辦法抓住他，不要使他再害別人。於是就先用話穩住他，要他到我的宿舍。其實我的宿舍在學校裡，並不在大門口東邊，當走到學校門口時，聽到有保安的腳步，我就把他反摔了。』

「我後來才知道，這個女孩子是這所學校的特招生，她在中學時，曾經獲得全國青少年武術比賽的冠軍。為什麼她開始害怕，後來又逐漸冷靜下來了呢？這叫『**思勝恐**』，她透過思考，看見這個蒙面人比她還害怕，所以她自己的膽子就壯起來了。更何況她有一身武功，還沒有在實戰中施展過，當時頗有一點試試自己的功夫有沒有用的想法。

「思，屬於脾所主，在五行中屬土。恐，與腎相關，在五行中屬水。土可以剋水，所以清醒冷靜的思考可以戰勝盲目的恐懼。」

「伯伯，這段話我不懂。」李超說。

我說：「我還沒有和你們討論五行，不懂沒有關係。」

「你說的這個故事是真的嗎？她現在有多大了？」李超還是放心不下這個勇敢的女孩。

我說：「當然是真的，這個學生後來留校工作，偶爾也來找我看病，這是她真實的經歷，當年在北京的大學裡傳為佳話，她現在五十多歲了。

「還有一個與恐傷腎有關的例子。我第一次去臺灣講學交流，是在一九九八年的年末，那個時候兩岸的交流還不普遍，臺灣人看到中國來的人，都很好奇。所以那次去交流，我結識了很多臺灣朋友，直到現在，那些朋友中還有不少人和我保持著聯繫。」

九二一大地震後，雞被嚇到無法下蛋

「一九九九年的九月二十一日凌晨約一點四十七分，臺灣發生了強烈地震。二〇〇〇年的夏季，也就是地震後快一年的時候，我應長庚大學的邀請到那裡講學。一到長庚大學，以前認識的朋友紛紛到我住的桃園縣龜山鄉，問我還想去哪裡玩。我說，我想去靠近地震中心的地方看看，看看那裡的山川地貌到底發生了什麼樣的變化。後來，他們把我帶到了臺中縣東勢鄉（按：當時死亡人數最多）的山裡，告訴我這個地方是地震時災情最重的地方。我說我要在這裡住一夜。他們說，這裡沒有旅館。他們給我找了一座純木頭搭建的民房，是上下兩層。就在這天夜裡，這家房東問我一件事情，她說九二一地震前一個月，她們家買了一群土雞，在家裡飼養。到地震的時候，這些雞都是半大雞，可是到現在，地震都快一年了，這些雞都沒有長大，也沒有一隻下蛋，這是怎麼回事？

「我當時不假思索的回答：『恐傷腎，腎主生長發育，腎主生殖。你們這個地方原來三面是河，河的對面是山，地震的時候山都滑坡了，把河都填沒了，這些雞哪裡經歷過這樣地動山搖、山川移位的驚恐啊，牠們都是未成年的雞，膽子本來就小，所以都被嚇壞了。因此牠們就再也長不大，也不能下蛋了。』

「房東說：『既然這樣，我就給你殺幾隻吃吧。』我說：『千萬不要殺牠們，你好好養著，如果可能的話，餵一些六味地黃丸給牠們補補腎，看看能不能繼續長大和下蛋。』

「等我再去臺灣時，已經是二〇〇四年了，見到那些老朋友，我第一句話就問：『那群雞怎麼樣了？』他們告訴我，雞都已經到他們的肚子裡了。『你們餵六味地黃丸了嗎？』『沒有，你寄來的六味地黃丸被我們自己吃了。』我想，地震後未成年的雞不再繼續發育，這也許是偶然的情況，或者是巧合吧。

「有一天，在北京的家裡，我在書房看書，太太在廳裡突然喊我：『快來看，快來看！』我到廳裡一看，電視裡正在播美國佛羅里達州的龍捲風把豬場的一群小豬捲到了空中的新聞。主播說，人們仰望高空，一群小豬在空中飛舞，於是把牠們叫做『飛豬』。然後接著說，這些小豬被捲到了幾千公尺之外的地方，落地之後有很多並沒有摔死，當地居民把這些豬收集起來，陸續送回到原來的養豬場，可是從此以後，一件奇怪的事情發生了，這些豬沒有一隻繼續長個子，也沒有一隻發情生小豬。

「你們想想，豬世世代代都在地上行走，哪裡有過在天上飛的經歷啊？在牠們的遺傳基因裡，從來就沒有過飛的感覺，所以牠們都被嚇壞了，更何況牠們都是未成年的豬啊！這樣的大驚卒恐，傷了腎，影響了牠們一生的生長發育，也影響了牠們的生育能力。」

「你這說的都是動物，人是很聰明的，能夠思考化解恐懼，人會有這種情況嗎？」李超問。

恐傷腎，二十六歲的女孩還沒有初經

我說：「我也遇到過人發生這種情況。有一天，一位從西安來的婦女，帶著一個看上去也就是十二、十三歲的小女孩，到我門診看病，這個孩子身高不足一百五十公分，胸前平平的，還沒有發育。可是，當我問她年齡時，這個女孩竟然告訴我，她二十六歲了。我非常吃驚，以為沒有聽清楚，又問了一遍，她還是說二十六歲。我接著問：『妳月經來過嗎？』她媽媽說：『就是因為這個孩子到現在從來沒有來過月經，才來找你看病的啊。』我說：『孩子，妳先出去一下，我和妳媽媽談談。』

「孩子出去了，我問她媽媽：『這個孩子小時候是妳帶的嗎？』就這麼一句話，她的媽媽潸然淚下，泣不成聲。她媽媽告訴我：『郝醫生，我是一個演員，年輕的時候為了拍電影，到處奔波，生下她以後，根本沒有時間帶，也沒有能力帶，就把她放到農村的一個遠房親戚家裡，有時半年去看她一次，有時一年去看她一次，每次看的時候，孩子的身上都是青一塊、紫一塊的。

「親戚說，孩子太皮了，都是自己摔的、碰的。孩子和我們很生疏，見了我們什麼話都不敢說。快六歲時，要上小學了，我們把她接回西安，發現這個孩子膽子特別小，一根筷子掉在地上都會嚇一跳，而且夜裡經常做噩夢，被驚醒。孩子慢慢和我們熟了，才講出來，原來那是一個暴力家庭，那兩人經常打架，一打架就動擀麵棍、菜刀，天天把孩子嚇得哭，甚至有時候把他們的怒火發洩在孩子身上，擰孩子、掐孩子。所以孩子幼年時，在這樣恐怖的家庭中生活，心理和身體發育都受到了影響，接回西安這麼多年來，除了個子有長高一點外，其他方面就沒有看到她的發育，也從來沒有來過月經。』

「聽完這個孩子媽媽的講述，我意識到，這應當是一個恐傷腎，腎主生長發育、腎主生殖的功能受到影響的案例，而且就發生在我們人類身上。我雖然給她開了補腎的藥，但是我知道，她早已經超過了正常發育的年齡，很可能無濟於事。」

「老師，她回來複診過嗎？」張怡娜問。

我說：「沒有，當時我就坦率的告訴她媽媽說，我沒有辦法再幫助她，不要再來找我了，看看西醫有沒有辦法。他媽媽說，西醫也早就看過了，吃了幾年的藥，也都沒有效果。我在跟你們講這件事情的時候，心情依然十分沉重。

「這就是《黃帝內經》中的『恐傷腎』。我還想說的是，《黃帝內經》有了恐傷腎的說法，也有了腎主生長發育和腎主生殖的『定律』，我們能不能運用現代科技方法來實證？驚恐恐懼的情緒反應，究竟是如何對動物和人造成這麼大的傷害？我們現代的科技水準達到這個能力了嗎？如果沒有這個能力，我們又應當如何對待《黃帝內經》中許許多多類似的定律呢？」

我講完了，李超和張怡娜都久久沒有說話，他們可能還沉浸在對西安女孩的惋惜之中，或者沉浸在對「恐傷腎」實質證驗方法的思考之中。

我說：「今天就到這裡吧，你們回去整理一下自己的思路，過一、兩天，我們繼續討論。」

第七章

《傷寒論》很早就寫，對抗病毒七天就會好

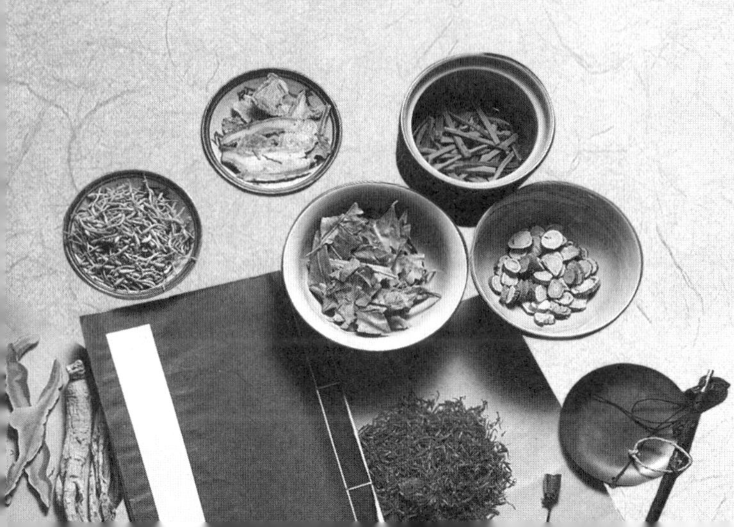

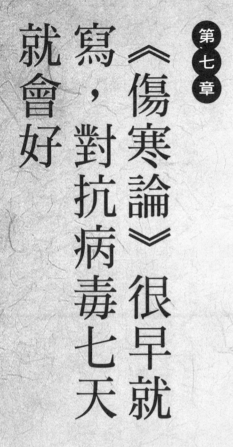

1.《黃帝內經》裡的生命起源

按照原來的計畫，李超和張怡娜今天應當去延慶的龍慶峽，沒有想到一大早，李超就打電話說：「伯伯，我來北京都快三個星期了，再一個多星期就要回美國了，可是我對中醫的疑惑越來越多，問題也越來越多，今天我不想出去玩了，因為很多問題想不通，我就睡不著覺，你能不能給我們加一些課？」

我只好放下手邊的事，把他們約到了工作室。

李超一見面就說：「你講過了脾胃和腎，我和怡娜姐姐討論了很久，看來中醫的臟腑不是以解剖結構為區隔的，而是以功能範圍為區隔的。比如，把人體的水液代謝的一部分功能、生長發育功能和生殖功能都歸屬於腎。」

我說：「基本上，可以這樣說沒錯。」

「可是我就是不明白，為什麼脾和胃、腎和膀胱等，一個臟、一個腑要搭配起來，叫相表裡。為什麼是五臟而不是七臟、八臟，為什麼一個內臟要和形體、五官、五液、情感情緒聯繫起來？怡娜姐姐找了一本中文的《中醫基礎》給我看，可是我認識不了幾個漢字，看不懂。姐姐又幫我找了一本英文的，裡面的單詞我都認識，可是不看還好，看了更不懂了。」李超說。

「李超，你今天提的問題，涉及中醫研究的基本思路和基本方法，也是中醫入門最為重要的。我原本打算和你討論完臟腑以後再討論這些，既然你今天迫切的想知道，我就先跟你談談，這樣也許有利於你理解。」

「好呀！」李超顯得很興奮，「我們就先談談《黃帝內經》怎麼看待生命的起源吧。」

「《黃帝內經》是研究人的健康長壽問題和疾病的預防診斷與治療的，一定會涉及生命起源的問題。《黃帝內經》認為，人和萬物都是天地大自然所化生的，天地為人的父母。

「《素問．寶命全形論》裡說：『夫人生於地，懸命於天，天地合氣，命之曰人。人能應四時者，天地為之父母』、『人以天地之氣生，四時之法成』。

「意思是說，人是地面上所化生的，但是在生命形成的過程中，與整個宇宙和日月星辰天體的運行，密切相關。天之氣和地之氣結合起來，就形成了人。人之所以能夠適應自然界一年四季寒來暑往的變化，就是因為天地是人類的父母。人是以天地之氣化生的，是遵循四季春生夏長秋收冬藏的規律化生的。也就是說，人類和地球上的萬物都是大自然的子女。我們平常說的『龍生龍，鳳生鳳，老鼠的兒子會打洞』，正是在強調遺傳基因的決定作用。」

李超說：「我聽過這句話。伯伯，我們人類和萬物既然是大自然的子女，大自然給了我們什麼樣的遺傳基因呢？」

我說：「你是學現代自然科學的，我就從現代自然科學說起吧。現代自然科學認為，構成宇宙的是物質、能量和資訊，我也從這三個要素來談人與自然的關係。」

2. 晝夜節律與七日節律

「從物質構成的角度來說，我們與大自然是什麼關係？我們**人體是由多種元素構成的，如矽、氧、氫、碳、氮等都來自地球的地殼，甚至我們血液中各種電解質的含量比例，與海水中主要電解質的含量比例都是接近的。**

「過去有一種特殊的心肌病，好發於年輕的女孩，發病後常常迅速導致心律不整、心力衰竭，死亡率很高。因為這種病最先是在中國黑龍江省克山縣發現的，於是醫學界把它命名為『克山病』。後來研究發現，病區的土壤、水和糧食中缺乏微量元素硒、鉬、鎂等，從而干擾了心肌的代謝，引起心肌損傷而得病。知道了這個原因以後，人們在這個地區銷售的鹽和食物中加硒等，這個病的發病率就戲劇般的降低了，即使發病，病情也很輕。有的地方，甲狀腺腫大、亢進，調查後才知道，原來是那個地方的水中缺少碘，所以在當地銷售的食鹽中加碘以後，甲狀腺腫大的發病率也就明顯降低了。

什麼是時間節律？

「人類是地球上化生的，從物質構成的角度來看，我們與地球、與我們的生態環境物質構成密切相關。從能量代謝來看，我們吸進氧氣，呼出二氧化碳，這是透過物質交換的方式和大自然交換能量。我們吃的食物和我們的排泄物，也是透過物質交換的方式，與大自然交換能量。所以養生要注意保護環境，環境破壞了，元素失衡了，空氣汙染了，人類自身的健康就要受到影響。我們的健康與環境息息相關。從資訊活動的時間節律來看，人體的生理活動和病理變化有晝夜節律、七日節律、月節律、四季節律、年節律等。」

「什麼叫時間節律？」李超問。

「就是有節奏的時間規律。」我繼續說：「有些病上午輕、下午重，到了晚上更重。我曾經遇到一個帕金森氏症（Parkinson's disease）的患者，他每天晚上六點到九點鐘發作加重，這段時間就是他的魔鬼時間，每到這段時間便會上肢抖動，甚至全身顫抖，吃飯連筷子都拿不住。有些病人發燒，上午低、下午高。當然也有晨重夜輕的病，比如抑鬱症的病人，常常是晨重夜輕，早上一醒就心情鬱悶、全身疲懶、重度乏力。可是一到傍晚，太陽一落山，他全身輕鬆了，心情也好一點，可以下床做飯了，甚至可以很有精神的去處理複雜的腦力工作，早晨和傍晚就像兩個人。這都是晝夜節律的展現。」

「伯伯，這是怎麼回事？」李超問。

「我們現在來講天人相應、晝夜節律，先不談抑鬱症的病人為什麼會有晨重夜輕的現象，好不好？」

「哼！又打岔！」張怡娜衝著李超嘟囔著。

我繼續說：「其實，我們的呼吸、血壓、心律，我們的內分泌活動、胃腸蠕動、消化機能，都有晝夜節律，很多人都是早上起來排大便，這不就是消化系統晝夜節律的表現嗎？」

「我在美國也是早上六、七點鐘排便，剛來北京的那些日子經常拉肚子，節律就亂了，就不拉了，變成每天晚上十點到十一點大便。」

「我一直沒有問你住在美國什麼地方。」

「小的時候和爺爺住在美國中部的丹佛。」

「老師，就是丹佛，在科羅拉多州（State of Colorado）。」張怡娜說。

「後來父母到加利福尼亞州（State of California）的灣區工作，我也為了上大學方便，就搬到了舊金山南邊的一個小城。」

張怡娜說：「那就是舊金山。」

我說：「舊金山我去過，那裡是美國太平洋時間，平時與北京的時差是十六個小時，現在是夏令時間，和北京時差十五個小時，那裡的早上七點相當於北京時間晚上十點，所以你在北京晚上十點解大便，還是美國西部太平洋時間早上七點。」

「可是過了幾天後，逐漸推遲，現在也差不多是北京早上六、七點鐘了。」李超補充說。

我說：「這說明你的消化系統也在調時差。」

「天啊！只聽說過睡眠問題要調時差，原來消化系統的活動也有時差問題呀！」張怡娜有點吃驚。

我說：「全身各個系統都要調時差，所以養生就要注意遵循晝夜規律，盡可能做到夜息晝出，睡眠、工作與大自然同步。」

「我的很多同學晚上不睡覺，上午不起床，都是不利於健康的習慣吧？」李超問。

「短時間問題不大，長此以往就會有問題。你們美國就有人研究過，長期陰陽顛倒的人，壽命會短。中醫講脈象有四季的變化，春弦、夏洪、秋毛、冬石，也反映了四季節律。四季節律的疊加就是年節律。女性卵巢的活動是月節律，每月來一次月經，排一次卵。許多生理病理現象還存在著七日節律。

「在《傷寒論》中，張仲景說過這樣一句話，他說：『太陽病，頭痛至七日以上而自愈（癒）者，以行其經盡故也。』意思是說，對於某種外感病，比如病毒性感冒，頭痛、發燒、怕冷，沒有汗，甚至有點輕度的咳嗽、喘，如果沒有去治療，也沒有發生併發症，**到第七天它就會自己好了**，這是怎麼回事呢？是因為它的自然病程結束了。

「而且張仲景還可以知道，這個病要好的那一天是什麼時段。『太陽病欲解時，從巳至未上。』就是**上午九點到下午三點這段時間，這正是汗出熱退、太陽病自癒最有利的時段**。

感冒、咳嗽，第七天就會好

「現代醫學家也觀察到，在許多傳染病的病程中，存在著七日節律，如傷寒，發病以後第一個星期，發燒一天比一天高，這叫階梯熱。第二個星期和第三個星期，每天持續高燒，有的病人到第三個星期，突然出現腸穿孔、腸出血，於是合併出血性休克，往往導致死亡。有的病人可能到第三個星期時，突然汗出、熱退、脈淨、身涼，病就好了。這就是傷寒的七日節律。

「北京在一九二〇年代、一九三〇年代，傷寒流行，當時有個醫生叫汪逢春，他接診病人以後，會問病人發燒幾天了，看看舌象、脈象，就告訴病人，每天要吃他開的一服藥。而在飲食上，要特別注意不能吃任何富含纖維素的食物，雞鴨魚肉蛋也要絕對禁忌，每天只能喝煮得稀爛的粥，頂多吃一點剁得非常細碎的鹹菜末，並告訴病人，按照他的要求服藥和飲食調理，大約會在哪一天退燒。

「那個時候，傷寒的死亡率很高，很多病人和家屬對汪醫生的預測都感到非常驚奇，於是他們就嚴格遵照汪先生的醫囑。而事實也證明，汪醫生的預測非常準確，前後不差一、兩天，病人就大致痊癒了。

「今天許多人看到汪醫生當年開的那些方子，都很納悶，這些方子藥味不多、藥量很輕，可以說是平正輕靈，只是疏通氣機、芳香化濁，這能夠對抗傷寒桿菌和副傷寒桿菌（按：兩種都是沙門桿菌）嗎？而且汪醫生手下，幾乎很少有死亡病例。其實是因為汪醫生把握了傷寒的自然病程、時間節律。汪醫生所用的藥，只是保護正氣，防止發生嚴重的併發症。透過嚴格的飲食禁忌，幫助病人不發生腸穿孔、腸出血，避免導致失血性休克而死亡。等它的自然病程結束，這個病自然就好了。這正是醫生把握了病症七日節律的表現。

「今天，在治療白血病所採取的骨髓幹細胞移植過程中，新生白血球出現的時間存在著七日節律；器官移植後劇烈排斥反應發生的高峰時間存在著七日節律……因此，地球上生物體的生理和病理存在著七日節律的現象，是一個普遍存在的事實。」

生理節律以七為基礎：二十一天孵出小雞、二百八十天生出小孩

「還有，我們把雞蛋放在保溫箱裡，二十一天就可以孵出小雞，是三個七日；兔子的懷孕時間是二十八天，是四個七日；貓的懷孕時間是六十三天，是九個七日；老虎的懷孕時間是一百零五天，是十五個七日；人的懷孕時間是二百八十天，是四十個七日。」

「這些時間節律，有人用現代實驗方法證實過嗎？」李超問。

我說：「美國有一個教授叫佛蘭·哈爾伯格（Franz Halberg），一九八二年來我校講課，講的就是他三十多年的研究成果。」

「伯伯，他的英文名字是什麼？在美國哪個大學或醫院工作？」李超很感興趣的問。

我說：「當時我有記錄，可惜多年過去，資料都散失了，你回美國肯定能從網上查到這個人。他的研究方法說來很簡單，但是需要持之以恆。他讓參與實驗的研究對象留下尿液，每次的尿、每天的尿，都留下來，以測試尿液中激素含量的變化，看看有沒有時間節律。結果發現，一般人尿液中激素分泌的含量變化存在晝夜節律，就是二十四小時一個變化週期，也有七日節律。

「在哈爾伯格教授講座的課堂上，我曾經問他：『你認為控制人體內分泌活動的晝夜節律和七日節律的因素是什麼？或者說機制是什麼？』他說：『這個七日節律，動物的內分泌活動也存在著晝夜節律和七日節律，於是我們就做了大量的動物實驗。我們發現，動物松果體（按：脊椎動物的內分泌腺體）、腎上腺皮質的活動都有晝夜節律和七日節律。可是我們把動物的松果體摘除以後，動物的其他分泌腺，仍然具有晝夜節律和七日節律，因此我們認為，松果體不是控制機

體晝夜節律和七日節律的唯一因素。

「我們發現動物腎上腺皮質的分泌具有晝夜節律和七日節律，可是我們把動物的腎上腺皮質摘除以後，動物其他分泌腺的活動仍然具有晝夜節律和七日節律，因此，腎上腺皮質也不是控制生物體內分泌活動晝夜節律和七日節律的唯一因素。所以到目前為止，我只能很遺憾的告訴你，我們沒有在人體內和動物體內找到生理時鐘（按：生物生命活動的內在節律性）所存在的位置，我不知道控制人體和動物體內分泌活動的晝夜節律和七日節律的因素是什麼。』

「當我告訴他中國醫學的經典，在一千八百年前甚至兩千五百年前，就有了人體生理病理的時間節律記載時，哈爾伯格教授反問我：『中國醫學這麼早就提出生理病理的這麼多節律，實在了不起。你認為控制生物體這些時間節律的機制和因素是什麼？』我回答：『天人相應』。

「那個英語翻譯大概沒有翻譯過中醫的內容，他用了大約五分鐘的時間來翻譯或者說解釋這四個字。但是哈爾伯格教授最終還是搖搖腦袋，表示沒有聽懂。

「天人相應的觀點，實際上來自《黃帝內經》。《靈樞．歲露》裡說：『人與天地相參也，與日月相應也。』《靈樞．邪客》裡也說：『人與天地相應者也。』意思都是說，人的生理病理規律，與天地日月相參照、相感應、相對應、相順應、相適應。

「其實，這些節律是天地大自然給我們的生命打上的烙印，或者說是賦予我們的『遺傳基因』。我們的身體和萬物的生理病理活動，為什麼有晝夜節律呢？是因為我們大地母親自轉一週的結果。為什麼會有四季節律和年節律呢？是地球繞太陽一週的結果。

「女性的卵巢活動為什麼會有月節律呢？每月來一次月經，每月有一次排卵，這是因為月球繞地球一週給人打上的烙印。月球對於一顆恆星來說的自轉週期叫恆星月。如果月球上某一點，本來面向著太陽，在經過一段時間後，這一點又回到了原先的位置上，這個週期就稱為恆星月。一個恆星月是二十七．三二二天，或二十七天七小時四十三分十一點五十一秒。月球繞地球公轉，出現月相盈虧的週期，叫朔望月，也叫『太陰月』。從朔到下一次朔，朔就是黑月，或從望到下一次望，望就是滿月，這個時間間隔的長度，叫朔望月。一個朔望月平均有二十九．五三〇五八九天，恆星月的週期對地球上生命的影響不大，而朔望月的週期對地球上生命的影響卻不能忽略。女性的月經週期在二十五天到三十五天內都是正常的，與朔望月的天數相接近，所以叫月節律。

「所以，地球上生物體的生理活動、病理變化，之所以有晝夜節律、月節律、四季節律、年節律，這應當和地球上以及和地球相關的日月星辰運動週期有關。」

「伯伯，到目前為止，你還沒有解釋出現七日節律的機制呢！」李超說。

「七日節律形成的機制是什麼？我也沒有研究透澈，但基本認為，應當和月球的繞地球運動及月相的朔望變化週期有關。由於月相有朔、上弦、望、下弦，也就是黑月、上弦月、滿月和下弦月四個階段的變化，於是就造成了地面上江河湖海的水，**每月有四次強天文潮汐**（按：固體潮汐、海洋潮汐、大氣潮汐的總稱）**現象**。我剛才說過，**一個朔望月的時間是二十九天多一點，把二十九天分成四個階段，每個階段是七天多一點**。這就意味著**在月節律中存在著四個陰陽盛衰消長的節律變化**，於是就導致了地球上的生物體在生理活動和病理變化的過程中，也出現了七日節律。也就是說，七日節律就是朔望月月節律的四分之一。」

「伯伯，你的說法有點什麼強……什麼會來著？」李超有點吞吞吐吐的說。

張怡娜說：「牽強附會。」

「對對！牽強附會！」李超接著張怡娜的話說。

我想李超不是不會說「牽強附會」這個詞，而是不好意思直接把這個詞扣在我的頭上，所以才吞吞吐吐，給我留一點面子。

李超接著說：「晝夜節律和地球自轉同步，四季節律和地球繞太陽運動同步。女人的月經沒有和月相變化同步呀，據說女人來月經的時間都不一樣。還有七日節律也不和月相變化同步呀，沒有聽說過，大家隨著月相的變化同時得某種病，又同時好了。」這個時候，李超又展現了率直的個性，很直率的提出問題。

我說：「從萬有引力的角度來看，月球對個體幾乎沒有影響，對於這個問題，我認為應當從生命誕生和演化的全過程來看待。月球的繞地球運動，導致了地球上江河湖海的週期性潮汐現象，而這種潮汐現象存在著七日節律，我們剛剛已經講過。地球上的生命誕生於海洋，而生命體內的水又占了絕大比例，所以這種由月相變化而導致潮汐節律的資訊，也必然會『遺傳』給地球上所有的生物和人類。於是，所有生物的生理活動和病理變化，也就被月節律和七日節律打上了深深的烙印。不過，這個節律是鑲嵌在遺傳基因裡的，它的開始時間，是從這個事件啟動那一時刻開始計算，比如孵小雞，是從雞蛋放到孵卵箱的那一天開始計算，女性月經是從初潮那一天開始計算，所以表面看起來，月節律、七日節律和月相變化根本不同步，但之所以有這樣的時間節律，還是與月球繞地球運動及月相變化對地球上水的影響有關。」

「伯伯這樣來解釋，似乎可以理解。」李超說。

「地球的自轉和公轉，使人體的生理病理活動出現了晝夜節律、四季節律和年節律；月球的繞地球運動，使人體的生理和病理活動出現了月節律和七日節律。所以，大自然的時間節律控制著人體內生理和病理的時間節律。以上，我們從物質構成、能量代謝、生理活動和病理變化的時間節律，也就是資訊活動週期，闡述了人與自然密不可分的關係，可以說，這些就是大自然賦予人類的遺傳密碼，但是在中醫經典裡，並沒有用物質、能量和資訊這樣的詞彙來談人與自然的關係，只用了一個字，就是『氣』。」

「氣的含義究竟是什麼？對這個問題，我一直困惑。」李超說。

3. 天地萬物皆由氣構成，包括人

我說：「『氣』是什麼意思？真的不容易解釋清楚。氣是物質的，《黃帝內經》認為，構成宇宙的是氣，構成人體的是氣，構成萬事萬物的都是氣，氣又是維持人體生命活動的基本物質。氣是帶有能量的，漢語中的力氣、穀氣（水穀精氣）都帶有能量。說這個小夥子很有力氣，是說他攜帶的能量多，做的功多，做事很靈敏。氣是資訊的載體，病氣是攜帶病理資訊的氣。藥氣是攜帶有治療資訊的氣。用藥敷在某些穴位上，比如用〇．五克當歸粉或丹參粉，放在膠布上，敷貼在內關穴，可以在一定程度上改善冠狀動脈的供血，緩解輕度的心絞痛，你說在內關穴敷一點藥粉，怎麼能調節心臟的供血問題呢？這就是藥氣沿著經脈影響到了心臟的血液循環。寒氣是帶有寒冷資訊的氣，溼氣是帶有水溼資訊的氣。

「以上，我們用物質、能量、資訊構建了人與自然的聯繫，現在把這三個詞換成一個字，就是『氣』字。中醫學用『氣』構建人和自然的聯繫，而陰陽學說是講氣的性質，五行學說是講氣的運動趨向，以及不同趨向之間的關係。可見陰陽學說和五行學說是溝通人與大自然聯繫的紐帶和橋梁，是識天、識地、知人的大道，也就是認識天地規律，認識人體生理、病理活動規律的學說。

「在談陰陽五行之前，我先談談中醫研究問題的方法。」

中醫的整體觀——仰觀天文，俯察地理，中知人事

「那是在二十多年前，一位教藝術體操的女教練來我們醫院看病，經過醫院附小時，決定挑幾個學生作為藝術體操運動員的苗子來培養。她挑了幾個孩子後，請我看看是否可以。我建議對其中一位孩子先做家訪，然後再確定是否入選，因為這些孩子大多是我們大學或者醫院職工的子弟，有的我認識，所以我便帶這位教練去做家訪。當這位教練看到這個孩子的媽媽之後，就決定不再選這個孩子了，因為這個孩子的媽媽身高一百五十公分，腰圍足足有一百二十公分。後來這個孩子長大、結婚，生了一對雙胞胎，而且是龍鳳胎。

有一次，我看到這個孩子的父母推著兩輛推車，帶著一對雙胞胎來晒太陽。喲！又是兩個圓圓的球！我心裡暗暗的想，這真是龍生龍，鳳生鳳！所以，體育教練在少年兒童中選運動員的苗子，一定要做家訪，看看其父母的身體條件、心理素質以及運動技能，這樣就可以大致知道他們的孩子有沒有培養為優秀運動員的潛力。同樣的道理，聲樂教育家在觀察一個少年的演唱天分和音樂潛力時，也要了解其父母的音樂素質。

「正因為中醫學把人類看成是大自然的子女，把天地看成是人類的父母，所以在研究人體的生理、病理時，所採取的方法就是『仰觀天文，俯察地理，中知人事』。《黃帝內經》曾多次提到，作為一個中醫大夫，知識結構應當是『上知天文，下知地理，中知人事』，了解化育人類的環境，才能推知人的生理、病理。

「所以這種研究方法、研究思路，屬於整體研究的方法、整體研究的思路，把人放到化育人

類的整個生態環境中去研究，人與自然是統一的整體。而人體內在的臟腑和外在的官竅也是統一的整體，於是就把五臟、五腑、五體、五官、五液、五志和外在的五方、五季、五音、五色、五穀、五畜、五行等聯繫了起來。中醫的這一觀念，就叫整體觀念。」

李超似乎恍然大悟，說：「啊！原來是這樣，我這才明白，中醫臟腑為什麼聯繫那麼廣泛，可是我們現在的醫學，是把人放到解剖室和生理實驗室裡去研究的。」

我說：「我們既需要宏觀上把握整體規律，又需要微觀上把握局部細節。中醫和現代醫學的研究方法，都是需要的。」

4.「天人合一」是現代中醫才有的說法

「天人相應的思想是中醫的根本思想，《靈樞》上說，『人與天地相參也，與日月相應也』、『人與天地相應者也』，可是《黃帝內經》並沒有說過『天人合一』的話。那麼這句是什麼人提出來的呢？

「中國古代哲學家，如戰國子思、孟子等提出了天人合一的觀念，天人合一是天道和人道合一，自然和人文合一。比如西漢政治家董仲舒《春秋繁露．深察名號》中說『天人之際，合而為一』，南宋朱熹在《語類》中說『天人一物，內外一理，流通貫徹，初無間隔』，是從自然規律的角度闡述天人的關係，強調人和自然的和諧。

「古代的許多知識分子，徜徉於青山綠水之間，吟詩作賦，揮毫潑墨，把自己與大自然融合在一起，去適應自然、順應自然、享受自然，強調人的行為與自然的和諧，這是儒家以至社會學家的一種養生思想，甚至是一種治國方略。從今天來看，這種思想強調人與環境的和諧統一，有其積極的一面，而且和《黃帝內經》中天人相應的思想殊途同歸，有異曲同工之妙。

「《黃帝內經》作為國學典籍之一，與儒家思想互相影響這是肯定的。是醫學家的天人相應思想影響了社會學家的天人合一思想，還是社會學家的天人合一思想影響了醫學家的天人相應思想？這是說不清楚的問題。兩者之間肯定是相互影響、相互滲透，因為都扎根於中華民族文化這塊沃土上。

「但是現在社會上流行著一種說法，說中醫講天人合一。其實在《黃帝內經》裡從來沒有說過天人合一的話，因為天地是父母，人類是子女，父母和子女能合一嗎？《黃帝內經》裡講的只是『天人相應』。但是今天不少人寫的中醫書裡，都說天人合一是中醫的特點，我只能是說，這是現代中醫的說法。

「後來社會學家的天人合一觀念，有一個支流，發展為天人感應，認為天能干預人事，人的行為也能感應上天，自然界的災害表示天對領導者、統治者和人類的譴責。自然界的祥瑞，風調雨順，表示天對領導者、統治者和人類的嘉獎。而某些行政措施，人類的某些行為和宗教儀式，如多做善事、多祈禱、多燒香，也能感動上天，促使上天改變原來的安排，這就叫『天人感應』。天人感應後來成為建立封建神學體系的基礎理論，這就步入了神祕主義的歧路。

「**《黃帝內經》裡既沒有天人合一的話，更沒有天人感應的思想。講的是『天人相應』，即人與自然之間相對應、相順應、相適應**，於是在中醫學裡，就有了這樣的比喻：天有陰陽，人有臟腑；天有四季，人有四肢；天有五行，人有五臟；地有江河，人有經絡……。」

「伯伯，我似乎明白了，為什麼臟和腑相配，為什麼是五臟系統，這都應當與陰陽五行的觀點有關，陰陽五行到底是什麼東西呀，科技發展到現代的水準，這些東西還有用嗎？」李超問。

我說：「這些問題，我們將在下面討論。我要你記住的是，『仰觀天文，俯察地理，中知人事』，是中醫研究問題的基本方法。」

「記住了！記住了！」李超一邊點頭，一邊說。

第八章

陰陽是化育生命的本源

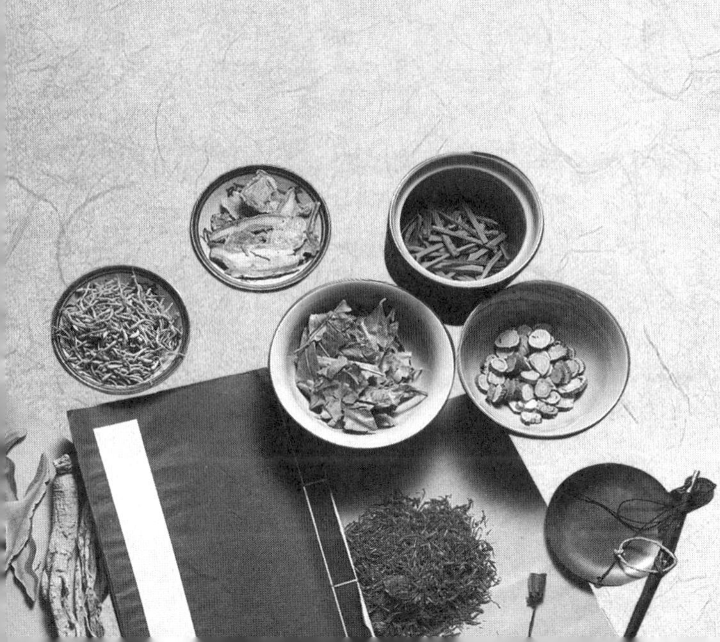

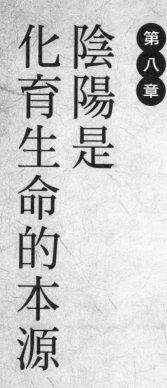

1. 沒有陰陽，就沒有生命

「我一直以為陰陽五行是很神祕，或者是帶有一些迷信的東西，算命的、看風水的，都講陰陽五行，中醫也講陰陽五行，中醫和算命看風水不就是同一類的……同一類的東西嗎？」這次討論，李超一開始就提出了很尖銳的問題。

我說：「中醫學中的陰陽五行，講的是自然規律、化育生命的本源。我沒有研究過占卜算命和堪輿風水中的陰陽五行，因此沒有資格對這個領域進行評論，我只能談談我對中醫學中陰陽五行學說的理解，先談談陰陽吧。

「對於『陰陽』這兩個字的本義，《說文解字》是這樣解釋的：『陽，高明也。』什麼叫陽？就是山坡高的地方，明亮的地方，能夠被太陽照得到的地方。『陰，暗也，水之南、山之北也。』什麼是陰？陰就是黑暗的地方、太陽晒不著的地方。

「遠古人類沒有書本知識可以學，更沒有今天的大學課堂，可以聽老師的講課，來學習知識。人類就靠大自然賦予人類自身的眼、耳、鼻、舌、身、意，來觀察自然、研究自然、思考自然，探索人與自然的關係。

「我們上一次說過，中醫研究問題的基本方法是『仰觀天文，俯察地理，中知人事』。仰觀天文，天空有太陽；俯察地理，地面有晝夜和四季。白天是明亮、溫暖的，這就是陽；夜間是黑暗的、寒冷的，這就是陰。春夏季節日照時間逐漸延長，氣溫逐漸升高，這就是陽；秋冬季節日照時間逐漸縮短，氣溫逐漸下降，這就是陰。於是地球上就有了陰陽二氣之分。」

「伯伯，陰陽就這麼簡單、這麼直觀？」李超疑惑的問。

我說：「是的，就這麼簡單、這麼直觀。在兩千多年以前，有個知識分子叫董仲舒，在他寫的《春秋繁露》裡寫道：『天地之氣，合而為一，分為陰陽，判為四時……。』什麼叫『天地之氣，合而為一』？我是這麼理解的，天氣就是太陽光和熱的輻射，地氣就是地球的自轉和公轉。當然，在董仲舒那個時代，人們並不知道地球是自轉和繞太陽公轉。那個時候，全世界採用的都是地心說，認為大地是宇宙的中心，日月星辰都在圍繞著大地運動。但這個認知並不影響人們對地面上晝夜和四季變化的觀察。太陽光和熱的輻射、地球的運動，這兩個因素相結合，叫『天地之氣，合而為一』。於是，地面上就有了晝夜之分，就有了春夏秋冬四季之分，有了晝夜和四季的分別，也就有了陰陽的分別。

「地面上陽氣不亢不烈，陰氣不冰不寒，陰陽二氣、消長進退，交互運動，協調穩定，經過幾十億年的氤氳演化，化育了萬紫千紅的生命世界，所以說，陰陽是化育生命的本源，沒有陰陽，就沒有生命。」

2. 任何自然科學，都擺脫不了哲學

「伯伯，你這話說得有點過頭了吧，我以前學過的東西中，從來沒有聽說或者看過『沒有陰陽，就沒有生命』這樣的話。」李超滿臉疑惑的說。

「我過去從來沒有把生命的起源和陰陽聯繫起來過，只覺得陰陽學說中有很多哲學的味道。」李超還是沒有完全理解我的意思。

我說：「從這個角度來說，**《黃帝內經》中的陰陽，原本不是哲學概念，講的是大自然的規律、化育生命的規律、化育生命的本源**。你看《素問．陰陽應象大論》裡說：『陰陽者，天地之道也，萬物之綱紀，變化之父母，生殺之本始，神明之府也。』陰陽是什麼？陰陽是天地大自然的規律，『道』就是規律的意思。『綱』是什麼？就是漁網的總繩子，抓住這條繩子，這張網就能撒出去，就可以收起來。『紀』是什麼？紀是蠶繭的絲頭，抓住這個絲頭，整個蠶繭的絲都可以抽出來。萬事萬物的綱領是什麼？是陰陽。

「自然界有千變萬化，萬紫千紅的生命和各種事物，這些事物的產生、發展、變化、衰老，根源是什麼？是陰陽。自然界那麼多奧妙莫測的事情，產生的根源是什麼？『府』就是家，就是根源，也是陰陽。《素問．陰陽應象大論》中接著說：『治病必求於本。』意思是說，治病一定要從根本入手。根本是什麼？《素問．生氣通天論》裡說：『生之本，本於陰陽。』生命之本

源，就是源於陰陽。《素問．寶命全形論》裡說：『人生有形，不離陰陽。』人之所以有形體，那是離不開陰陽的，都是陰陽二氣所化生的。」

手心、手背，一面陰、一面陽

「所以陰陽無處不有、無處不在，陰陽在我們的生命中，打上了深深的烙印。你們把手伸出來看看，手心手背都是肉，可是手心手背的皮膚結構一樣嗎？顏色一樣嗎？」

李超和張怡娜同時都把自己的手伸出來，看看手心手背的差別，齊聲說道：「不一樣。」

「為什麼手心手背不一樣？這就是陰陽打上的烙印。肌肉的收縮和舒張、肺的呼和吸、心臟的收縮和舒張、細胞的同化和異化，我們精神狀態的興奮和抑制、覺醒和睡眠，這都是陰陽打上的烙印。所以**陰陽無處不有，陰陽無處不在，沒有陰陽，就不可能有生命**。」

李超和張怡娜呆呆的聽著，他們可能從來沒有想到過，陰陽是化育生命的本源，他們可能一直認為，陰陽就是古代的一個哲學學說，中醫是借用了古代的哲學，才有了中醫的理論。

我接著說：「距今兩億三千萬年到六千五百萬年這段時間，在地球的歷史上叫中生代（Mesozoic），包括了三疊紀、侏羅紀和白堊紀，那個時候，地球上風調雨順，陰陽和諧，植物繁茂。不過，那個時候統治地球的不是人類，而是恐龍。

「牠們大的有幾十公尺長、幾十噸重，小的不到一公尺長、幾十斤（按：中國一斤約五百公克）重，有水裡游的、天上飛的、地上跑的，有吃植物的、有吃動物的，整個地球一派欣欣向榮的景象。

「可是後來恐龍突然滅絕了，對於滅絕的原因，科學家有不同的說法，其中有一種說法是，一顆直徑大約十公里的小行星撞擊了地球，就撞擊在今天墨西哥灣的海底，撞擊發生劇烈的爆炸，導致地面上大量植物的燃燒，大火使地面溫度迅速上升，於是更多的植物枯死、動物燒死。

「同時，爆炸和燃燒後騰起的煙塵，上升到幾千公里的高空，彌漫了整個大氣層，陽光照不到地面上，當地面上爆炸燃燒後的溫度降低以後，緊接著就出現了陰暗冰冷的時期，沒有被火燒掉的植物全部枯萎，吃植物的恐龍沒有了食物，逐漸死亡，食肉的恐龍沒有了食物，也必然隨之死亡。這個統治地球一億三千萬多年的物種，由於地球的陰陽失調，就這樣滅絕了。

「這正像《黃帝內經》裡所說的『陽氣者，若天與日，失其所，則折壽而不彰』，如果地球上沒有了太陽光和熱的輻射，沒有了地球的自轉和公轉，所有的生命就都完結了。我們從這個角度來看陰陽，完全可以認為，陰陽是化育生命的本源，沒有陰陽就沒有生命。」

張怡娜和李超這時不住的點頭，他們終於明白了我的意思。

但張怡娜還是提出了問題：「老師，我記不清是哪位哲人說過，任何一個自然科學家，都擺脫不了哲學的支配。如果我們說，中醫是在古代哲學影響下創立起來的學說，是不是就會顯得比現代的實證醫學更高級、更完美。」

聽了怡娜的話，我心中暗暗慚愧。

我原本是中醫臨床基礎專業的博士生導師，在指導的時候，一直強調《傷寒論》及其臨床應用的學習和研究，忽略了在中醫基礎理論方面的引導，致使她對我在這方面的思考了解很少。

3. 中醫，得從文字、自然現象說起

我說：「和你想法類似的，確實大有人在。大約十八年前，我在法國東部歐洲共同體總部（按：已於二〇〇九年廢止）所在的城市史特拉斯堡（Strasbourg）講課，那是一個古老美麗、恬靜安逸的城市，雖然在法國，但其建築以及民俗有著濃重的德國風格。

「上課的前一天傍晚，翻譯安娜小姐帶來一位風度翩翩的老者，告訴我，這是他們國家著名的哲學家。我心裡想，哲學家來找我幹什麼？那位哲學家一見面，就透過翻譯對我說：『聽說你們用哲學來看病？你們可真大膽！』我說：『我們沒有用哲學看病啊！』這位哲學家從書包裡拿出一本英文的《中醫基礎理論》，翻到一頁，指給我看，說：『這裡說，中醫學是古代醫生把自己的臨床經驗和哲學結合起來的產物。這就是說，你們是用哲學看病的。所以我很好奇，想來聽聽你的課，看看你們是怎麼用哲學來看病。』

「我告訴他：『我們中醫講的是古代的自然科學，中醫的陰陽學說、五行學說研究的是大自然化育生命的規律，它屬於自然科學的範疇，原本不是哲學。只是後來人們把陰陽五行學說和社會知識，以及思維知識結合起來，提升到哲學的地位。說中醫是古代的醫生把自己的臨床經驗和古代哲學相結合的產物，這是當代追捧哲學的一些醫學家或者哲學家的說法。從《黃帝內經》的角度來看，陰陽屬於自然規律、自然現象，因為《黃帝內經》說得很清楚──『生之本，本於陰

陽，陰陽能化育生命，哲學不能化育生命呀。』

「那位被翻譯安娜稱之為著名哲學家的老人，聽了我好幾天的課。在課程結束時，他很高興的說，陰陽五行確實是自然規律，同時也是生命規律，但自然規律和生命規律中，本身就蘊含著深刻的哲學道理。

「前些年，有很多人用『三論』來研究中醫，三論就是資訊理論、控制論、系統論，和後來的『新三論』相比較，也有人把三論叫做『老三論』。還有人用新三論研究中醫，新三論就是耗散結構理論[1]、協同論[2]、突變論。人們發現，中醫中的很多東西，與老三論和新三論的思想及方法不謀而合。而我則是運用了還原法來思考中醫，想到原始社會，在人類剛剛有了語言和文字的時候，在沒有現代這些思維方法和研究方法的時候，人們是怎樣運用眼、耳、鼻、舌、身、意這些感官，去研究自然、研究人、研究人與自然關係的。這樣的思考和推理，也許更能使現代人理解中醫。」

張怡娜高興的說：「老師，我明白了，你為什麼講中醫，要從文字和自然現象講起了。」

「伯伯，陰陽學說到底有些什麼內容呢？」

我說：「這就是我們接下來要討論的問題。」

4. 陰陽的特性：陰靜陽躁

「我們前面說了中醫的陰陽，原本是仰觀天文、俯察地理得來、對自然規律的認識。仰觀天象，天上有太陽光和熱的輻射，俯察地理，地面有晝夜和四季的分別。白天和春夏為陽，夜間和秋冬為陰，就在陽氣不亢不烈、陰氣不冰不寒，而且陰陽消長變化、協調穩定的過程中，才化育了千姿百態的生命世界，所以《黃帝內經》得出的結論是『生之本，本於陰陽』，陰陽是化育生命的本源，沒有陰陽就沒有生命。就連現代自然科學家到地球外尋找生命，也還是要看看那個星球上，是不是具備陰陽二氣交互變化的基本條件。」

「伯伯，只不過現代科學家沒有用『陰陽』這樣的詞，而用了適居帶[3]的溫度區段，是不是可以這樣說。」李超好像是明白了陰陽究竟是什麼。

我說：「就是這個意思。既然知道陰陽是化育生命本源，自然就會推導出來，所有的生命都被打上陰陽的烙印，也就是說萬事萬物都有陰陽。所以中醫用陰陽來解釋萬物的生成，解釋人體的生理活動和病理變化，也就順理成章了。這就像《素問．陰陽離合論》裡所說：『陰陽者，數

---

1 Dissipative structure theory，著重闡明開放系統如何從無序走向有序。
2 Synergy Theory，描述各種系統和運動現象中從無序到有序轉變的共同規律。
3 circumstellar habitable zone，指的是行星系中適合生命存在的區域。

之可十，推之可百，數之可千，推之可萬，萬之大不可勝數，然其要一也。』這就提示我們，《黃帝內經》已經把陰陽從太陽的向背、溫度的高低，這樣一個直觀、簡單的概念，擴展到認識和解釋一切事物的一種思維方法。認識到陰陽無處不有、無處不在。『其要一也』，就是指萬事萬物形成和存在的關鍵，都有陰陽的對立和統一。」

「伯伯，這個說法我理解，」李超說：「因為自然界有了陰陽，才化育了萬物，所以萬物都有陰陽。伯伯是不是可以舉一些例子，來說說陰陽各自的特點和性質、陰和陽之間的關係，以及中醫是怎麼利用陰陽解釋萬事萬物的，解釋人的生理和病理變化的？」

「當然可以，先談談陰陽的特性。《素問．陰陽應象大論》是討論陰陽五行學說的頗具權威性的文章，文章曾對陰陽各自的特點或是性質做了這樣的界定：**陰靜陽躁**。陰的特點和性質是什麼？是寧靜、柔潤的；陽的特點和性質是什麼？是躁動、剛強的。我們從而推導出，凡是寧靜、柔潤、寒冷、黑暗、消極的事物，都歸屬為陰。凡是躁動、剛強、溫暖、明亮、積極的事物，都歸屬為陽，可見陰陽是對立的。同時陰陽的劃分又有規定性，你不能把柔潤、寧靜、寒冷、黑暗的事物叫做陽，也不能把剛強、躁動、溫暖、明亮的事物叫做陰。《陰陽應象大論》還怕大家不懂陰陽是怎麼回事，於是又說『水為陰，火為陽。水火者，陰陽之徵兆也』。

「你不明白陰是什麼，就看看水吧，水就是屬陰的，水是寧靜的、向下流的、寒冷的，這就是陰。你不明白陽是什麼，就看看火吧，火就是屬陽的，火是明亮的、上炎的、是發出光和熱的，這就是陽。你看水火的特徵，就可以知道陰陽的特性是什麼了。下面再談談陰陽的關係。」

5. 陰陽有時對立，有時依存

「我們在講陰陽關係的時候，常常要舉例子，所以我們通常很難把陰陽的關係和陰陽的應用完全分開，於是就交叉在一起討論。上面已經說了陰陽是對立的，也就是相對而言，陰陽的劃分又是有規定性的，這已經是在講陰陽的關係了。還要注意的是，陰陽是無限可分的，也就是說**陰或陽的任何一方都可以再分陰陽，以致無窮盡**。這就出現了陰中有陽，陽中有陰。比如白天為陽，夜間為陰；上午為陽中之陽，下午為陽中之陰；前半夜為陰中之陰，後半夜為陰中之陽。

「人體的內外上下無不存在著陰陽對立、統一的兩方面。以部位而言，人體上半部屬陽，下半部屬陰；肌表屬陽，體內屬陰；皮膚屬陽，筋骨屬陰；背為陽，腹為陰，四肢伸側為陽，屈側為陰。」

「伯伯，應當是腹為陽，背為陰，因為腹在前，背在後，前為陽，後為陰呀！」李超打斷我的話說。

張怡娜說：「人類的祖先，先是爬行，後來才直立起來，在爬行的時候，背朝天向陽，所以背為陽；腹朝地為陰，所以腹為陰。」

李超點頭說：「不好意思，我沒有想到這個問題。」

「陰陽中還可以再分陰陽，如《素問．金匱真言論》中說：『背為陽，陽中之陽心也；背為陽，陽中之陰肺也。』這裡說的背，是指人體的上半部，是屬陽的，那麼上半部有哪個臟器呢？有心和肺，**心，屬陽中之陽，肺，屬陽中之陰**。『腹為陰，陰中之陽肝也；腹為陰，陰中之至陰脾也。』那麼肚子屬陰，這是與胸部相比較而言的。在我們的腹部，有肝有脾，肝屬陰中之陽，脾為陰中之至陰，什麼叫『至陰』？就是陰氣盛到了極點。這個問題我們以後還會談到。

「從臟腑的功能特點來說，**肝、心、脾、肺、腎五臟**，其功能特點是貯藏精氣，而不傳送飲食物，因此**主靜而屬陰。膽、胃、小腸、大腸、膀胱、三焦六腑**，其功能特點是傳送和消化飲食物或水液，**故主動，屬陽**。因此在中醫學中，有時候就直接**以陰陽代稱臟腑**。如《靈樞．陰陽清濁》裡說『清者注陰，濁者注陽』，這裡的陰陽即指五臟和六腑而言。清的物質就能注入五臟，濁的物質則注入六腑。

「雖然五臟為陰，六腑為陽，而五臟六腑中任何臟腑都有陰陽。比如我們前面講過的腎，是五臟之一，屬陰，但腎中又有腎陰、腎陽，腎中的陰陽是五臟六腑陰陽的根本。我們討論過的脾也有脾陰、脾陽，胃也有胃陰、胃陽……。」

「老師，《易經》裡的『太極生兩儀，兩儀生四象，四象生八卦，八八六十四卦』，是不是陰陽無限可分的體現？」張怡娜插話說。

我說：「對，《易經》的卦象，是陰陽中再分陰陽，一直分成了六十四卦。」

陰陽無限可分，但有前提

李超說：「好，不過我想起來了，在美國聽到有人說，電腦用的二進位原理，與《易經》有關，看來電腦的二進位，就是一陰一陽無限分下去的東西。」

我說：「可以這樣理解和聯繫。陰陽又相互依存、相互吸納、相互交泰[4]，還相互制約，並可以相互轉化，這都是陰陽兩者之間的關係。」

「什麼是相互依存？」李超問。「這太簡單了，」張怡娜說：「沒有白天就談不到黑夜，沒有寒冷就不知道溫暖，沒有春夏就談不到秋冬，沒有前就談不到後，沒有上就沒有下，沒有升就沒有降……。」

「好好，我知道了！」李超興奮的接著說：「沒有男就沒有女，沒有媽媽就沒有孩子，沒有主人就沒有保母……。」

「停！」我又忍不住笑了，張怡娜也笑了。

李超卻滿頭霧水：「我說得不對嗎？」

我說：「你怎麼犯了和史湘雲的小丫鬟一樣的錯誤？」

「史湘雲？史湘雲是誰？」李超問：「我沒有聽說過這個人。」

張怡娜說：「史湘雲是中國最著名的古典小說《紅樓夢》中的人物。」

---

4 指天地之氣和祥，萬物通泰。也指君臣之意互相溝通，上下同心。

「我不懂中文，沒有看過這本書。」李超有點洩氣的說。

我說：「史湘雲對她的丫鬟講陰陽，講了半天，她的丫鬟說懂了，小姐屬陽，她屬陰。丫鬟說得對嗎？」

「對呀！沒有小姐，要丫鬟幹什麼！」李超還是沒有理解。

我說：「不對！小姐和丫鬟不是同一級別的人，在劃分陰陽時，一定要注意，**對同一級別的相互關聯的事物或現象，才能劃分陰和陽**，小姐和她的丈夫可以劃分陰陽，但不能和丫鬟分陰陽，丫鬟和她的男朋友才可以劃分陰陽。孩子和他父母也不能分陰陽。一隻公狗和一隻母兔能劃分陰陽嗎？一個男人和一隻母猴，能劃分陰陽嗎？」我問李超。

這次輪到李超笑了，而且臉有點泛紅，可能是對自己犯的低級錯誤有點不好意思了吧。

「啊！我明白陰陽相互對立又相互依存的意思了，就是陰和陽都以對方的存在為存在前提，劃分陰陽，必須是對兩個相互關聯的東西，或者是一個東西的兩個方面。」李超說。

這次輪到張怡娜吃驚了：「李超你這句總結得很好呀！」聽到張怡娜的表揚，李超的臉又紅了一遍。

我說：「把你說的話中『東西』兩個字改成事物或現象，就更好了。也就是說，陰陽是對兩個相互關聯的同級別的事物或現象，或者是一個事物或現象的兩個方面的劃分，而不是對任何兩個毫不相關聯的事物或現象的劃分。」

「知道了，知道了！」李超連連點頭。

「我再談談陰陽的相互吸納和相互交泰，《素問．陰陽應象大論》中說：『地氣上為雲，天氣下為雨，雨出地氣，雲出天氣。』這個道理非常淺顯，就是我們看到的自然現象。地陰之氣上升，就變成了雲。地陰之氣為什麼可以上升變成雲？是受了天陽之氣的蒸騰。太陽光照射到地面，使地面的水氣蒸發上升，這就是說地陰之氣上升為雲，需要靠天陽之氣的蒸騰。那麼天上的雲要下降為雨，這靠什麼？天氣下降為雨，這要靠地陰之氣的吸納。沒有地陰之氣的吸納，天氣也不會下降，雲的水氣也不會下降為雨。雲是怎麼回事？雲是靠天陽之氣蒸騰才能夠產生的，所以說『雲出天氣』，而雨是靠地陰之氣吸納才能夠下來的，所以說『雨出地氣』。表面看來，講的是自然界雲雨的變化，實際上是講陰陽二氣之間要相互交泰、相互吸納——天陽在上，但是要下交於地；地陰在下，但是要上交於天。這才能夠陰陽和諧。」

「伯伯，我又不明白了，前面說上升為陽，下降為陰，這裡說陽氣要下交，陰氣要上交，這不就是矛盾的嗎？」李超說。

「陽升陰降是陰陽本身的運動特性，但如果陽升而無制約，陰降而無控制，陰陽不能相互吸納和交泰，必然會陰陽離決。人的陰陽離決就是死亡，大自然的陰陽離決，就是毀滅。你想想，如果大氣層不再受地球的引力吸引，一直上升，最後發散到整個宇宙，地球沒有了大氣層的保護，地球上的生命還能存在嗎？所以陰陽必須相互吸納，陰陽的相互吸納、交泰和制約，講的是陰陽兩者之間的關係。」

「太具有哲理了，」李超說：「怪不得很多人都把陰陽學說看成是中國古代的哲學學說。」

我說：「其實大自然的一切事物都蘊含著深刻的哲理。陰陽原本是自然之道，被後來的哲學家們結合了社會知識和思維知識，提升到哲學的水準。但《黃帝內經》裡的陰陽學說，重點強調的是自然規律，強調的是化育生命的本源。」

「人體中有沒有陰陽相互吸引的現象呢？」李超問。

「當然有，我們前面講到腎，腎在五行中屬於水，我們還沒有講到心，心在五行中屬火。腎在下，心在上。」

「伯伯，我知道你還沒有講五行，以後會講，我聽說過五行。在美國，爸爸遇到一個自稱會算命的人，說我命中缺水，解決的辦法有三個：一是把名字改為李潮，潮水的潮；二是搬到西方或北方去居住或學習，說北方屬水，以水補水，西方屬金，金可以生水；三是在床下經常放一瓶水，不要蓋蓋子。我喜歡爺爺起的李超這個名字，不喜歡李潮這個名字，所以沒有改名字。後來父母在加州工作，非常積極的讓我也搬到加州，是美國的西部，可能和算命人的建議有關。只有一條我做到了，就是經常在床下放一瓶水。」

我這樣治好病人的失眠

我和張怡娜都笑了，我說：「《黃帝內經》裡說的五行，根本不是這麼回事。我現在先不解釋這些問題，以後再講，接著談心腎的問題。心火就是心陽，腎水就是腎陰，心陽心火要下交於腎，助腎陽來溫暖腎水腎陰，使腎水腎陰不寒，腎水腎陰要上奉於心，助心陰來制約心陽心火，使心陽心火不亢。這叫『心腎相交，水火既濟』。處於這樣的狀態，人的興奮和抑制相交替，覺醒和睡眠相交替。清醒的時候，精力充沛，注意力集中，能夠很好的工作和學習；睡眠的時候，

- 黃連 10克
- 黃芩 10克
- 白芍 15克
- 阿膠（烊化）10克
- 雞子黃（分沖）兩枚

圖表 8-1　黃連阿膠湯

安穩香甜，使身心都可以得到充分的休息。」

「如果失眠，是不是就意味著心腎不能相交？」李超問。

我說：「導致失眠的原因是多方面的，有一些病人屬於心腎不交，火水未濟。有位八十歲左右的老太太來看病，說一個多月前，因為得了肺炎、發燒、咳喘住醫院治療。兩週前痊癒出院，可是遺留下一個徹夜失眠的問題，白天昏昏沉沉，夜裡心煩失眠，越睡不著覺，越心煩，越心煩，越睡不著覺。聽到先生睡覺打呼，心裡生氣，掐人家一把，嘴裡還說著『我讓你睡！』把人家掐醒，人家一翻身，又睡了。掐人家也不對啊，她住四合院平房，睡不著就到院子裡溜達。因為是夏季，院子裡的人家都開著窗戶睡，鄰居有打呼的、說夢話的、磨牙的，都睡得很香甜。於是，她就更恨自己怎麼睡不著，越睡不著越煩，越煩越睡不著。

「我看她舌質光紅無苔，脈細數，這正是陰虛火旺，也就是腎陰虛、心火旺、心腎不交的表現，於是就用了《傷寒論》中的黃連阿膠湯——黃連十克、黃芩十克、白芍十五克、阿膠十克（烊化，即溶解）、雞子黃兩枚（分沖，即分兩次沖）。在這張方子裡，用黃芩、黃連清心火，用阿膠補腎陰腎水，用雞子黃養心陰心血，白芍和阿膠、雞子黃（雞蛋黃）相配，更容易達到育陰養血的效果。

「我告訴她，用水煮的就是黃連、黃芩、白芍這三味藥，當藥煮過兩遍後，把前後的藥液混合在一起，分作兩次喝。在喝的時候把藥也先加熱到接近開鍋（沸騰），然後離火，把阿膠處理細碎後，放進去融化掉，隨後把生的新鮮雞蛋黃放進去一攪，《傷寒論》稱之為『攪令相得』，蛋黃處於半生不熟的狀態，藥液處於混懸的狀態，這樣喝。早飯後一小時喝一次，晚飯後一小時喝一次，先喝一週，看看怎麼樣。

「一週後，老太太來複診，同時帶來好幾個老太太，都是失眠患者，都想吃這個方子。老太太說：『我吃這個藥，吃了三天，幾乎就睡不醒了，睡得那叫安穩，其實原本我過去就有神經衰弱，有時要吃一片安眠藥。自從吃了你這個藥以後，我過去的神經衰弱、失眠都好了，再也不用安眠藥了。這些老太太們都是我的好夥伴，她們都有睡不好的問題，你看看能不能都用這個方子。』我看了其他幾位老太太，有的是心脾兩虛，有的是痰熱擾心，有的是肝鬱化火，鬱火上炎……都不適合用黃連阿膠湯。」

「伯伯，我又有問題了，失眠是神經衰弱，與大腦有關，你這裡都說是心，這是怎麼回事，什麼是痰？什麼是鬱？西醫治失眠，都用安眠藥，中醫為什麼不用同一個方子？」

「其他問題以後回答，我先回答為什麼不用同一個方子，中醫治病是辨證論治，這個老太太是陰虛火旺、心腎不交證，就用黃連阿膠湯，其他人不是心腎不交證，就不能用黃連阿膠湯。

這也叫同病異治。同是失眠，中醫叫『不寐』，由於證候不同，就用不同的方子，這就叫辨證論治。」

「這個問題，老師早就講過了，你怎麼還不明白？」張怡娜小聲批評了李超一句。

李超也小聲的說：「我有點忘了，對不起！」

6. 重陰必陽，重陽必陰——陰陽會互相轉化

「我們繼續談陰陽的關係及其應用。陰陽在一定條件下，又是可以相互轉化的。我們現在談談陰陽轉化的問題。」

李超搶先說：「白天可以轉化為黑夜，黑夜可以轉化為白天，是不是這樣？」

我說：「可以這樣理解，《素問．陰陽應象大論》中是這樣說的，『重陰必陽，重陽必陰』、『寒極生熱，熱極生寒』。寒在這裡可以代表陰，熱在這裡可以代表陽。陰寒逐漸增長，當增長到極點時，也叫『重陰』，就會向陽熱的方面轉化，陽熱逐漸增長，當增長到極點時，也叫『重陽』，就會向陰寒的方面轉化。

李超說：「夏季天最熱的時候，也就意味著暑熱即將過去，秋風就要到來了；冬季最寒冷的時候，就意味著嚴冬就要過去，春暖即將到來。夜間最黑暗、最寒冷的時候，就意味著曙光即將來臨；中午最熱的時候已到，傍晚的涼風還會遠嗎？」

「你的話很有詩意。」張怡娜鼓勵李超說。「可以這樣說，」我說：「這是用陰陽的轉化來描述自然界晝夜、寒熱的變化。要注意，這裡包含了兩層意思，一是陰陽的消長是漸變的，消就是消退，長就是長進。陰陽之間此消彼長，此進彼退，因為這裡用了一個重字和極字，就表示，這是由不重、不極，到重、極的漸變過程。而陰陽的轉化是需要條件的，條件之一就是陰陽發展

到重和極的時候。」

李超說：「地球的自轉和地球圍著太陽有規律的運動，才使自然界可以有氣候漸變和晝夜寒暑的轉化，伯伯說『天人相應』，人體的疾病會有這樣的轉化嗎？有沒有『重陰必陽，重陽必陰』、『寒極生熱，熱極生寒』的疾病呢？」

西醫的發燒——中醫叫寒極生熱，重陰必陽

「當然有，這就是陰陽學說的應用了。某大學生登山隊，隊員都是身強力壯的小夥子，暑假去青海省的西南部爬雪山，一個隊員不小心從山上滑到了山溝裡。當隊員們繞著走到這個山溝裡找到他時，已經過去了四小時。

當時的氣溫非常低，他在雪地裡被凍了四小時，手腳四肢都凍僵了，但還有呼吸和心跳，神志處於意識模糊的狀態。運到山下以後，透過用雪擦他的四肢、按摩，他的體溫逐漸回升，神志恢復，手腳也轉暖，這是感受了很重的寒邪，全身的溫度低，手腳冰涼，這應當是寒證。可是，第二天，他卻出現高燒，咽喉腫痛，扁桃腺腫大、化膿，咳嗽，這就轉成了熱，這個時候醫生用了什麼藥呢？醫生用了清熱解毒的中藥和抗生素，使他恢復了健康。這就是**寒極生熱**。」我回答李超。

「看來這種轉化是在活著的人體上，如果是把一個死人凍在那裡，他肯定不會轉化成熱證。」李超說。

我說：「這是當然，因為活人才有陰陽二氣的消長變化。」

「老師，明明是受寒了，怎麼會轉化成熱證？」問這話的是張怡娜。

「人體本身有抗病能力，受寒以後，人體就會調動陽氣奮起抗邪，於是陽氣就亢奮起來，也叫『陽復』，如果陽氣恢復得恰到好處，陰寒邪氣又完全退卻了，陰陽重新協調，這個病就自癒了。但是人體的生理活動常常有一定的慣性，比如運動員比賽前訓練強度大，體力消耗大，食慾旺盛，吃得多，比賽結束拿到冠軍以後，放假一個月回來，人們幾乎不認識他了，因為發胖了，體重增加很多。放假不訓練，能量消耗少，可是消化系統的功能並沒有因為不訓練而減弱，仍然具有慣性的旺盛。這個登山隊員陽氣因為抗邪而亢奮以後，寒邪退卻了，陽氣仍然亢奮，陽有餘便是火，於是就轉成了熱證。」

「原來是這樣，有點像是防衛過當。」張怡娜說。

我說：「防衛過當這個詞用得很有意思。當然，西醫不這麼看，**西醫認為是呼吸道黏膜受寒以後，抵抗力下降，細菌氾濫而導致了炎症的發生，因此出現發燒。但中醫裡叫寒極生熱，重陰必陽。**」

「其實人體能夠有炎性反應，還是陽氣抗邪力量的表現呀！」張怡娜說。

「有沒有『熱極生寒，重陽必陰』呢？」李超問。

「這種現象更多見。比如一個重症痢疾的病人，高燒不退，裡急後重，大便膿血，腹中疼痛，意識淡漠，神智不清，這是重症痢疾的典型症狀。隨後就出現了手腳發涼，這是熱邪內閉以後，使陽氣內鬱而不能外達的表現。這個時候中醫怎麼治療？裡面的熱是病的本源，便需要接著用清熱解毒燥溼的藥，治療毒熱、溼熱內盛的痢疾，同時還要加疏通氣機、暢達陽氣的藥，才能夠改善手腳發涼的症狀。**如果不能及時控制病情，可能發展為手腳溼冷、血壓下降、脈搏細數、昏迷、體溫下降。這就是西醫所說的感染中毒性休克，也就是中醫所說的熱極生寒，重陽必陰，**這時真的就成了寒證。在治療上就可能用到我們以前所說的附子一類的大熱藥物回陽救逆了。所以陰和陽之間在一定的條件下是可以相互轉化的。自然界是這樣，人體也是這樣。」

「在《黃帝內經》裡，還有哪些地方用到陰陽呢？」李超問。

我說：「無處不在。我們繼續往下看，《素問・陰陽應象大論》中說：『積陽為天，積陰為地，清陽為天，濁陰為地，陽化氣，陰成形。』我認為，這是用陰陽來解釋地球形成的過程。原始的地球，只是一團混沌之氣，也就是一團塵埃，天和地還沒有分出來，在這一團混沌之氣之中，輕清的陽氣逐漸上升而為天，就是大氣層。重濁的陰氣逐漸下降，凝聚成堅硬的岩石，而形成了大地。這裡用陰陽二氣的不同運動特徵，解釋了原始地球由一團混沌的塵埃，逐漸形成現在樣子的過程。」

「天啊！這與現代科學家對行星形成的認識太一致了！」李超不由得驚嘆起來，「人體的陰陽氣有升降的問題嗎？如果升降紊亂會出現什麼情況？前幾天你講脾胃的時候，說『脾主升清，胃主降濁』，是不是也是陽升陰降的道理？」看來李超還算有一點悟性，立刻把自然界陰陽氣的升和降與人體臟腑功能的升和降聯繫起來了。

我說：「你說得對！我們剛才提到了，陽氣是輕清的，它是上升的，陰氣是重濁的，它是下降的。對人體來說，『脾主升清，胃主降濁』，也是這個道理。但是如果輕清的陽氣該升的不能升，重濁的陰氣該降的不能降，那就會造成疾病。《素問．陰陽應象大論》中說：『清氣在下，則生飧泄；濁氣在上，則生䐜脹。』」

「伯伯，這具體指的是什麼？」李超問。

「是指脾陽虛，不能升清；胃氣虛，不能降濁。脾把整個胃腸系統飲食的精華和水液吸收之後，屬於輕清之氣，和飲食的渣滓相比較，它屬於陽，應當向上部、向全身輸送，供應五臟六腑應用。這叫脾主什麼？」

「叫脾主運化和脾主升清。」李超回答。

吞口水有利於胃陽降濁

「如果脾氣虛，脾陽虛，輕清之氣不能上升，就會下陷，這就叫『清氣在下，則生飧泄』，『飧泄』是什麼意思？就是瀉下不消化的食物。這是脾不能升清，不能運化，不能把營養、水穀精微和水液吸收以後向上輸送的表現。**怎麼治療這種瀉下不消化食物的病？補脾陽，升脾氣。如果是氣虛為主的，我們經常會用到補中益氣湯；如果是脾陽虛為主的，也就是有明顯寒象的，我們就用理中湯、附子理中湯、理中丸、附子理中丸。**《黃帝內經》中的『清氣在下，則生飧泄』，為治療腹瀉提供了思路，想出了辦法。」

「伯伯，我剛來北京的時候拉肚子，是不是清氣在下？」

我說：「『清氣在下，則生飧泄』，是以正氣虛為主，你拉肚子是以邪氣盛為主的。」

「什麼是正氣，什麼是邪氣？」李超又問。

「這個問題以前老師說過的。」張怡娜說。

「可是我怎麼沒有印象呀！」李超說。

「簡單的說，人體的生理活動能力、抗病能力和得病以後的康復能力，就是正氣。所有的致病因素，比如外來的風寒暑溼燥火、傳染性致病因素，內生的風寒溼燥熱、痰飲、水溼、瘀血、食積、寄生蟲等，都叫邪氣。」

「什麼叫『風寒暑溼燥熱，痰飲、水溼、瘀血』？」李超又問。

「我想，經過我們這段時間的討論，你就能看懂英文版的中醫書了。對於這個問題，如果我們還有時間，就一起討論，如果沒有時間，你自己看書也就明白了。」

「好，聽伯伯的，我知道了，我剛來的時候拉肚子，不是由於脾虛清氣不升造成的，是因為我吃東西不注意，吃了很多冰淇淋，還有羊肉串，超過了脾的吸收運化能力，所以你沒有用補脾氣的藥，而用了祛邪氣的藥，用了化溼散寒的藥。」

「對！『濁氣在上，則生䐜』是什麼意思？我們吃的食物到了胃裡以後，整個胃腸不斷消化，那些渣滓要順著胃腸道逐漸下行，最後變成糞便排出體外，這叫濁氣下降，這個功能是由胃來主管的。」

李超立即插話說：「這叫『胃主降濁』，對不對？」

「對！如果我們吃完的東西不往下走，濁氣不能降的話，就會導致什麼情況？會導致胃脹、大便祕結，這就叫『濁氣在上，則生䐜』。治療這種胃脘脹滿，怎麼辦？我們就要用降胃氣的方法。像《金匱要略》裡提供的方子橘枳薑湯，其中有橘皮、枳實、生薑，都是溫胃降濁，治療胃脹的。」

「《金匱要略》是什麼？」李超問。

「這個我前面也提到過，一千八百多年前有個醫生叫張仲景，他寫了一本書叫《傷寒雜病論》，在流傳的過程中，不得已被分成了《傷寒論》和《金匱要略》兩本書，後來《傷寒論》、《金匱要略》和《黃帝內經》一樣，都被醫學家稱作是中醫學的經典著作。」

「我想起來了，伯伯好像有說過。那我爺爺經常胃脹、肚子脹、大便祕結，可不可以用橘枳薑湯？」

我說：「當然可以，不過如果經常這樣的話，服藥的同時還應當配合一些鍛鍊和物理的方法。我以前講脾的時候，曾經提到過叩齒、攪海、吞津液的方法，你們還記得嗎？」

「記得，記得！我們還天天練習呢！」李超和張怡娜異口同聲的說。

「**吞津的方法就有利於胃氣的降濁，再輔助按摩腹部**。怎麼按？每天晚上上床後睡覺前，仰臥，先用手指點壓天樞穴，在臍旁兩寸（一寸相當於手大拇指的寬度，請見下頁圖表8-2），壓到穴位上有痠脹的感覺後，保持十秒鐘，慢慢放鬆，到完全放鬆後，停五秒。再點壓上去保留十秒鐘，這樣做十次。隨後用拳頭按壓結腸，先從升結腸的下部，也就是右下腹部開始，用拳頭用力按壓到局部痠脹，壓緊後保持十秒鐘，然後慢慢放鬆，停五秒，向上沿著升結腸移動一拳的距離，用力按壓十秒鐘，停五秒鐘，依次是升結腸、橫結腸、降結腸，按摩時，升結腸是從下到上，橫結腸是從右到左，降結腸是從上到下，尤其按到降結腸時，常常可以摸到腸形，還可以加

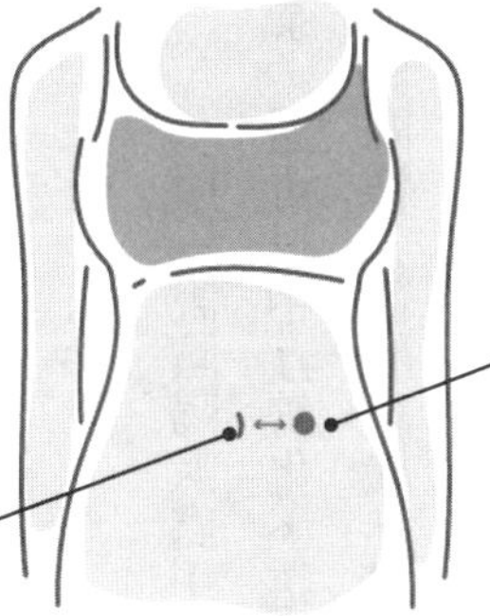

圖表 8-2　天樞穴示意圖

上揉的手法，像這樣連續做三遍。這樣的按摩再配合叩齒、攪海、吞津液，就可以產生較好的降濁氣作用。」

「伯伯，爺爺老了，自己按不動，怎麼辦？」

「你可以每天晚上幫助他按呀，這樣效果會更好。我自己並沒有大便祕結，但我想試試這個方法有沒有作用，就請一個專門做按摩的醫生幫我按，他的手法很專業，按壓力度很大，疼痛到我幾乎不能忍受的程度，只做了一次，就拉了好幾天肚子。可見這個手法促進腸蠕動是有效果的。」

「太好了，我回去後就把爺爺從丹佛接到加州，天天幫他按。」

「《黃帝內經》還用陰陽來解釋天陽之氣和地陰之氣之間的關係。」我繼續說：「《素問・陰陽應象大論》中說：『陽生陰長，陽殺陰藏。』什麼叫『陽生陰長』？我們前面說過，『陽化氣，陰成形』。在大自然中，春夏日照逐漸增長，氣溫逐漸升高，這是陽氣逐漸增長的過程，溫度是看不見的無形的東西，但是你能感覺到，這就叫氣，是『陽化氣』的過程。而地面上有形的植物，與天陽之氣相比較，是有形的，屬陰性，也就是『陰成形』，這些植物春季開始生根發芽，夏季開始繁茂生長，自然界無形的陽氣在逐漸壯大的過程，而地面上有形的植物就是有形之陰，也在逐漸成長，這就是陽生陰長。陰伴隨著陽來生，陰伴隨著陽來長。

「陽殺陰藏，殺就是衰退，秋季和冬季日照時間逐漸縮短，氣溫逐漸降低，這是陽氣逐漸消退的過程，這個時候植物的生長狀況怎麼樣？生長減緩，葉子和鬚根乾枯，到了冬季生機潛閉，乾脆不再生長，這就是陽殺陰藏，這提示我們，陰陽之間榮則俱榮，枯則俱枯，兩者之間相互依存、密不可分。

「所以說陰陽無處不有，陰陽無處不在，陰陽既相互對立，又相互依存、相互吸納、相互交泰，還可以相互轉化，這也叫陰陽的互根。在《黃帝內經》裡把陰陽用於中醫的各個層面，比如用於闡釋人體的組織結構、生理功能、病理變化，用於指導臨床診斷、治療、保健、養生等，也就是說，陰陽融入、滲透到了中醫理論和臨床診療體系，乃至保健養生的各個方面。」

「伯伯，可以再舉一些例子嗎？」李超好像還是有些不滿足。

我說：「陰陽學說滲透到中醫學的各層面。我們以前舉過的《黃帝內經》原文，『生之本，本於陰陽』、『人生有形，不離陰陽』，說的是生命的起源和陰陽給生命打上的烙印；《素問．生氣通天論》裡說『陰平陽祕，精神乃治』，說明人體陰陽二氣的協調平衡，是健康的保證；『陰陽乖戾，疾病乃起』，是說陰陽的失調是發生疾病的根本原因；『陰陽離決，精氣乃絕』，說明陰陽二氣的分離意味著生命的結束。我們下面來談談人體陰陽失衡的問題。」

7. 陰陽失衡，疾病就產生

「無論是感受外來的邪氣，還是內傷不良情緒的影響，或者是用藥不當，都可以造成陰陽平衡失調，引起疾病。所以闡釋人體的病理和病機，自然離不開陰陽的失衡。

「陰陽的失衡，有陰陽偏勝的，也應當有陰陽偏衰的，我們先舉陰陽偏勝的例子來看看。《素問．陰陽應象大論》裡說：『陰勝則陽病，陽勝則陰病。陽勝則熱，陰勝則寒。』這裡所說的陰陽的偏勝，可以是指寒、熱藥物使用過頭，也可以是指陰陽邪氣的偏勝。

「先談談藥物，寒涼的藥用得太過頭怎麼樣？就會損傷人的陽氣。這叫『陰勝則陽病』、『陰勝則寒』。一個小夥子得了細菌性痢疾，裡急後重，腹中疼痛，大便膿血，發燒，這種情況是熱證、陽證，我給他用了清利大腸溼熱的白頭翁湯。有白頭翁二十克、黃連十克、黃蘗十克、秦皮十克、加馬齒莧三十克，這是一個寒涼的方子。」

「那就是陰勝的方子了！」李超說。

我說：「對！」

「老師，白頭翁湯裡沒有馬齒莧呀？」張怡娜說。

「白頭翁湯原本是沒有馬齒莧的，但馬齒莧這味藥是治療痢疾的一個常用藥，又是食療藥，在農村可以當野菜吃。一個農村病人，多年前在夏天得過一次痢疾，雖然後來控制住了症狀，但以後每年到得痢疾的那一天的前後，都會復發，都需要治療。就這樣復發了十多年，那年找我看病，我建議他每年從春天起，就到野外採摘馬齒莧，開水煮過以後，可以放各種調料涼拌吃，每天吃一次，一直吃到秋天。就在那一年夏天，他的痢疾沒有復發，從這年以後，復發性痢疾就徹底痊癒了。馬齒莧是治療痢疾的很好用的藥，而且還可以當菜吃，吃多少都沒關係，所以我在白頭翁湯裡加了馬齒莧。

「這個小夥子吃藥之後，兩天燒退，四天就不拉了，服完五劑藥，他想，一定不要留下病根，接著又吃了五天。沒想到吃到第五天時又開始拉，他想怎麼又拉了，是不是又復發了？接著再吃。結果越吃拉得越厲害，他來找我複診，我說：『我給你開了幾服藥啊？』『五服啊。』我說：『你吃了幾服？』他說吃了十三服了。我說：『誰讓你吃十三服的？過頭了，傷了脾胃的陽氣了。』這個小夥子**因為用苦寒的藥過頭，傷了脾陽，後來只要一吃涼的東西就拉肚子**，用溫熱的藥補脾胃，才逐漸好起來。這就叫『陰勝則陽病』、『陰勝則寒』。

「陽熱的藥物用得太過頭，會傷人體的陰液。一名女士從腰以下到腿，就像坐在涼水盆一樣涼，天氣已經很熱了，她還穿著保暖褲、高筒靴，腰痛腿痠，清稀的白帶特別多，經常要換護墊。舌淡苔白，伸出舌頭就要滴水，這是腎陽虛，不能制水，寒溼下注。我給她用了《傷寒論》的真武湯，方用炮附子十克（先煮）、炒白芍十克、生薑十五克、茯苓三十克、炒白朮十克。她到工作單位的醫務室抄方，醫生說：『妳是盆腔炎，炎症怎麼能用熱藥呢？』病人說：『這是中醫藥大學老師開的方，他說我是寒溼下注，中醫可能不管炎症不炎症，根據辨證來開方吧，我確實腰以下到腿都冰涼冰涼的。』醫務室就給她抄方，吃藥一個星期，腰以下逐漸暖和了，白帶逐漸少了，她覺得有效，沒有找我複診，又繼續接著吃，吃了兩個星期，晚上睡不著覺，口乾舌燥，然後她就多喝水。第三個星期，她覺得這個病一定要除根，難受了那麼長時間，現在腰腿也暖和了，白帶也沒有了，還要繼續吃。

「一天，她先生到門診找我說：『你給我太太吃什麼藥啊，這些日子她天天和我吵架，沒有來由的和我吵。』我說：『我給她的藥不就開了一個星期而已嗎？』他說：『她已經吃到第三個星期了。』我知道，**熱藥用得太過頭就要傷陰，傷陰以後虛火就會上炎，上炎以後就心煩急躁、煩躁易怒、睡不著覺**，她不知道這是怎麼回事，心煩就和老公吵架，因為不能跟同事吵架啊。這叫『陽勝則陰病，陽勝則熱』。

「再談談邪氣，它可以由外來，也可以由內生。陰寒邪氣盛的，必然出現寒證，並且最易損傷陽氣。這就像我們前面說過的登山隊員掉到山溝雪窩（按：指大雪降臨的地方）裡的例子，全身都被凍僵了，那是外來的寒；像李超吃了過多的冰淇淋，又把房間的空調溫度開到最低，既有外寒，又有內寒，這都是陰勝。陰寒邪氣勝，人體的陽氣就受到傷害，就會拉肚子，這就叫『陰勝則陽病』。我們在用藥上，要用溫熱的藥助陽氣、散寒邪。

「『陽勝則熱』是怎麼回事？或者感染了陽熱邪氣，或者由於體內臟腑功能失調而出現了內火，心煩口渴、發燒、大便乾燥，這個時候必然要傷陰，陰傷之後，出現了陰液不足的乾燥症狀。這種情況我們就要用寒涼的藥物來清熱，保護人體的陰液。

「當然也有陰陽的偏衰，《素問．調經論》裡說『陽虛則外寒，陰虛則內熱』，就是指陰陽的偏衰。**比如有些老年人，體力虛衰，陽氣不足，溫煦失司，陽不勝陰，就容易四肢發涼、全身**

怕冷、小便清長、大便稀溏，這都是寒象，這就是『陽虛則外寒』的意思。這是虛寒，治療應當以補陽為重點，而不是散寒。陰液不足，濡潤失司，陰不制陽，就容易出現陽氣相對亢盛，產生內熱。比如更年期的婦女，現在叫圍絕經期，會手腳心熱、心煩、烘熱、汗出。這是陰虛不能制約陽氣所造成的，也就是『陰虛則內熱』。其治療的要點不是清熱，而是養陰。」

8. 哪個時段陽氣最弱、陰氣最強？

「在陰陽學說中，根據陰陽氣量的多少，又把陰和陽各分為三，這就是太陽、陽明、少陽，太陰、少陰、厥陰，在《黃帝內經》裡，分別稱其為三陽、二陽、一陽，三陰、二陰、一陰。這裡的『三、二、一』，是陰陽氣量的多少。太陽為三陽，也叫巨陽，在一天之中什麼時候陽氣最為旺盛？巳、午、未這三個時辰。」

「什麼叫時辰？」李超問。

「中國古代計時是把一晝夜分成十二個時段，一個時段等同於現代二十四小時計時的兩個小時，為了與現代計時區別，所以中文把現代的計時說成小時。」

「原來是這樣，」李超說：「我一直不明白中文為什麼把時間叫『小時』。」

「巳、午、未就是上午九點到下午三點，這個時段，太陽當頭照，地面熱氣蒸，是一天之中溫度最高，陽氣最為旺盛的時候，所以叫太陽、巨陽。太就是大的意思。陽明為二陽、盛陽，陽氣是兩份。哪個時段的陽氣，比中午前後的陽氣要弱一些？」我問李超。

李超猶猶豫豫的說：「應當是下午到傍晚吧。」

「對！是申、酉、戌這三個時辰，也就是下午三點到晚上九點，這個時間段，太陽逐漸西沉，陽氣逐漸下降內收。和中午前後的陽光相比弱一些，所以是二陽。明是什麼意思？明是顯著的意思，陽明就是陽氣顯著。少陽為一陽、小陽，陽氣只有一份，哪一個時段陽氣最弱？」

「應當是早晨。」李超不假思索的回答。

「對！是寅、卯、辰這三個時辰，也就是凌晨三點到上午九點。少就是小的意思，後來的醫學家把少陽叫幼陽、稚陽、嫩陽，說它像初升的太陽一樣，溫煦長養，不亢不烈。太陰為三陰、大陰，陰氣三份，李超你看哪個時段可以叫太陰？」

「應當是半夜，陰氣最盛，」李超沒有猶豫的回答。

「亥、子、丑這三個時辰，也就是**晚上九點到第二天凌晨三點**，太陽在我們所處地理位置的正對面，我們得到的陽氣最少，因此**陰氣也就最盛，所以叫太陰**、**大陰**、**三陰**。少陰為二陰、小陰，陰氣有兩份，子、丑、寅這段時間是少陰，也就是夜裡十一點到第二天凌晨五點，因為從子時起，也就是零時，就有陽氣開始生長，陰氣也就開始減少，所以就成了二陰。

「厥陰為一陰，厥是盡的意思，陰氣少到了極點，只有一份，什麼時候陰氣最少？就是黎明的時候，陰氣少，陽氣開始生長。所以丑、寅、卯這段時間是厥陰，也就是凌晨一點到上午七點。三陰之間各重疊兩個時辰，厥陰和少陽重疊兩個時辰。

「按照天人相應的觀點，天有三陰三陽，人也有三陰三陽，於是《黃帝內經》就根據經絡循行部位和所屬臟腑的不同，還有生理功能的陰陽二氣的多少，不僅將臟腑經絡分為陰陽兩類，還用三陰三陽來命名臟腑經絡。把循行於四肢內側，並聯屬於五臟的經絡稱陰經，如手太陰肺經、手少陰心經、手厥陰心包經、足太陰脾經、足少陰腎經、足厥陰肝經。把循行於四肢外側，並聯屬於六腑的經絡叫陽經，如手太陽小腸經、手陽明大腸經、手少陽三焦經、足太陽膀胱經、足陽明胃經、足少陽膽經。由此五臟六腑也就有了相應的三陰三陽名稱，如後世醫家習慣把肺臟叫手太陰肺、胃腑叫足陽明胃等。」

「伯伯，用手足命名是什麼意思？」李超問。

「叫手經的經脈都通過手，叫足經的經脈都通過腳。」張怡娜回答。

「在《黃帝內經》裡，曾經用三陰三陽說明體質稟賦。《靈樞．通天》按照體質稟賦的不同，把人分為太陰人、少陰人、太陽人、少陽人與陰陽和平之人五類，並指出這五類人在生理、病理和治療方面的不同之處，這一學說影響到韓國醫學的發展，朝鮮醫學著作《東醫壽世保元》認為，應舍陰陽平和之人，而取太陰、少陰、太陽、少陽之人，並由此發展成為專門闡述體質和發病及治療關係的四象學說。」

體質不同，用藥也不同

「伯伯，如果說體質有太陰、少陰、太陽、少陽的區別，是不是陽氣特別偏盛的人叫太陽人，陽氣稍稍偏盛的人叫少陽人，陰氣特別偏盛的人叫太陰人，陰氣稍稍偏盛的人叫少陰人，陰陽不偏而相對平衡的人叫陰陽平和的人？」李超說。

我說：「對，對！很正確。」

「可是用陰陽對體質進行分類有什麼用呢？」李超問。

「不同體質的人，對病證的轉化會有不同的影響，而在選擇治療方法時，也要考慮到病人的體質因素。平素體質屬陰虛陽亢的，感受外邪以後，邪氣就容易從陽化熱，而出現陽熱證；平素體質屬陽虛陰盛的，感受外邪以後，邪氣就容易從陰化寒，而出現陰寒證。在治療上，對於不同體質的人用藥也要有所分別。陰性體質的人，即使患有熱證，也應當慎用寒涼藥，尤其不可過用寒涼。陽性體質的人，即使感受寒邪，也應當慎用溫熱藥，尤其不可過用溫熱。此外，中醫用陰陽概括歸納病因、歸納四診所得到的資料，作為辨證的總綱領，確立論治的原則，就像《素問・至真要大論》裡所說的『謹察陰陽而調之，以平為期』。它還用於概括藥物功能，以確立養生保健原則。」

「伯伯，是不是可以簡單說一下，怎麼確立養生保健原則？」

9. 最好的養生之道，春夏養陽，秋冬養陰

「我們前面說過，所謂養生，就是遵循自然規律和生命規律，採取多種方法養護生命的過程。陰陽原本就是大自然的規律，也就是生命的規律。在養生保健方面，《黃帝內經》裡十分重視適應和順應大自然陰陽二氣消長變化的規律。《素問．四氣調神大論》裡說：『陰陽四時者，萬物之終始也，死生之本也。逆之則災害生，從之則苛疾不起。』意思是說，陰陽之氣四季的變化，是自然界萬物產生、壯大、死亡的原因和根本所在，如果違背了這個自然規律，就可能導致疾病；如果順應自然界的陰陽變化，就會健康，不易患病。

「這篇文章又進一步說，養生保健應當『春夏養陽，秋冬養陰，以從其根』。也就是說春季陽氣舒展，夏季陽氣上升，這是陽氣的陽性運動。人體也要順應自然界陽氣的陽性運動特徵，來使自己的陽氣在春季能夠很好的舒展，在夏季能夠很好的上升，這就叫『春夏養陽』。秋季陽氣內收，冬季陽氣下降，這是陽氣的陰性運動。人體也要順應自然界陽氣的陰性運動特徵，使自己的陽氣在秋季能夠很好的內收，在冬季能夠很好的潛降，這就叫『秋冬養陰』。而在《素問．四氣調神大論》裡，從生活起居、心理狀態、行為方式等多方面，提出了春夏養陽、秋冬養陰的具體方法，這些文章你們都可以看懂，自己看就可以了。

「《素問．上古天真論》提出的『和於陰陽』，就是調和自己的陰陽；『法於陰陽』，就

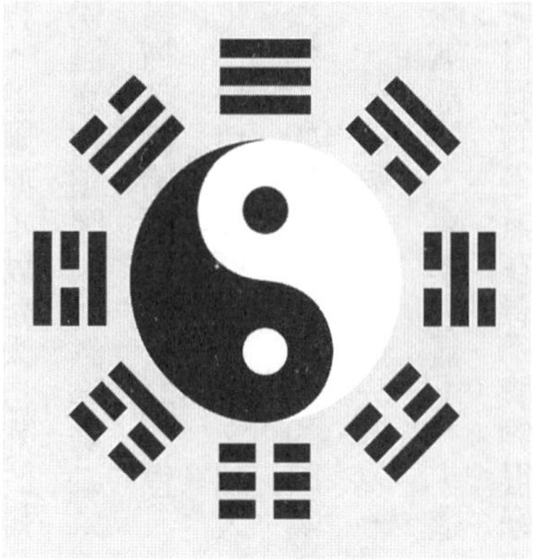

圖表 8-3　北京白雲觀太極八卦圖的臨摹圖

是效法自然界陰陽二氣的消長變化；『把握陰陽』，就是把控自己體內陰陽二氣的消長變化。這些都是養生保健的主要原則。具體的方法，我們以後講養生的時候專門再談。」

「伯伯，那個表示陰陽的太極圖是怎麼回事？」我一直覺得很是神祕，李超又提了新的問題。

我說：「我這裡有幾張圖片，你們來看看，這是我臨摹的北京最大道觀白雲觀的太極八卦圖（圖表 8-3）。」

我說著，便從電腦裡找出了我拍攝、製作的一些圖片（下頁圖表 8-4、8-5）。我解釋說：「更準確的說，我認為那是陰陽消長變化的模式圖。」

「伯伯，中國和韓國都是東方國家，而且在文化上有共同的淵源，所以都推崇陰陽和太極。可是在西方就沒有這個東西呀？」李超說。

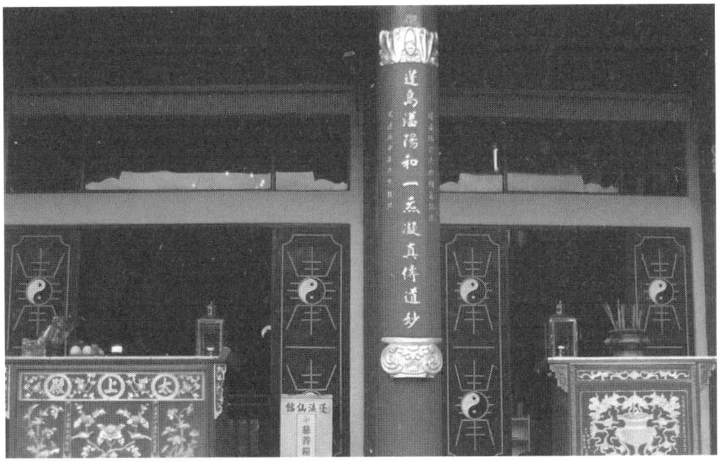

圖表 8-4　香港某道觀門扇上的太極圖

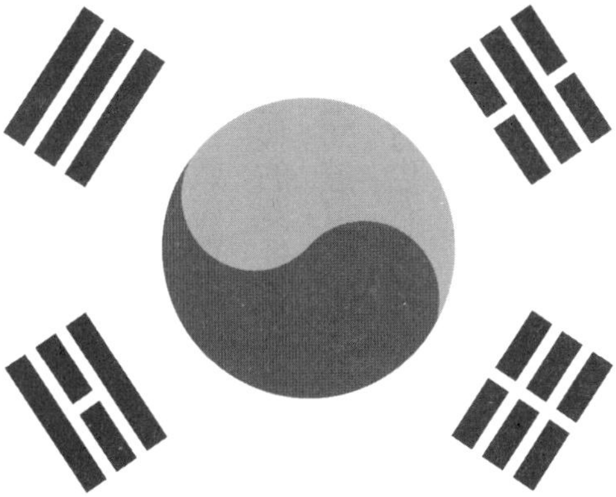

圖表 8-5　韓國國旗上的太極圖

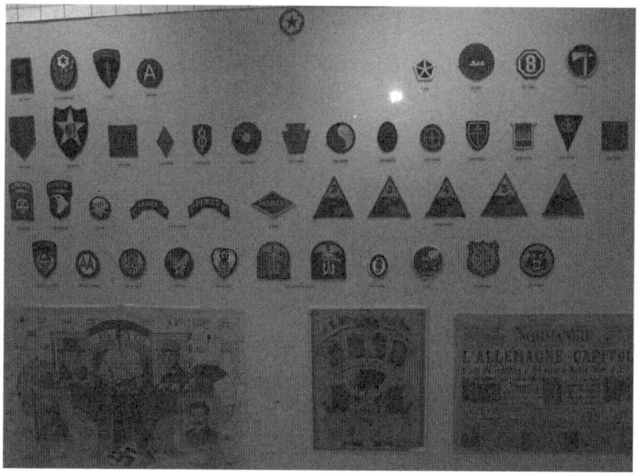

圖表 8-6　二戰時諾曼第登陸盟軍軍徽中的太極圖

我說：「不對，西方也有人推崇陰陽，你看，這是第二次世界大戰時，盟軍曾經從法國的西海岸諾曼第登陸，攻擊德國軍隊，在諾曼第二戰博物館裡，至今都保留著當時登陸盟軍各軍的軍徽，這幾張照片就是我到諾曼第二戰博物館參觀時拍攝的。」（圖表 8-6、下頁圖表 8-7、8-8）

「老師，二戰盟軍用這樣的圖像作軍徽，也許是看到這樣的圖像線條流暢美麗，動感十足，並不一定知道這個圖像的內涵。」張怡娜不同意我說西方也有人推崇陰陽學說的觀點，於是提出了問題。

聽了怡娜的話，我對自己沒有進一步深入了解這個軍徽的含義感到有點慚愧。我說：「妳說的也許有道理，他們用這樣的圖作軍徽，也許純屬巧合。不過我們在這裡也都是憑想像來判斷，最好是李超回美國後，找有關部門詢問一下，看看這個軍隊用這樣的軍徽，其

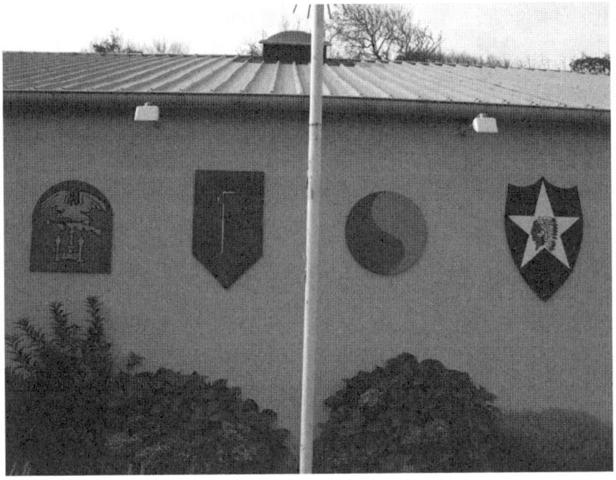

圖表 8-7　二戰盟軍軍徽中的太極圖

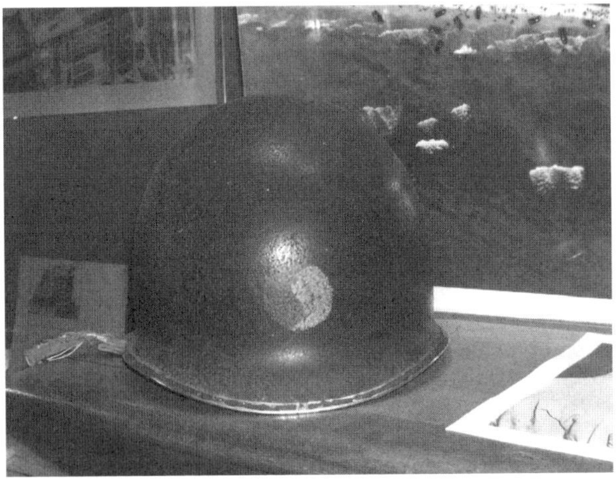

圖表 8-8　二戰盟軍頭盔上的太極圖

本義是什麼。」

「老師，我還有個問題，古人是怎樣畫出這個圖的呢？」張怡娜說。

「我也不知道古人是怎麼樣畫出這個圖的，我這裡以北京地區一年四季二十四節氣晝夜時間的差別為資料，畫了一張圖（下頁圖表8-9）。在北京，冬至這一天夜間最長，夜間比白天多六個小時，冬至之後，每過一天，白天就增加兩分鐘，夜間就縮短兩分鐘。到第十五天，就是小寒，和冬至相比，白天增加了半個小時，夜間縮短了半個小時。到了春分的時候，晝夜時間相等，一直到了夏至，白天最長，夜間最短，白天比夜間多六個小時。但是一過夏至，每過一天，夜間就要增加兩分鐘，白天就要縮短兩分鐘，到秋分的時候，晝夜時間相等，到冬至的時候，夜間最長，白天最短。

「如果我們把一年三百六十天晝夜時間長短的差別交點連起來，就形成了這樣一個反著的S曲線。這樣一條反著的S曲線，說明了陰陽的消長進退是漸變的，陽長陽進則陰消陰退，陰長陰進則陽消陽退，也就是此進彼退、此消彼長。同時這張圖也可以代表一天之中二十四小時的陰陽消長變化。冬至點就相當於半夜子時，陰氣最盛，夏至點就相當於白天午時，陽氣最盛。」

「伯伯，在陽的區域，為什麼有一個陰性的小圓圈？在陰的區域，為什麼有一個陽性的小圓圈？」李超指著這張陰陽消長變化模式圖問。

我說：「白天最明亮、最熱的時候，仍然有的地方見不到陽光，比如深山的背後，這叫陽中有陰。夜間雖然太陽已經落山，但地面上的溫度並沒有迅速下降，因為在白天地面吸收的熱能還在慢慢釋放，這叫陰中有陽。」

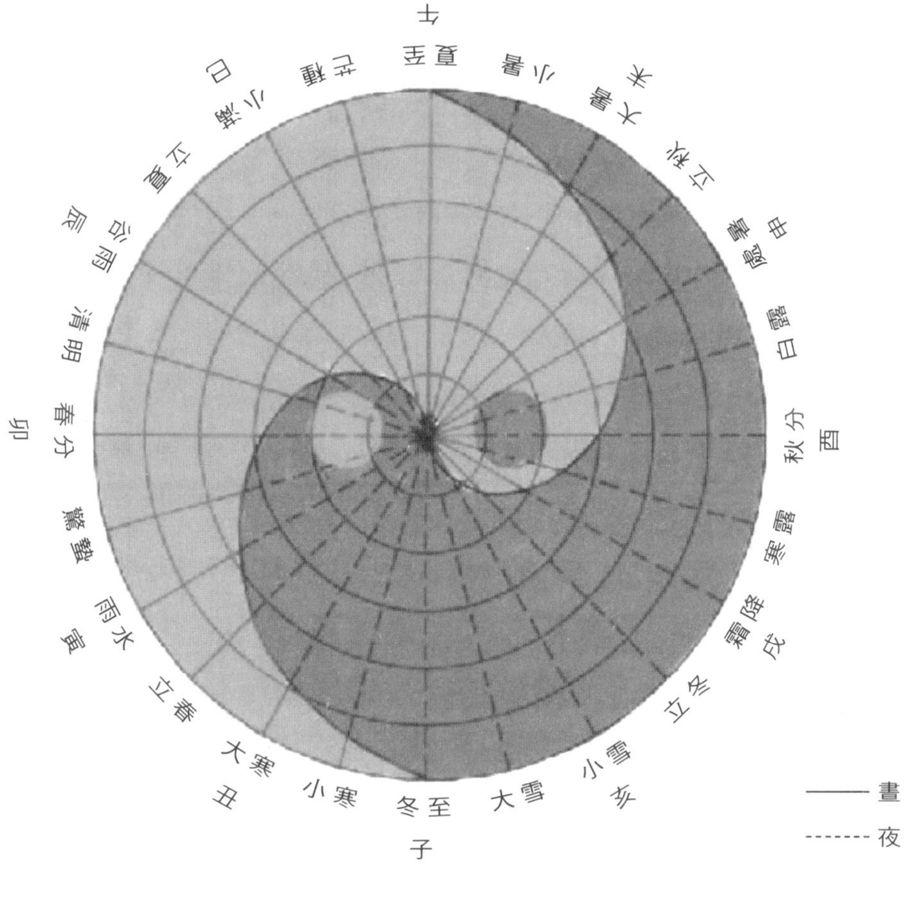

圖表 8-9　以北京地區 24 節氣晝夜時間的差別為資料，所繪製的陰陽消長變化模式圖

「老師，如果是在南極洲，半年白天，半年黑夜，這怎麼畫？」怡娜問。

我說：「在南極洲，半年白天，半年黑夜，可以用太陽在地平線上的高低變化為資料，也能畫出一模一樣的圖。所以這張圖代表了地球上任何地方的陰陽消長變化模式，它是大自然遺傳給地球上所有生命遺傳密碼的象徵。當然，有人用日影的長短變化為資料，也有人用太陽在天空運動的軌跡為資料（這是假定地球是恆定的，在恆定的地球上看到太陽的運動軌跡），還有人用月亮的圓缺變化為資料，都可以畫出同樣的圖。可見我們通常看到的各種太極圖，它們表達的都是同樣意思，就是陰陽的消長變化，化育了千姿百態的生命世界，這就是象徵著生命的圖騰。」

李超和張怡娜都連連點頭說：「明白了，明白了！」

「陰陽學說我們就討論到這裡吧，用的時間已經很多了，而且以後還會經常遇到陰陽的問題，也可以彌補這裡還沒討論到的。我們下次要討論的，就是李超感到迷茫的五行學說。」

第九章

五行就是自然的規律

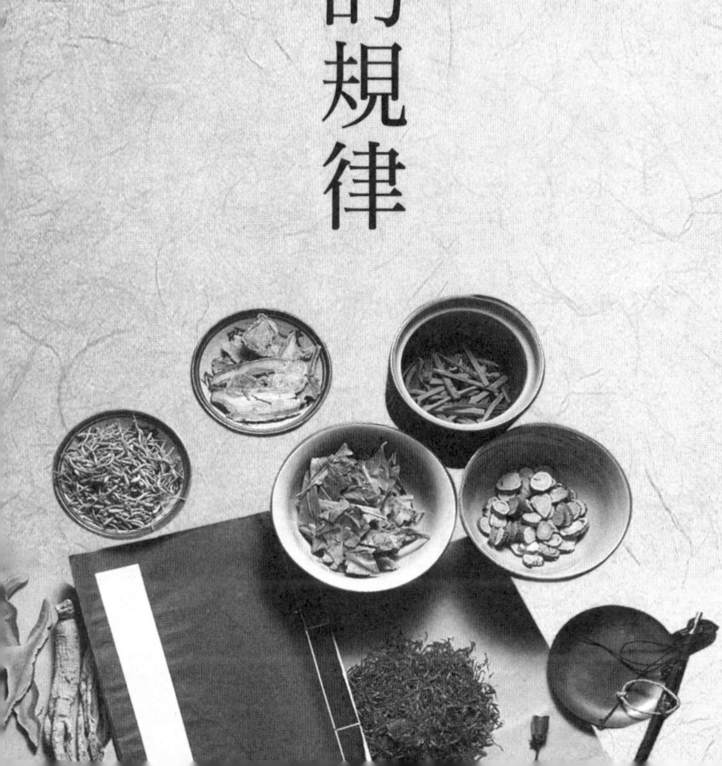

1. 金木水火土，這是五材不是五行

李超聽我說今天要討論五行，很興奮，總是想弄明白命中缺水到底是什麼意思，改改名字、搬搬家，或是在床下放一瓶水有沒有作用。

我說：「去年寒假結束後，我在大學校園遇到一個大學一年級的學生，他說：『老師，我寒假回家了，我們鎮上一個醫生，對五行特別有研究，他在診室布置了五行。』我問診室是怎麼布置的，他說：『那間診室很大，在靠東牆的條几上放著一個木化石，代表東方木，西牆掛著一個現代仿製的編鐘（按：中國的傳統打擊樂器），代表西方金，靠北牆的桌子上放著一個大花瓶，但是裡面沒有插花，放著大半瓶水，代表北方水。那裡還沒有暖氣，有一個火爐子，放在靠南牆的地方，爐火正旺，代表南方火。他的診桌在房間的中央，桌子的下面有一塊沒有鋪地磚的地方，用黃土填滿了，據說那黃土還是從黃土高原上弄來的，代表中央土。你說這個醫生是不是很懂五行呀？』我對這個學生說：『他在診室布置的只是一種裝飾，放的是五材，**五行雖然是用木、火、土、金、水這五個字來表達，但並不是五種具體的東西、材料或元素。**』」

李超問：「你剛才說的這五樣不就是五行嗎？為什麼要和東南西北這些方位聯繫起來？」

我說：「**《黃帝內經》說的五行，並不是五材。看得見的、摸得著的五種具體材料、物質，在古代叫五材**，而不叫五行。五材的概念，自古就有。

「五行學說是在漫長的歷史時期內逐漸形成的，在這個過程中，有不同的說法，是自然而然的事情，我今天不是講五行學說形成的歷史過程，而是談談對《黃帝內經》中的五行學說到底應當怎樣理解。

「《黃帝內經》中的五行學說是古代聖賢們透過研究自然規律、生命規律所得出的結論。在客觀上，這個學說除了醫學之外，堪輿風水、性命預測，都廣泛運用到五行學說，但它們所運用的五行學說和中醫原本的五行學說，是一回事嗎？是同源異流？或根本就不是同一回事？因為我沒有學習和研究過這些學問，也就沒有資格評論。一些人認為，堪輿風水、占卜算命都是迷信的東西，既然堪輿風水、占卜算命都運用過五行中的詞彙，所以五行也就成了迷信，而中醫學運用了五行，因此中醫學也就是迷信的。」

「伯伯，我就是這麼想的。」李超說。

「我也不想對這樣的推論是否合理做評論，在這裡只講我對中醫五行學說的理解。古人用詞是非常嚴格的，五行用的是『行』字，而不是『材』字。《說文解字》裡說『行，人之步趨也』，也就是邁步往前行走的意思，進而可引申為行動、運行、運動。直到今天，我們所說的人行道、步行街、自行車的『行』字，都是這個意思。

「文以載道，所謂『五行』是指自然界氣的五種運行方式，或說是五種運動趨向、運動狀態。董仲舒在《春秋繁露》裡說過：『天地之氣，合而為一，分為陰陽，判為四時，列為五行。行者，行也，其行不同，故謂之五行。』意思說得十分明白，**五行和陰陽一樣，都是在揭示天地之氣的變化運動規律**。天地之氣相合，地面上有了晝夜和四季，就有了陰和陽，就有了五行。為什麼叫『行』，因為氣的運行趨向不同，所以叫『行』。

「一千八百多年前，漢朝史學家班固等人寫的《白虎通義．五行》中也說：『言行者，欲言為天行氣之義也。』意思是說，五行為什麼用『行』字，是為了代表天地之氣，也就是大自然之氣的運動、運行這樣的含義。在《黃帝內經》裡，把五行也叫做五氣、五運、五常。請注意，《黃帝內經》從來沒有用過五材這個詞。」

2. 五行，就是氣的升降出入運動

「《素問．天元紀大論》裡說：『五氣運行，各終期日』，《素問．氣交變大論》裡說：『五運更治，上應天期』，意思是說，氣的五種不同運動趨向交替主管的時間，各有固定的天數。《素問．氣交變大論》裡又說：『五氣傾移，太過不及』，《素問．六元正紀大論》裡說：『五常之氣，太過不及』，這裡用了五氣、五常，意思是說，氣的五種常規運動趨向，如果出現異常的話，可以有兩種情況，或是太過，就是太過頭，或是不及，就是不足。

「《素問．六元正紀大論》中還說：『金木水火土運行之數，寒暑燥溼風火臨禦之化，則天道可見』，是說金木水火土五氣運行的天數，以及寒暑溼燥風不同氣候的變化，都是天道，也就是大自然的客觀規律。這些都清楚的告訴我們，**五行就是五運、五氣、五常**。」

「伯伯，五行分別是指氣的什麼運動趨向？我怎麼還是不明白呀！」李超說。

「我們還是來看看《黃帝內經》是怎麼說的，只有原典，才是可靠的依據。《素問．陰陽應象大論》裡說：『天有四時五行，以生長收藏，以生寒暑燥濕風。』《素問．六微旨大論》說：『非出入，則無以生長壯老已；非升降，則無以生長化收藏。是以升降出入，無器不有。』這裡的升降出入，就是氣的運動趨向。升是上升運動，降是下降運動，出是外展運動，入是內收運動。自然界一切事物的內部，氣都是在不斷運動，其運動的方式不外乎升降出入，運動停止了，事物就消亡了。」

「這個我聽得懂，這就是氣的運動趨向嗎？」李超說。

我說：「用A代表五行，B代表生長化收藏，C代表升降出入。『天有四時五行，以生長收』，意思是有A才有B；『故非出入，則無以生長壯老已；非升降，則無以生長化收藏』，意思是，有C就有B。因此A就是C，五行就是升降出入。亦即∵A＝B、C＝B∴A＝C。」

「伯伯，你這是在做代數題嗎？不過，這麼一算，我倒是明白了，五行就是氣的升降出入運動，可是這個推論正確嗎？」李超還是有點疑惑。

我說：「《素問．六元正紀大論》裡說：『天地升降，不失其宜，五運宣行，勿乖其政。』這裡的升降代表升降出入，天地升降，天地之氣的升降出入，不失其宜，就是不能錯時；五運就是五行，宣行就是交替運行，勿乖其政，就是不能錯亂。天地升降和五運宣行對舉，『不失其宜』和『勿乖其政』義同。把升降和五行對偶起來，這就十分清楚了，五行就是指大自然以及萬事萬物中氣的升降出入運動。

「德國哲學家黑格爾（Georg Wilhelm Friedrich Hegel）曾經說過：『阻礙人們求知的，並不是那些未知的，而往往正是一些已知的，甚至是你堅定不移的。』人們堅信眼見為實，看得見、摸得著的事物，才是客觀存在的，才是唯物主義的，才是科學的，於是很多人就不理解《黃帝內經》的氣的運動趨向了。」

「伯伯，五行是用木、火、土、金、水五個字來代表，可是升降出入只有四種趨向，怎樣相配？五行又是按照什麼樣的思路來分類的？」李超又提出了一串新的問題。

3. 氣的運動，看不見摸不著，怎麼驗證？

「我先來談談五行歸類的思路和方法。你還記得我前面提到的，中醫研究問題的基本思路和方法嗎？」

李超說：「記得，『仰觀天文，俯察地理，中知人事』。」

「我們在談陰陽時，仰觀天文是看太陽，俯察地理是看晝夜和四季。現在討論五行，仰觀天文是看星星，這裡具體是指北斗七星；俯察地理是看春夏秋冬四季，當然也看一天之中的晝夜晨昏。在《靈樞．九宮八風》裡，記載了太一游宮，太一是北斗的古代名稱，以北斗七星斗柄的指向來確定方位和季節，是這篇文章的主要內容。《史記．曆書》裡說：『黃帝考定星曆，建立五行』，指的應當就是這篇文章。

有人說，司馬遷寫史記時，《黃帝內經》還沒有成編，他不可能看到這本書。我認為，司馬遷沒有看到成編的《黃帝內經》，這個說法可信，因為《史記》沒有提到《黃帝內經》這個書名，但說他沒有看到成編之前的若干文章，就值得商榷了。因為司馬遷寫《史記》，遍收皇家、民間文獻，怎麼可能沒有看到過《黃帝內經》成編之前一些極其重要的古代文獻呢？如果連司馬遷都沒有看過這些文章，僅僅過了幾十年，怎麼可能會有人憑空收集了一百六十二篇古典文獻，而編成了《黃帝內經》？

「在八百多年前，在張仲景所著的《傷寒論·傷寒例》中，有『四時八節二十四氣七十二候決病法』，更為詳盡的記述了斗柄指向，與四季、八節（立春、立夏、立秋、立冬、冬至、夏至、春分、秋分）乃至二十四節氣，以及七十二候的關係，張仲景稱之為『斗曆』（下頁圖表9-1）。有人說，這不是張仲景的原作，是後來的人補進去的。但這並不能否定這篇文章繼承《靈樞·九宮八風》，講述了斗曆與季節、節氣的關係。

五行是用北斗星指向定方位

「我們看看這個五行歸類表，進一步談談這個歸類的含義。」我順手把一張以前講課用的表格放在桌子上（下頁圖表9-2）。

張怡娜看了一眼說：「和教科書上的相比，多了斗柄指向和氣機（按：指氣的正常運行機制）兩項。」李超看了一眼，沒有說話，只是搖了搖頭。我一時不知道他是什麼意思。

我說：「地球的自轉和公轉，使生活在北半球的華夏先人，在傍晚仰望星空時，很容易觀察到北斗七星的周日視運動[1]和周年視運動[2]。隨著地球自轉一圈，我們看到北斗七星的斗柄也轉一圈，這叫北斗七星的周日視運動，有經驗的人可以根據斗柄的指向，大致知道這是夜間幾點鐘，因此也可以把它叫做星鐘。但是如果我們固定一個時間，比如固定在晚上十點鐘，用一臺儀器測量北斗七星的指向，到第二天晚上十點鐘再去測量，會發現斗柄的指向並不在原來的位置，而是依照逆時針方向向前移動了一度，這是因為地球自轉的同時，本身還在繞著太陽

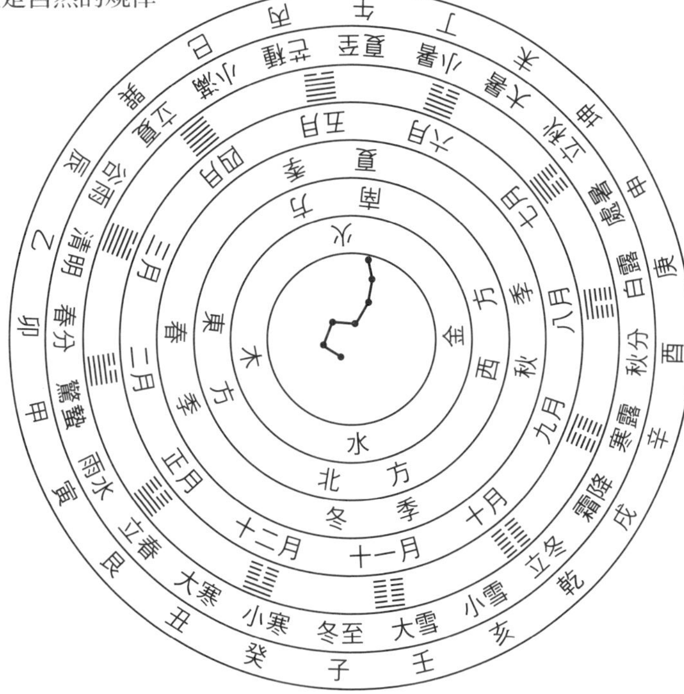

圖表 9-1　《傷寒論》中的斗曆

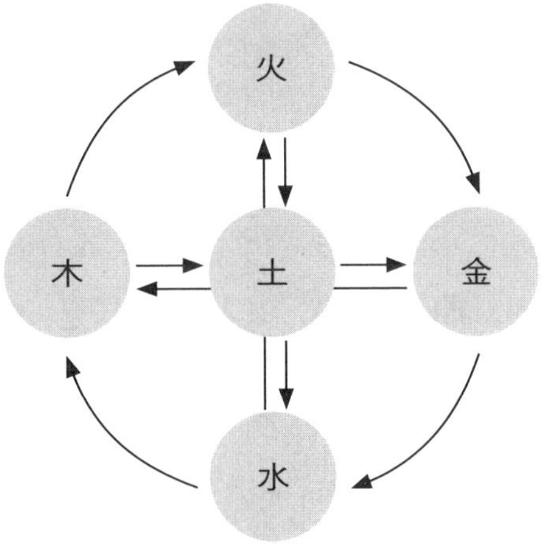

圖表 9-2　五行歸類表

1 一般稱周日運動，描述地球上的觀測者每天觀測到天空上的天體明顯的視運動狀態。

2 地球公轉運動的一種反映。

公轉。

「斗柄所指的方向每天逆時針向前移動一度，三百六十天以後，就又回到了原來的位置，這叫北斗七星的周年視運動。依照斗柄三百六十天運動一周來計算二十四節氣的曆法，就叫斗曆，也叫星曆，星曆的一年是三百六十天，因為斗柄的周年視運動轉動一周是三百六十度，需要三百六十天的緣故。**五行歸類中的東南西北四方，是指斗柄的周年視運動所指方向。**」

李超說：「啊，原來是這樣！」

「仰觀天象，當北斗七星的斗柄在傍晚時分指向東方時，俯察地理，地面上是春季；指向南方時，地面上是夏季；指向西方時，地面上是秋季；指向北方時，地面上是冬季，這就是四方和四季相對應的來歷。可見以觀察北斗七星斗柄的指向，來確定四季和節氣的方法，由來已久，而且也很精確。

「仰觀天象，斗柄指東；俯察地理，地面為春。春風和煦，於是在五氣這一欄，也就是五種氣候這一欄，就有了『風』字。這個時候，冰雪消融，種子生根、發芽，草木鬚根下伸、枝葉上展。蜷曲成團而冬眠的熊，在春風的呼喚下，爬出山洞，伸伸腰肢，打個呵欠，一派舒展之相；盤成圓盤狀而冬眠的蛇被春風喚醒，伸展身體，慢慢爬出了冬眠的巢穴，開始一年的新生活。

五行是氣的運動趨向

「從物候（萬物應節候而異）的觀察，到古人關於春季陽氣布陳、發散、發陳的論述，都顯示在春季應當是氣的生發、疏泄運動，主導或控制著自然界一切生物的生命活動，於是在『五化』，也就是動植物的五種變化這一欄中，就用了『生』字，生活的生，就是指植物的生根發芽，向四周外展，不是上升的升。」

「什麼叫『疏泄』？」李超問。

「就是疏通和宣洩，也就是氣向四周擴散、舒展。」張怡娜回答。

「因為樹木的鬚根最喜歡向下伸展，以吸收更多的水分和營養，樹木的枝葉最喜歡向上舒展，以吸收更多的陽光和雨露。所以聰明的古人就將氣的這種舒展、疏泄運動趨向，用『木』的來命名。因此**『木』在五行中，並不是指具體的樹木或木材，而是代表抽象的氣的生發舒展運動趨向。**」

講到這裡，張怡娜突然發問：「老師，我們所學的教材說，中醫的五行學說認為，宇宙是由木、火、土、金、水這五種基本物質所構成，宇宙間的一切事物都是由這五種基本物質的和雜、相合而化生的。可是你是怎麼認識到五行是氣的運動趨向呢？」

我說：「我學的教材也是這樣解釋的，首先，這樣的解釋說服不了我，《素問．陰陽離合論》中說：『陰陽者，數之可十，推之可百，數之可千，推之可萬，萬之大不可勝數。』可見古人連陰陽都看成是極其複雜的東西，怎麼可能簡單的認為世界只是由木、火、土、金、水五種基本物質雜合而成的？我在《黃帝內經》原文中，找不到這種說法的證據，《黃帝內經》從來沒有說過，大自然是由這五種物質組成。至於用五材的關係來解釋五行的生剋，更是牽強附會，難以令人信服。我從學習《黃帝內經》的原文中，得出五行原本是指氣的運動趨向這一結論後，一個園林師傅的經驗，使我的認識得到了實踐的印證。

春天陽氣生發，耗陽的事別做

「那是一九八〇年代初，當時我住在一樓，在陽臺外面有十幾平方公尺的空地，我在空地上種了一株葡萄藤、一棵香椿樹，還有一些不同品種的月季花。但每年都是一位園林老師傅幫我剪枝施肥，我基本上沒有操過心。有一年，從夏天起一直到第二年春天快要到來時，這位園林師傅就一直沒有露過面。後來我才知道，是他的身體不好，回外地老家休養了。眼看著春天已經來臨，葡萄藤條上的芽孢開始變大，可是雜亂的枝條還沒有打理，於是我自己用剪刀來剪枝。沒有想到剛剪斷一根枝條，從剪斷的斷口上就流出了水，開始是一滴一滴往下滴，流了一會，水少了一些，就順著枝條往下滲透，直到浸溼了整個葡萄藤。

「那年是一個乾燥的冬季，雨雪很少，土壤很乾燥，我覺得很奇怪，這麼乾燥的氣候，葡萄藤裡怎麼會流出水？於是不敢再剪了。接著，我在地下挖溝施肥，不小心碰斷了葡萄藤一條細根，從根的斷端也流出了水，把一大片乾乾的土都浸溼了。恰巧這時候，那位近半年沒有見到的園林老師傅，來到我的園子外面，我還沒有來得及向他打招呼和問候，他先開了口：『哎喲喂！郝老師！你怎麼能春天剪枝、施肥啊！』

我說：『怎麼了？為什麼不能春天剪枝施肥，不是一年之計在於春嗎？』他說：『春天的時候，營養向根的末端輸送，向枝條的末梢輸送，你把枝條剪斷了，根碰斷了，斷的地方就會流出大量的營養液，這都是葡萄的眼淚、葡萄的血呀，葡萄在哭、在流血啊！這樣丟失了大量的養分，太可惜了。完了，今年的葡萄結不了多少了！』

「聽師傅這樣一說，我心中一慟，為什麼在春天植物的營養會向根的末端和枝條的末梢大量輸送呢？那就應當是有一種看不見的氣的生發疏泄運動，支配著所有植物的生長活動。由此聯想到動物在春季的活動情況，也都展現了一派伸展、生發之象。古代人可能就是觀察到動植物在春季的這種生長活動狀況，就推知在春季是一種氣的生發、疏泄運動支配著自然界一切生物的生命活動。

「**氣的運動，我們是看不見、摸不著的**，但是可以應驗在動植物的生長活動現象上，這也許就是《素問》為什麼有一篇文章叫《陰陽應象大論》了，也就是說陰陽五行、陰氣陽氣、氣的升降出入，是看不見的，**但它們的活動狀況，都可以在自然界各種事物所表現的現象上得到驗證、得到應驗。**」

張怡娜感慨的說：「我們現代人離開大自然太遠了，對古代人類觀察到的東西，今天反而不能理解了。」

「那年你的那棵葡萄藤後來結了多少呢？」李超還惦記著那棵葡萄藤。

「那年只結了兩、三串，而且還很稀疏，總共也就是一千克上下，而平常的年分裡，能結六、七千克。」

「看來春天真的不能剪枝和施肥呀，」李超說：「那什麼時候剪枝和施肥合適呢？」

「這個問題我問了園林師傅，師傅說在深秋的時候，營養和水分向主幹內收，向種子和果實內貯藏，枝條乾枯了，根的末端乾枯了，就可以剪枝和施肥了，剪斷枝條、碰斷根也就不會再流失營養液。」

李超連連點頭，表示懂了。

肝對應木氣

這時張怡娜插話：「為什麼說肝膽和春氣相應，和木氣相應呢？我們過去都說，春天是陽氣升發的季節，所以肝氣也要升發，肝主升。」

我問：「你說的 shēng 是哪個字呢？」

張怡娜說：「是『上升』的『升』。」

我說：「因為古人認為，人是天地所化生的，我們前面談到《黃帝內經》中說：『人以天地之氣生，四時之法成』，意思是說，人是依照四季氣的運動規律而生成的，於是『天有陰陽，人有臟腑；天有四季，人有四肢；天有五行，人有五臟；天有六氣，人有六腑；地有江河，人有經絡』這樣的比擬。」

「六氣是什麼？經絡是什麼？」李超問。

「**六氣就是前面說到的風、寒、暑、溼、燥、火。**」張怡娜回答。

我接著說：「經絡以後再給你講。之所以**肝膽和春氣相應，和木氣相應，是因為肝的主要生理功能是主管疏泄的，它和春季木氣生發疏泄的運動趨向是一致的。**」

「可是肝也主藏血呀，」張怡娜又問：「藏就是收藏呀，這其中可是有氣的內收運動。」

我說：「我們說過，陰陽中又有陰陽，實際上我們還要充分注意到五行中又各有五行。《靈樞·順氣一日分為四時》中說：『春生，夏長，秋收，冬藏，是氣之常也，人亦應之。以一日分為四時，朝則為春，日中為夏，日入為秋，夜半為冬。』這就是說，任何一天之中都有類似於四季的變化，都有五行的交替有序運行。就拿春季來說，自然界的氣是在升降出入的運行中，表現了以生發疏泄運動為主，而人體的每一個臟器都有氣的升降出入，肝也同樣是這樣，肝藏血的功能……。」

「什麼是『肝藏血』？」李超又打斷了我的話問。

張怡娜說：「就是肝有貯藏血液和調節全身血流量的作用，人在運動的時候，需要增加血液循環量，於是肝臟就把所藏的血液輸送到血液循環中，等到休息、安靜、睡覺時，不需要那麼多的血液參與循環，於是就把一部分血液藏入肝臟，這就是肝藏血。」

我說：「肝臟的生理功能和生理聯繫，我們以後會講，這裡是談肝為什麼會與春季、木氣聯繫起來。從怡娜講的肝藏血的運動狀態來看，血歸於肝，是氣的內收運動，而血液從肝向全身輸送，又是氣的外展運動。所以從肝主疏泄和肝藏血的兩個功能來看，肝在氣的升降出入之中，總體上表現的是以疏泄外展為主，這就與春氣、木氣的運動趨向相一致，所以說，肝和木氣相應，肝和春氣相應。

「不過，我要糾正怡娜剛才的話，『春天是陽氣升發的季節，所以肝氣也要升發，肝主升』。其中的升字，不應當是上升的升，應當是生活的生，是生根發芽的生，是氣向四周疏泄外展。如果用上升的升，那就是火氣的運動特徵了，如果春季肝氣也要上升，那就可能是肝氣鬱結以後化火，肝火上炎，那就是病理的現象了。」

「老師，我懂了，《素問．四氣調神大論》中說，春季要養生，是養人體陽氣的生發和疏泄，這個生字，是生根發芽的生。夏季要養長，是養陽氣的上升。」張怡娜高興的說。

我說：「對，就是這樣。」

李超問：「火氣的運動趨向是什麼？」

我接著說：「仰觀天象，斗柄指南，俯察地理，地面為夏。夏季氣候炎熱，所以五行歸類表在五氣這一欄中，就用了一個『熱』字，植物的地面部分繁茂的生長，在五化這一欄中，就用了『長』字。

「我後來問那個園林師傅：『夏天葡萄藤都快長瘋了，根還長不長啊？』他說：『到了夏季，根就不怎麼長了，根在春季就基本長好了。實際上，在春季，植物都是先長根、後發芽，如果根沒有長好，不能吸收很多的水分和營養，上面的葉子就發不出來，展不開。到了夏季，主要是地面的部分繁茂生長，地下部分基本上就不再生長了。』我又聯想到春末夏初，大自然一派欣欣向榮、蒸蒸向上的景象。所以當古人看到這樣的季節、這樣的氣候、這樣的動植物生長活動，就在思考這個季節是什麼樣的氣的運動，支配著自然界一切生物的生命活動？應當是氣的上升運動為主導，是氣的上升運動支配著自然界一切生物的生命活動。用什麼樣的字代表氣的上升運動？古人用了個『火』字，為什麼可以用火字代表氣的上升運動？因為火性炎上。大家都做過飯，做飯的時候，都知道把鍋放在火焰的上面，有人把鍋放在火焰的旁邊，靠熱輻射來做飯的嗎？恐怕沒有。所以大家都知道利用火性炎上的特性。」

李超和張怡娜都笑了。

「在《西遊記》裡，唐僧師徒不小心，被妖魔抓住了……。」我說。

「伯伯，《西遊記》是什麼？」李超又打斷了我的話發問。

張怡娜不滿的說：「怨不得老師說你是美國人，連家喻戶曉的長篇神話小說《西遊記》都不知道。」

李超吐了一下舌頭，可能自知有點丟人，於是用上牙咬著下嘴脣，不再說話。

我接著說：「唐僧師徒被捆在妖魔洞的柱子上，有一個小妖對老妖說：『師傅，我們把他們都蒸吃了吧！豬八戒皮糙肉厚，不容易熟，放到籠屜的最下層，讓他離火近點；唐僧皮肉比較嫩，容易熟，把他放到籠屜的最上層，讓他離火遠點，這樣一鍋就全熟了。』孫悟空一聽，對豬八戒說：『師弟，妖精是外行，他不知道火性炎上的道理，在密閉的籠屜中，上面的溫度最高，師傅受不了。』孫悟空是學過五行的，他最初的師傅是道家，道家講五行，所以他懂得火性炎上的道理。」

「孫悟空就是孫猴子嗎？孫猴子這個名字，我小時候聽爺爺講故事的時候說過，原來他是《西遊記》裡的人物呀。」李超憋不住，又插話了。

「對呀，就是孫猴子，」我說：「火氣在人體中化育了哪個臟器？在天為木，在人為肝；在天為火，在人為心。心就像一個燃燒的火炬，火炬不斷燃燒，給周圍以光和熱，火炬熄滅了，空間黑暗了、寒冷了；心不斷的跳動，給人體全身輸送血液和能量，心不跳了，整個人體就冰涼了，生命也就終結了。

「仰觀天象，斗柄指西，俯察地理，地面為秋。在秋季氣候涼爽，空氣乾燥，於是在五氣這一欄中用了『燥』。樹木的鬚根乾枯了，樹木的枝葉乾枯了，營養向果實、種子和主幹內貯藏。這時候動物的活動狀況怎麼樣？秋後的兔子拚命的吃，把身體吃得肥肥壯壯的，積聚營養，準備過冬。秋季的狗熊食慾極好，體重猛增，是一年中最胖的時候，為什麼？要積聚脂肪、儲備營養，準備冬眠了。因此古人就認為，在秋季，是氣的內收運動支配著自然界一切生物的生命活動，於是在五化這一欄中用了『收』，用什麼字代表自然界這種氣的內收運動？用金屬的金字，因為金屬密度大、品質重，象徵著收斂、密集。我剛才說過，園林師傅告訴我，深秋才是給葡萄剪枝、施肥的時候，把它的枝條和鬚根剪斷、碰斷了，再也不會流出營養液，因為營養已經向枝幹和果實中內收儲藏了。

這次該我問李超了：「你推測一下，秋天的金氣，在人體應當對應哪個臟器？」

肺對應金氣

李超說：「肝和心已經說過了，肝對應木氣，心對應火氣，肯定都不對應金氣。以前伯伯講過腎，腎是主管水液代謝的，應當和水氣相對應，也可以排除。還講過脾胃，脾胃是消化系統，是講升清降濁的，氣的運動特徵不是內收，也可以排除。啊！我知道了，是肺，肺把空氣中的氧氣吸入體內，所以它的主要生理功能是氣的內收運動，和金氣的運動趨向一致，所以肺和金氣相對應。」

張怡娜說：「肺還要呼氣呀，呼出二氧化碳，是氣的外出運動，為什麼肺不和木氣相應？」

李超說：「伯伯剛才已經說過，五行中又有五行，肺的生理功能也應當是在氣的升降出入中，保持了以內收運動為主的特徵，所以肯定和金氣相對應的就是肺。」

我心中暗暗高興，這個小夥子接受中醫思維方式的能力還不是很差，這麼快就會依照這個思維方法來思考問題了。

「哼！」張怡娜對李超的回答卻不以為然，指了一下我放在桌子上的表格說：「你不過是看到了老師放在桌子上的這張五行歸類表，才裝模作樣的用了排除法和推理法，說和金氣相對應的是肺。」

李超說：「冤枉呀姐姐，我不認識中文，我連中文名字都寫不好呢！」

我這才明白，李超看到那張五行歸類表時，為什麼搖了搖頭，原來是看不懂呀。

「好了，不要爭論了，我們接著往下討論。當北斗七星的斗柄指著北方的時候……。」

李超接話說：「俯察地理，地面為冬季。」

我說：「是的。在這個季節，氣候寒冷，萬物深藏。埋在土裡的種子，千萬不要發芽，發芽就會被凍死；樹木的小幼芽，藏在芽孢裡，千萬別露頭，露頭就會被凍死；冬眠的動物，藏到山洞或樹洞裡，都冬眠了；古代的人類也過著早睡晚出，叫做『貓冬』[3]的生活。所以就在五氣

3 躲在屋子裡面，不到屋外活動。

一欄中用了『寒』字，在五化一欄中用了『藏』字。古人觀察到在這個季節動植物活動的狀況，認為這是氣的潛藏和下降運動，支配著自然界一切生物的生命活動。用什麼樣的字，代表氣的潛降運動呢？用『水』字。我們都知道，人往高處走，水往低處流。在五材中，水是指嘩嘩的流水；在五行中，水代表氣的潛藏下降運動。」

「伯伯，這在人體中肯定對應的是腎，」李超說：「腎是藏精氣的，這就是藏；又是主管水液代謝的，代謝後的水液要下降排出體外，都與水氣潛藏下降的運動趨向相一致。」

「你說得對，在天為水氣，在人為腎臟，」我肯定的回答，並接著說：「隨著天空的斗轉星移，隨著地面上春夏秋冬季節的更替，氣的外展運動和上升運動，氣的內收運動和下降運動，周而復始，交替輪換，於是地面上的氣候有了風、熱、燥、寒的有序變化，植物有了生、長、收、藏的生命節律，動物有了生、長、老、已的生命歷程。

「《黃帝內經》裡最初討論這個規律時，只有四行，因為只有四季。你看《素問．四氣調神大論》裡講的就是四氣，而不是五氣，春氣『發陳』，夏氣『蕃秀』，秋氣『容平』，冬氣『閉藏』。可是當四行和陰陽結合起來時，人們注意到，氣的外展運動和上升運動，是氣的陽性運動；氣的內收運動和潛降運動，是氣的陰性運動。氣的運動由陽性轉為陰性時，中間會有一段平穩的過渡。這就像我們往空中扔一個皮球，當這個皮球升到最高點要轉為下降時，就會有一個極其短暫的停頓一樣。這個過渡時段，是在夏季的最後十八天，《黃帝內經》裡把它叫『長夏』。

「在長夏，陰雨連綿，暑熱未退，秋風未至，氣候悶熱潮溼。人們有什麼感覺？就像北京人所說的桑拿天[4]，不像春天那麼舒展，不像夏天那麼火熱，不像秋天那麼清爽，不像冬天那麼凜冽。這個時候植物在幹什麼？植物已經開花結果，果實正在逐漸成熟。動物在幹什麼？動物已經懷孕，胎兒正在逐漸長大。自然界的各種生物，處於化育下一代的過程。於是就在五氣這一欄中用了『溼』字，在五化這一欄中用了『化』字。

「這個時候，氣的上升運動和下降運動相均衡，氣的外展運動和內收運動相均衡。自然界的氣處於相對穩定的、平穩的狀態，古人就用『土』字來代表氣的這種運動狀態。所以在五材中，土是指化育萬物的廣博土壤；在五行中，土代表的是氣的相對平穩的運動狀態。於是，就有了五行。

「後來人們又發現，不只是夏末氣的運動相對平穩，當氣的運動由春季外輾轉為夏季上升時，由秋季內收轉為冬季潛降時，由冬季潛降轉為第二年春季外展時，**氣的運動都有一段相對平穩的過渡，分別在春季、秋季和冬季的最後十八天**。於是古人又說了一句話，這就是『**土旺四季**』。」

「什麼叫『土旺四季』？」李超問：「是一年四季土氣都旺盛嗎？有長夏這個名稱，有長春、長秋、長冬這樣的名稱嗎？」

「《黃帝內經》裡並沒有直接說『土旺四季』這句話，這句話是人們根據《素問・太陰陽明論》裡所說的『脾者土也，治中央，常以四時長四藏，各十八日寄治，不得獨主於時也』推導出來的。所謂『土旺四季』，是指在春夏秋冬四個季節的最後階段，也就是季春、季夏、季秋、季

4 指三伏天（一天之中最炎熱的日子，三伏依序為初伏、中伏、末伏）又悶又熱，令人渾身汗水外浸的天氣。

冬這四個季，都是土氣占主導地位的時候。這樣四個十八天合起來是七十二天，其他四氣各主管七十二天，合起來是五個七十二天，正好是三百六十天，是斗曆，也就是星曆的一年。但在《黃帝內經》裡只有長夏，沒有長春、長秋、長冬這個名稱。因為長夏最能代表土氣平穩的特徵。」

我接著說：「我們開始講五行時，引用過《黃帝內經》中的話，『五氣運行，各終期日』、『五運更治，上應天期』，意思是說，氣的五種不同運動趨向各自主管的時間，是有固定天數的。這個固定的天數，現在就有了答案，就是各自主管七十二天。」

「原來是這樣啊，」張怡娜說：「我過去一直以為，土旺四季，是一年三百六十五天都是土氣旺盛，這就像脾胃一年三百六十五天都要吃飯消化，為其他臟器提供營養一樣。」

我說：「其他臟器都是一年三百六十五天，天天工作，為什麼不這樣說呢？」

李超說：「我明白了東南西北四個方向與春夏秋冬四季相配，再與木火金水四行相配，是看天、看地得出的結論，可是長夏屬土，與哪個方向相配呢？」

我說：「長夏在一年之中居於中間階段，所以在方位上說它居於中央。不過這就不是斗柄指向的問題了，而是一年的中央階段。」

李超又問：「可是四季的末尾，都是土氣旺盛的時段，可以不可以說是土在西南、西北、東南、東北？」

我說：「一般只是說土居中央，並且以長夏為代表，排在木火和金水的中間，不強調方位。所以那個鄉鎮醫生把一小堆黃土放在診室的中央，來代表中央土。」

李超說：「算命人說我命中缺水，是不是缺少氣的潛藏，性格太外向、太外露？」

我說：「我說過，不懂算命的理論和方法，所以不能評議。」

李超說：「改名、搬家、在床下放水，是不能解決問題的，伯伯雖然沒有回答這些問題，但我現在明白了中醫的五行後，隱約感到，這些行為都沒有意義，關鍵在於修煉自己的身心，使自己更低調、潛藏一些，內在更充實豐富一些。」

「李超不簡單呀，這麼短短的幾天，長進了不少！還知道自己膚淺外露，開始懂得要深沉、要內斂了。」我聽不出張怡娜是在表揚李超，還是諷刺李超。

李超倒是高興得手舞足蹈起來，一副得意的姿態。

「你剛剛說要潛藏，要低調，馬上又狂起來了，可不就是命中缺水嘛！」張怡娜不失時機的說。

李超吐了一下舌頭，不敢繼續接張怡娜的話頭。

我說：「李超，你說說土氣應當對應人體的哪個臟器？」

「不用猜了，只剩下脾胃了。」李超答道。

「為什麼脾胃和土氣相應？」我問。

李超說：「脾要升清，胃要降濁，升和降一定要平衡協調，**胃不降就嘔吐，脾不升就拉肚子**。所以脾胃的氣要在升降中保持穩定，這就與自然界土氣的運動特徵相一致。所以脾胃就與土氣相對應。」

我高興的說：「你的理解很正確。」

「老師，你對五行的這種認識，既容易聽懂，又使人信服，你有沒有公開發表過這方面的文章？」張怡娜問。

「我在一九八〇年代，先是在大學、研究所以及社會上的講座中，多次講過這些觀點。一九九八年五月，高等教育出版社出版了我主編的《春季飲食養生》，在該書中發表過這些觀點。其實，這本書是四季飲食養生叢書中的一冊，我是該叢書的副主編，該叢書還有夏季、秋季、冬季飲食養生等另外三本書，每本書的第一章都是我執筆的，都寫了我關於五行的認識。二〇〇二年春季，國家中醫藥管理局和二十一世紀中醫藥網路教育中心推舉我做《傷寒論》示範教學主講人，在我講的《傷寒論精講》（VCD）中，也講了這一觀點。二〇〇七年八月，在青島召開的中華中醫藥學會中醫基礎理論分會第一屆學術年會上，我做了《關於五行的討論》為題的大會發言，得到大多同行的認可。二〇〇八年在中央電視臺《百家講壇》的『千古中醫故事——張仲景』，我也講過這個觀點，很多網友表示支持。後來有《關於五行的討論》，發表在《北京中醫藥大學學報》二〇〇九年第一期；《中醫理論與五行學說》發表在二〇〇九年八月一七日的《中國中醫藥報》。據編輯們說，文章得到不少業內讀者的認同。」

「有沒有不同的意見呢？」張怡娜問。

「我沒有看到過不同意見的正式文章發表。」

「伯伯，我聽說五行之間，還有相生和相剋，這究竟是怎麼回事呢？」李超顯然對張怡娜提的問題不感興趣，於是提出了新的問題。」

4. 金木水火土，按季節相生、相剋

我說：「有了五行之後，古人還要思考一個問題，就是五行為什麼能夠年復一年保持基本穩定的狀態？這就考慮到五行之間應當有相互養助和相互制約的關係，於是就有了五行生剋的思考。**相生，就是相養、相助；相剋，就是相抑制、相制約**。生剋的次序是什麼？我們前面曾經引用過董仲舒在《春秋繁露》裡說過的話，『天地之氣，合而為一，分為陰陽，判為四時，列為五行。行者，行也，其行不同，故謂之五行……比相生而間相勝也』，『比』就是相鄰，『間』就是相間、相隔，相鄰的季節相生，相隔的季節相剋。春季過去是夏季，春季木氣的生發，為夏季火氣的上升提供了前提，創造了條件，這叫『木生火』。

「如果今年春季氣溫比較低，植物的根長得不好，枝葉也長得不好，也就意味著木氣生發不足，就會影響到夏季植物地面部分能否繁茂的生長，這叫木氣虛，不能生火，火氣就會不足。秋季金氣的內收運動，使植物的種子飽滿，使植物主幹的木質化程度提高，就為冬季植物的潛藏過冬提供了前提，創造了條件，這就叫『金生水』。如果秋季金氣的內收運動不足，種子沒有成熟，營養儲備得少，枝幹木質化程度低，在冬季就不能很好的潛藏，很容易被凍死。這叫金氣虛，不能生水，水氣就會不足。冬季水氣的潛降，為種子、為植物蓄積儲存了能量，也為第二年春季木氣的生發，使植物更好的生根、發芽，提供了前提，創造了條件，這就是『水生木』。如

果冬季水氣的潛藏不足，能量就會有無辜的消耗，顯然就會降低對第二年木氣生發支持的力度，就會導致木氣的生發不足，這就是水氣虛，不能生木，木氣就會不足。其他以此類推。可見五行之間，是按照季節的次序相生。

「當然也有從五材的角度來解釋生剋的。比方說，木頭經過燃燒，就會著火，這就是木生火。一切物體燃燒後就變成了灰燼塵土，這就是火生土。金屬放到高溫冶煉爐裡，就熔化成了液態，這就是『金生水』。金屬做的斧子可以砍斷木頭，這就是『金剋木』。水可以滅火，這就是『水剋火』……中醫是要走出國門的，外國人聽了上述的說法，就會接著問，什麼叫『水生木』啊？有人會答，用水澆樹木，樹木就活了。可是鋼鐵熔化成的鐵水澆樹木，樹木能活嗎？只好回答，鐵水澆樹木，樹木當然不能活。於是我們可以得出結論，這樣的觀點不能自圓其說，這就把五行生剋的自然規律引入了機械唯物論[5]的泥沼。」

「老師，這也是《黃帝內經》裡的話呀，《素問・寶命全形論》裡就說過：『木得金而伐，火得水而滅，土得木而達，金得火而缺，水得土而絕，萬物盡然，不可勝竭。』」張怡娜說。

我說：「《黃帝內經》畢竟不是一個人寫的，有不同的認識和說法，是正常的。在《素問》和《靈樞》兩本書裡，也只有這一處是用形而下的東西來解釋形而上的東西，但這段話最後還是有一句話是：『萬物盡然，不可勝竭。』」

「伯伯，什麼是形而下？什麼是形而上？」李超立即問。

我說：「形而上和形而下，見於十三經之首的《周易・繫辭上》，原文是『形而上者謂之道，形而下者謂之器』。一千四百多年前，唐代經學家孔穎達解釋說：『道是無體之名，形是有質之稱，凡有從無而生，形由道而立，是先道而後形，是道在形之上，形在道之下。』」

我一邊說，一邊翻開《十三經注疏》給李超和張怡娜看。也是因為我記不住孔穎達的解釋文字，翻出來方便照著念。李超搖搖頭說：「我更不懂了。」

我說：「你還記得我們講陰陽的時候，說到原始地球的形成過程嗎？」

「記得，原本什麼也沒有，後來在宇宙中有了一團塵埃，也就是一團氣，慢慢的，清陽上升為天，濁陰下降為地，就形成了原始的地球。」李超說。

我接著說：「固態的地球形成之後，太陽光和熱的輻射與地球的自轉和公轉相結合，地面上就有了晝夜和四季，於是就有了陰陽和五行，陰陽和五行是自然規律，看不見、摸不著，我講的陰陽五行有形體嗎？」

李超說：「沒有。」

「這就是道，道就是規律，於是地面上化育了看得見、摸得著的千姿百態的物質世界，這就是『器』，器就是具體的、有形質的東西。所以孔穎達說，道是沒有形體的，形（形就是器）是有形體的，凡是有形體的東西，都是從無形體的規律中誕生的，因此是先有道，後有形，道在形的上面，形在道的下面。如果用木材、火焰、土壤、金屬、流水等有形的東西，去解釋化育生命本源的陰陽五行之道，這就是用形而下的器來解釋形而上的道。」

---

5 機械唯物主義（Mechanistic Materialism，亦稱形上學唯物主義、機械唯物論），以機械的觀點解釋自然界和認識論問題的一種唯物主義哲學。

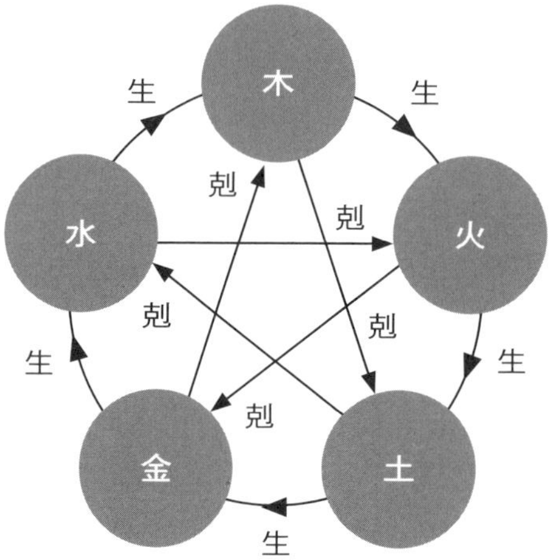

圖表 9-3　五行生剋圖

「老師，我懂了。道，是無形的規律；器，是有形的物體。無形的規律可以化生有形的物體，有形的物體可以證驗無形的規律。能用無形的規律來解釋有形物體生、長、壯、老、已的生命節律，但不能用有形的物體之間的關係，來解釋無形的規律之間的聯繫。所以用五種物體之間的關係，來解釋五行的生剋，就是用形而下的器，解釋形而上的道，肯定是不能自圓其說的。」張怡娜像說繞口令似的，一口氣說完了她的理解。

李超被張怡娜快速流暢的語言驚得目瞪口呆，說：「姐姐妳說慢一點行不行？我還沒有反應過來，你的話就說完了，不過妳的意思我是領會了。」

我繼續講下去：「五行的相生，是按照季節的次序相生，但生得過頭，就不平衡了，所以要引進五行的相剋。春季木氣太旺，生發過頭，植物根長得太茂盛，枝條也長得太茂盛，就會消耗營養過度，到了夏季就長得不好，所以必須引進一個制約的機制。為了保證木氣的生發不要過度，靠什麼來制約？靠金氣的內收運動來制約，這就叫『金剋木』。

「夏季，火氣的上升太過頭了也不行，就像我種葡萄，有一年夏季雨水多，原來施的肥又多，結果葡萄的枝葉都太茂盛了。園林師傅說，這樣不行啊，枝葉長太多了，會影響結果。我問怎麼辦，他說得把它腦袋剪了，這就是用下降的水氣來制約它、控制它，把它的上升運動控制在一定的水準，不要長得太過頭，這就叫『水剋火』。其他以此類推。《素問．六微旨大論》裡把這種情況叫做『亢則害，承乃制，制則生化』，意思是說，如果某種氣的運動趨向過亢，就會導致禍害，就需要用能夠克制它的氣的運動趨向來制約它，只有受到制約，才能夠繼續生化萬物。

「二、三百年前（我說清代，怕李超不懂，所以就說二、三百年前），有個醫學家叫黃元御，他在《四聖心源》這篇文章裡說得十分明白：『其相生相剋，皆以氣而不以質也，成質則不能生剋矣。』黃氏所說的氣，就是指氣的運動特性，質則指具體的材料、物體。

「黃氏進一步說：『相剋者，制其太過也。木性發散，斂之以金氣，則木不過散；火性升炎，伏之以水氣，則火不過炎；土性濡濕，疏之以木氣，則土不過濕；金氣收斂，溫之以火氣，則金不過收；水性降潤，滲之以土氣，則水不過潤。皆氣化自然之妙也。』雖然在有些細節和用詞上與我在前面的解釋略有不同，但精神完全一致，都是從氣的運動趨向之間的制約關係，來認識五行相剋。

「五行有相生，就不至於導致氣的某種運動趨向不足。五行有相剋，就不至於導致氣的某種運動趨向太過，生剋制化，就使五行之氣由生發到上升，由上升到平穩，由平穩到內收，由內收到下降，由下降到第二年的生發……於是就保持了年復一年有序、協調的交替運動。經過幾十億年的氤氳演化，化育了萬紫千紅、千姿百態的生命世界。所以，所有的生命都被打上了五行的烙印。這就是道，這就是化育生命的自然規律。」

「伯伯，看來相剋也是需要的呀，並不是不好，沒有相剋，氣的運動也就不穩定了，就太過頭了。」李超說：「你上次講了陰陽的烙印，我後來注意了一下，真是一草一木，處處都有陰陽，可是五行的烙印在哪裡呢？」

「關於五行的烙印，也同樣是無處不有、無處不在。」我說。

五行的烙印

「陰陽的烙印你們看了，伸出手就是，手心手背都是肉，可是顏色不同，皮膚結構不同，於是就分出了陰陽。五行的烙印在哪裡？再伸出手，為什麼長五個手指頭，多一個是畸形，少一個還是畸形呀！」

「伯伯，這個說法我不服，」李超笑著說：「動物並不都是五指，馬蹄沒有趾，牛蹄是兩趾，你在這裡是有點牽強附會了。」

我說：「你說得對，這個例子確實牽強。看我這張寫字臺，實木的，上面的木紋是不是很漂亮？木紋就是樹木的年輪，年輪是怎麼回事？是五行打上的烙印。

「春季木氣生發，於是在春季生長的樹木的細胞就開始變大；夏季火氣上升，夏季生長的樹木的細胞變得最大；秋季金氣內收，秋季生長的樹木細胞開始變小；冬季水氣潛降，冬季生長的樹木細胞就變得更小，甚至沒有新細胞的生長。細胞大的時候，密度低、顏色淺；細胞小的時候，密度大、顏色深。這樣就留下了一圈年輪。

「豈止樹木上有年輪，馬、牛、羊的牙齒上有年輪，大魚的鱗片上有年輪，烏龜的背殼上有年輪。我們吃過黃花魚，黃花魚腦袋上有兩塊硬硬的骨頭，有這個特徵的魚，都屬於石首魚科。有人研究石首魚那兩塊堅硬的骨頭，把它剖成薄薄的片以後，用電子顯微鏡來看，發現不僅有年輪、季輪、月輪，還有日輪。

「如果這條魚在某一天遇到的是風平浪靜，食物豐富，吃得飽，夥伴多，玩得高興，牠的日輪就寬寬的、亮亮的；如果哪一天遇到狂風惡浪，沒有食物，牠又漂流到一個孤苦伶仃的海灣，緊張、焦慮、孤獨、飢餓，這一天的日輪就是黑黑的一條線。根據這條魚頭部那兩塊骨頭的電子顯微鏡下的日輪，就可以把這條魚一生所在海域的氣象日記寫下來，這真叫歲月留痕啊！

「我們來到這個世界上很不容易，不管每個人在人生的歷程上遇到什麼樣的事情，都要保持淡定從容的心態、愉悅平靜的情緒，要在我們生命的進程中留下亮亮的、寬寬的一條條線。」

李超和張怡娜聽了我這段話，都在那裡發愣，我知道他們各自在想自己的心事。

我繼續說：「一次在新加坡，有學生問我：『我們這裡靠近赤道，沒有四季，所以就沒有五行了吧？』我說：『你們這裡的樹木有年輪嗎？』他說：『有呀！』我說：『有年輪就有五行，甚至連南極洲的冰層上都有年輪，都有五行的烙印，你們這裡怎麼可能沒有五行？』所以地球上的任何一個事物，都要受五行這一自然規律的支配。」

5. 五行也是化育生命的本源

「大自然有序的敷布了生發、上升、平穩、內收、潛降等氣的五種運動趨向，才使植物有了生、長、化、收、藏的生命節律，動物有了生、長、壯、老、已的生命過程。人體稟受了木、火、土、金、水五種常規的氣的運動趨向，才化育了以五臟為核心的五大生理系統。可見，五行學說是揭示大自然氣的運動趨向及其變化規律的學說，是溝通人類與萬物和天地之間關係的紐帶，也可以看成是大自然這一生命的搖籃，所賦予人類和萬物的遺傳密碼之一。因此，五行和陰陽一樣，都是化育生命的本源。

「這正像《素問．天元紀大論》中所說：『夫五運陰陽者，天地之道也，萬物之綱紀，變化之父母，生殺之本始，神明之府也，可不通乎。』《靈樞．陰陽二十五人》裡說：『天地之間，六合之內，不離於五，人也應之。』《傷寒卒病論集》裡說：『天布五行，以運萬類，人稟五常，以有五臟。』講到這，你們對這些話應該理解了吧？」

李超恍然大悟，說道：「伯伯，我知道了，為什麼中醫把臟腑分為五臟，而不是六臟、七臟，這是大自然的造化呀！」

張怡娜說：「老師，我有幾個問題。一是聽有人說，中國皇帝的寶座為什麼坐北朝南，是因為中國皇帝老婆多，他必須保腎，而北方屬水屬腎，所以寶座要坐北朝南。房屋和座位的朝向，是不是與健康有很大關係？二是自然界五行之氣能夠穩定，是由五行之間生剋制化關係所決定的，還是有另外的原因？三是五色、五味、五音和五行的內在聯繫是什麼？對養生保健、治病防病有沒有指導意義？四是五行學說在研究人的生理病理以及治療疾病的時候，還有多大作用？」

我說：「你提的問題都不小，我談談我的認識。先說說居所和座位方向的問題。」

6. 方位是相對，而非絕對

「五行和四方的相配，是仰觀天象、俯察地理得來的，但我們清楚的知道，決定五行有序交替運行的根本原因，在於地球繞太陽公轉的穩定性，地面上四季溫度的有序變化，並不在於北斗七星的指向。北斗七星的指向，只不過是處於北半球的中國人觀察天象的參照物罷了。到了南半球，看不到北斗七星，同樣也有春夏秋冬四季，也有植物生長化收藏的生命節律。而南半球的季節與北半球相反，澳洲、南美洲的春夏秋冬，則是亞洲的秋冬春夏，也就是說如果按照北斗七星的指向來說，澳洲和南美洲的春夏秋冬分別與西北東南相對應，顯然我們不能把五行歸類中的方位看成是僵化、固定的東西。

「當然，在《黃帝內經》時代，人們還不知道是地球在自轉和繞太陽公轉，認為地球是宇宙的中心，日月星辰在圍繞著地球轉動，但這個觀點並不影響人們對日月星辰運動週期的觀察。

「中國皇帝的金鑾殿和寶座坐北朝南，是因為中國在地球的北半球，太陽在我們南面的天空，為了採光取暖，所以居所要朝南，座位也要朝南。面向陽光，還寓有正大光明的意思，這才叫正房。到了澳洲和南美，正房就要坐南朝北了，因為澳洲和南美在地球的南半球，太陽在北邊，所以以背南面北為正房，面朝北方是面向光明。

「如果說中國的皇帝背北面南是為了保腎，那麼澳洲人和南美人背南面北就是為了保心嗎？

他們為什麼要保心？即使是在中國，正房和廟宇的朝向也並不一定都朝南，寧夏賀蘭山東麓所有的正房和廟宇都背西面東，難道是那裡的人為了保肺嗎？可見**居所和座位的朝向問題，是為了面向太陽，面向光明和溫暖，這和五行、方位與五臟的搭配沒有關係**。

「我還想提醒一件事情，有的古書上說如果肝的健康失調，就面朝東來練功；如果心的健康失調，就面朝南來練功；如果肺的健康失調，就面朝西來練功；如果腎的健康失調，就面朝北來練功；如果是脾的健康失調，就面朝四方來練功，面朝四方，也就是隨便哪個方位都行。」

「伯伯，這有實際意義嗎？」李超問。

「依我看，也沒有實際意義。我認為練功或鍛鍊時，只要找一個背風、向陽、安靜的環境就行了。**不要把方位和五行的關係看成是僵化的東西**。」

李超說：「伯伯，我明白了，按照算命人所說的命中缺什麼，就按照五行和方位的關係來選擇方向搬家，實際上沒有意義。」

「而且方位也是相對的，不是絕對的。我在這裡順便回答你的第二個問題。自然界五行之氣的有序交替、穩定運行，原因在於太陽光和熱輻射的穩定，在於地球繞太陽公轉時，到太陽的距離和地面的溫度週期性變化的穩定。所以在研究自然規律時，強調生剋制化是五行之氣不衰不亢的內在原因，意義不大。但在研究一個具體生命體內部氣的運動關係時，比如研究人的臟腑之間的生理、病理關係時，五行的生剋制化關係是很有用的。

「我還想說明的是，五行交替變化主要取決於地面溫度的變化，而地面溼度的變化對氣的運動趨向影響並不大。比如中國北方在秋季時，氣候是涼爽而乾燥的，溫度和溼度都降低了，陽氣內收了。但在西歐，由於受大西洋暖溼氣流的影響，秋季常常是細雨綿綿，氣候並不乾燥，但植物的鬚根和枝葉依然要乾枯脫落，營養依然要向主幹、種子與果實內儲藏，氣的運動依然是以內收為主，因為自然界的氣溫在下降。而且，人們在暖房裡透過溫度的調節和控制，可以種出反季節蔬菜和水果。這都說明，溫度的變化對五行之氣的有序交替，起著決定性的作用。」

「老師，這個問題我懂了，你能不能談談五行與五色以及健康的關係？」張怡娜還沒有忘記她剛才提的問題。

7. 顏色會影響心理，帶動氣的運行

我說：「顏色是光線照在物體上之後，物體表面所反射出不同波長的電磁波，在我們人類視網膜上的反映，這種不同波長的電磁波對人類和動物的細胞有沒有作用，人們還沒有研究清楚，我想即使有作用，這種作用也是微乎其微。但有一點是比較明確的，就是某種顏色大面積渲染以後，對人的心理和情緒會有一定的影響。

「古人認為，既然大自然有了陰陽五行，才有了萬事萬物，於是就可以把萬事萬物按照陰陽和五行來分類。顏色也是事物之一，所以顏色也要按照五行來分類。一般人們說樹葉色綠，火焰色紅、土地色黃、秋霜色白，都可以理解，但說水色為黑，就難以理解了。這種從五材角度來談五色的五行歸類，我覺得還是以形而下的器來解釋形而上的道，不能自圓其說。我認為當某一種顏色大面積渲染時，可以影響人的氣的運行，從而帶來**心理的和生理的反應，這才應當是五行和五色歸類的依據**。

「一位企業負責人，由於企業經營出了嚴重的問題，可能面臨破產，他自己非常鬱悶和焦慮，幾個星期來幾乎徹夜難眠，飲食不下，重度乏力，臥床難起，只能喝一點湯水。我說：『你創辦這個企業多少年了？』他說八年了。我接著問：『你最初創辦這個企業的時候，是坐著賓士車去辦理手續的嗎？』因為他是坐著賓士車來門診找我看病的。他說是騎著腳踏車去申辦各種手

續的。我說：『即使這個企業倒閉了，你還會回到騎腳踏車去辦手續的地步嗎？』他說：『不會！』『既然這樣，你鬱悶什麼，從這次企業的問題中吸取教訓，從頭再幹不就可以了嗎？』他愣了許久說：『可是我現在身體成了這個樣子，已經沒有八年前的心力和勇氣了呀！』我說：『我給你一個建議，帶上車和帳篷，到內蒙古草原上住一個星期。』

「他聽了我的話，帶著家人和下屬，開了幾輛車，去了內蒙古大草原，十幾天後，他到門診來找我，就像換了一個人。他說，當他來到了內蒙古呼倫貝爾大草原，一下車，看到一望無際的綠色草原，在遙遠的地平線上，和藍天白雲相接，立刻感到身體上好像卸下了千斤重擔，滿腦子亂如麻團的愁緒，似乎凝固了，不能再翻騰起波瀾，腦子漸漸的冷靜下來。許久許久，他突然高舉雙臂，大喊一聲『大草原呀！我來了！』，他向前猛跑了幾步，雙腿一軟，摔倒在草地上，滿腔的鬱悶、煩惱、委屈、悔恨、焦慮，全變成淚水湧了出來……就這樣，他在草原上住了一個星期，心情逐漸好轉，體力逐漸增加，到後來，不用安眠藥也可以睡著覺，最後一、兩天，睡在帳篷裡，沒有人叫，幾乎就醒不了。」

「伯伯，為什麼會這樣？」李超問。

我說：「**綠色、藍色的環境，利於人的氣機舒展，所以他的鬱悶得到了宣洩，焦慮得到了緩解；心情寧靜，失眠的問題就解決了，體力也就逐漸恢復了**。這可能就是古人根據在這樣的藍色、綠色環境中的身體和心理的體驗，利於人體氣的外展，把青色，也就是藍色、綠色系列，歸屬於木行的原因。

「但疏泄過頭也不行，一個人乘輪船從天津塘沽到韓國仁川，他一直坐在甲板上欣賞著海天一色的美景，看著船尾海鷗的追逐，心情十分爽快。不知過了多久，船尾的海鷗沒有了，其他旅客也都回到船艙裡，偌大的甲板上只有他一個人，他望著海天一色空寂，突然間，似乎分不清楚上下前後左右，慢慢的，一種莫名的恐懼襲上心頭，他不由自主的回到船艙的臥室裡，過了半個多小時，心情才慢慢平靜下來。回國後他擔心自己得了恐懼症（phobia），或者是驚恐發作，於是來找我看病，問我為什麼會有這樣的感覺，我說這樣的環境，使你的氣疏泄過頭，收不住了，於是你的防衛能力就下降了，自然就會產生恐懼、寂寞、不安的感覺。

「紅色利於氣的上升，使人興奮，那些特別偏愛紅色服飾的人，一般都是氣虛、血壓偏低、精力不足的人，所以會本能的選擇紅色系列的服飾，以提高自己氣的上升能力。而年輕夫婦的臥室粉飾成淡粉色，則有利於提高性興奮的程度。但精神分裂症（按：臺灣現稱為思覺失調症）的病人，如果處於大面積紅色渲染的氣氛中，會引發狂躁發作。有人就曾經做過這樣的實驗，把精神分裂症病人的房間牆壁上貼滿紅色的紙，不久就誘發了病人狂躁發作，後來用了平時兩倍劑量的鎮靜藥，才使病人的情緒安定下來。於是紅色就與上升的火氣聯繫了起來。

「白色利於氣的內收，利於人們冷靜的思考和內省，所以教室、圖書館、會議室和一般的家庭中都把牆壁塗成白色，使人能冷靜的學習和思考，於是就把白色和內收的金氣聯繫了起來。

「黑色利於氣的下降，利於人的入靜和安眠，所以晚上睡覺時，要把窗簾拉上、燈關掉，房間所有的物體沒有光源的照射，變成漆黑一片。於是就把黑色和下降的水氣聯繫了起來。

「靈堂布置只用黑白二色，利於人體氣機的內收和下降，使在場的人能夠靜下心來，深切追思往生者給人們留下的精神財富。

「黃色利於氣的穩定，給人以平穩莊重的心理感受，古代選用黃色作為皇帝的服飾、皇家居所的主色，寓以統治穩定的意思，於是就把黃色與平穩的土氣聯繫了起來。

「我認為，這就是五色和五行歸類的內在原因，是從氣的運行趨向的角度來歸類的，而不是從五材顏色的角度來歸類的。我想強調的是，顏色只有大面積渲染時，才能對人的心理和氣的運行發生微小的作用，而不是一粒小小的種子、果實或者一顆小小植物的顏色不同，就會產生不同的作用和功效。

「由於五行中又有五行，所以大自然的陰陽五行化育了千姿百態的生命世界以後，各種動植物都有著五彩斑斕的顏色。如果把動植物的藥用功效，教條的用顏色來解釋，那就會陷入荒謬的境地。比如有人說，凡是紅色的東西都入心，黑色的東西都入腎，但事實並不是這樣，大棗色紅，不入心，卻入脾。」

李超突然插話：「什麼叫入心、入脾、入腎？」

我說：「這是對中藥作用部位，也就是對臟腑親和力的一種認識，**入心**、**入脾**、**入腎**，**是指這味藥主要作用於心**、**脾**、**腎**，**與心**、**脾**、**腎**有很好的親和力，這也叫**中藥的歸經**。說某藥入某經某臟，並不是說這味藥的成分進入體內，在這些經臟的濃度高，而在其他經臟濃度低，實際上應當是均勻分布的，只是這味藥的作用與某臟的生理功能相親和而已。比如黃芪的作用是補氣的，而肺主一身之氣，脾為氣血化生之源，黃芪自然也就入肺經和脾經了。當歸是補血的，而心主血、肝藏血、脾生血，於是就說當歸入心經、肝經和脾經。」

我接著說：「枸杞子色紅，不入心卻入肝、脾；綠豆色綠，並不入肝，卻入心、胃；寒水石

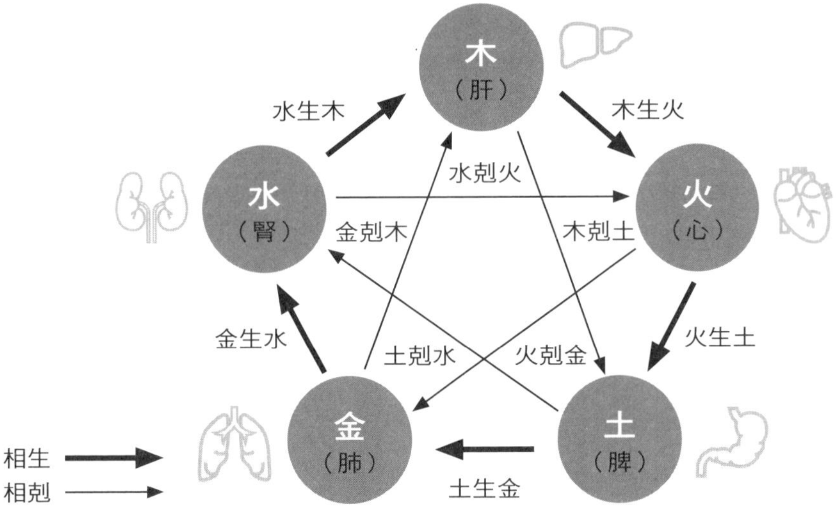

圖表 9-4　五行相對應關係

色白，並不入肺，卻入胃和腎；蓮子心色綠，不入肝，卻入心；珍珠色白，並不入肺，而入心、肝；黑大豆色黑，是入腎，但也入脾；黑芝麻色黑，入腎，但還入肝、肺、脾，而白芝麻和黑芝麻的功效歸經相同，並不因為色白就有不同的歸經和功效。

「因此，中藥的作用是從實際效果中總結出來的，並不是依據顏色的不同而教條劃分的。如果按照五行配五色的規律來教條劃分，那可就麻煩了，西瓜皮綠、瓤紅、子黑，應當歸哪經？馬齒莧是治療痢疾很有效果的食療藥，它的根是白的、莖是紅的、葉是綠的、花是黃的、籽是黑的，五色俱全，因此又有『五行菜』的別稱，你說又該歸納為哪經？」

張怡娜說：「老師，我大概明白

了，我們既應當知道五行配五色的由來，還應當知道事物的複雜性和多樣性，中藥的歸經和功效是從臨床實踐檢驗中總結出來的，並不是以它表面的顏色來決定的。」

「對，這樣認識，我覺得比較客觀。」

「老師，五行和五味是如何相配的，有沒有臨床意義呢？」張怡娜緊接著問。

我說：「關於五行和五味的問題，我還沒有想明白或者想清楚，但你們已經提出來了，我還是要談談我的理解。」

8. 五味：生什麼病，就忌什麼口

「五味是指酸苦甘辛鹹，現在一般根據《素問．陰陽應象大論》等的說法，酸苦甘辛鹹分別與木火土金水相配，進而認為酸為木之味，酸入肝；苦為火之味，苦入心；甘為土之味，甘入脾；辛為金之味，辛入肺；咸為水之味，鹹入腎。以往人們常解釋說，樹木的果實多酸，火燒過的食物變苦，土地化生的食物多甘，金屬的味道多辛，水的味道多鹹，這種說法顯然是牽強的，誰能嚐出金屬是什麼味道？水中如果沒有鹽，誰能嚐出鹹味？

「廣博的大地化生了萬物，萬物五味俱全，怎麼能只強調甘味？樹上的果實也可以說五味俱全，為什麼單單強調酸？而且中藥藥理作用的規律是，**酸味的藥物多有收斂的作用，苦味的藥物多有降火的效果，辛味的藥物多有發散的功能，鹹味的藥物多有潤降的作用，甘味的藥物則有甘緩平補的效用**。如果按照氣的運動趨向來分類，我認為辛主宣散，應當對應木；鹹、苦主降，應當對應水；酸主收斂，應當對應金；甘味平緩應當對應土。我的想法除了甘味對應土與《黃帝內經》的說法一致以外，其他都不一致，因此這個問題需要繼續思考和研究。」

張怡娜說：「老師，我在念大學時，書上說，在疾病過程中，常見有口味的變化，可用五行屬性的歸類法來判斷其所屬臟腑，**口中泛酸為肝木旺，口苦為心火旺，口咸為腎水上泛，口甜為脾有溼，口辣為肺有熱**。這些情況是不是符合臨床實際，是不是五味和五行搭配的依據呢？」

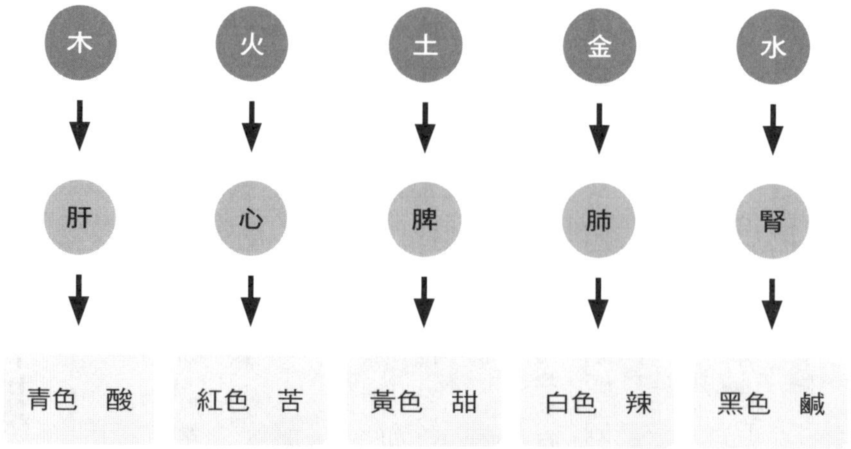

圖表 9-5 五行入五臟、五色入五味

我說：「從臨床觀察來看，口鹹為腎水上泛，口甜為脾有溼熱，口辣為肺有鬱熱，確實是這樣。口酸常常是由於肝熱胃寒所造成，與肝也算沾上邊。口苦則常見於肝膽火旺以及胃火盛，心火盛而出現口舌生瘡的多，出現口苦的反而不多見。或許木火土金水分別與酸苦甘辛鹹相配的說法，和這種臨床觀察有關。

「在這個問題上，我認為將自然界一切事物都要按照五行的框架來分類的思維架構，對五味進行分類，是可以理解的。但實際上在《黃帝內經》裡，更多強調的是五味中的每種味都可以入任何一臟，也就是各臟都可以接受五味，怎樣利用不同的味來調節臟器功能。《黃帝內經》是辨證選味的，舉《素問．藏氣法時論》中關於肝的例子，『肝欲散，急食辛以散之，用辛補之，酸瀉之』、『肝苦急，急食甘以緩之』。肝的生理特性是主疏泄，這叫『肝欲散』，所以要用辛味的食物或藥物來幫助它疏散、疏泄，疏肝解鬱的藥物如柴胡、香櫞、青皮、香附都有辛味，在歸經上都入肝。

「我們平時吃飯，有人特別喜歡吃辛辣的東西，吃完了感到很爽，身體輕鬆、心情舒暢、食慾增加，這就是疏通了肝氣，進一步疏泄了全身氣機的緣故，你能說辛味不入肝？從這個角度來說，辛味可以幫助肝的疏泄，順應了肝的生理功能趨向，這就是補肝，所以《素問．藏氣法時論》中說，『肝欲散，急食辛以散之，用辛補之』。但是如果肝疏泄過頭了怎麼辦？就要用酸的藥物或食物來抑制它的過度疏泄，比如烏梅、山茱萸都味酸，入肝，可以收斂肝氣過度的疏泄耗散，所以說用酸瀉之，是制約了肝的過度疏泄。在《黃帝內經》裡，把肝比喻為將軍，肝在志為怒，肝氣旺特別容易急暴，這就造成了人容易發怒，急暴發怒反過來也會損傷肝的本身，被自我戕害所苦所累，這就是『肝苦急』的意思。所以應當食用甘味的食物和藥物來柔緩肝氣的急暴，這就是以柔制剛。可見酸、辛、甘等都可以入肝，我們不能拘泥於只有『酸入肝』的說法，其他臟器同樣也接受五味。

「可見《黃帝內經》本身，並沒有局限在酸苦甘辛鹹分別與木火土金水、肝心脾肺腎相配的圈子裡，而是根據病症靈活的應用五味。還要注意的是，中藥中所說的味，有時候並不是我們品嚐後味覺器官所感受的實際味道，而是根據藥物的功能反推出它的味。比如，某藥有發散解表作用，就說它味辛；某藥有固表止汗作用，就說它味酸。五味與五行的搭配，我只能解釋到這裡了。

「其實五菜、五果、五穀、五畜等與五行的配屬歸類，也同樣存在著內在聯繫不充分或者牽強附會的問題，所以我們都不能教條的看待這些問題。依我看，穀肉果菜都可以入任何一臟，就像五味皆可入任何一臟一樣。

「天有四時五行，以生長收藏，這是化育生命的原始自然規律，一旦在陰陽中又有陰陽，五行中又有五行的複雜演變過程中，化生了千姿百態的生命世界以後，你要把極其複雜的生命重新還原，用簡單的陰陽四時五行進行分類，必然會存在很多不合理的問題，所以我們不應當把五行、五色、五味、五穀、五果、五菜、五畜等分類，教條化、僵死化。」

「伯伯，五行和五音又是怎麼回事？」李超問。

我說：「這也是一個難題，或者說我還沒有搞清楚的問題。我就談談我的理解吧。」

9. 五音療法是靈丹妙藥

我說：「在人類的世界，不能沒有聲音，當我們還是胎兒，聽覺器官開始發育，剛剛能夠接受外界聲音時，我們就聽到了母親胃腸的蠕動、心跳的節律、呼吸和說話的聲音。出生以後，也是在一個有聲音的世界裡茁壯成長。當一個人處在完全靜音的狀態下，用不了多久就會感到莫名的恐懼。

「在聲音的世界裡，又不能沒有音樂。音樂是什麼呢？樂器有規則的振動發出的聲音稱為樂音，樂音透過空氣的傳導振動了我們的聽覺器官，我們因此才能聽到。由有組織的樂音來表達思想感情、反映現實生活的藝術就是音樂。

「音樂對植物和動物來說，主要是聲波振動的物理效應在發揮作用。國外有人用三個蔬菜大棚（按：用來種植蔬菜、水果的框架覆膜結構）做實驗，一個大棚不放音樂，一個大棚放迪斯可和搖滾樂，一個大棚放古典音樂和民間音樂。結果發現，放迪斯可和搖滾樂的與不放音樂的相比，減產了一〇％；放古典音樂與民間音樂的和不放音樂的相比，增產了一五％。這說明迪斯可和搖滾樂對蔬菜的細胞代謝有瀉的作用；古典音樂和民間音樂對蔬菜的細胞代謝有補的效果。

「美國有一個農場主人，他種的玉米產量總是比別人高，很多人都到他的農場參觀學習，最後發現這個農場主人特別喜歡古典音樂和民間音樂，在他所耕作的幾百公頃土地上，只要有電線杆的地方，都有高音和低音的音響，他走到哪裡，音樂就放到哪裡。他種的玉米也在音樂聲波的沐浴中茁壯的成長。

「某糧庫老鼠橫行，用了滅鼠藥、老鼠夾子、貓，都起不了作用。糧食轉移後，老鼠仍然猖獗，因為鼠洞裡已經儲藏了足夠老鼠吃幾年的食物。後來由於一個特殊的機緣，在糧庫舉辦了一場舞會，一群年輕人跳了一宿迪斯可，人們沒有料到的是，老鼠從此絕跡。看來連老鼠都怕迪斯可。

「北京一家報紙曾報導，某牧場的乳牛聽音樂，可以增加產乳量。我後來到這個牧場去參觀，一進場區就聽到了悅耳動聽的民間音樂，那些乳牛就在音樂聲波的沐浴中靜靜的吃草，牠們的產乳量還真的提高了。

「一般認為，音樂對植物和動物來說，主要是聲波的物理效應在發揮作用，而且不同的音樂還有不同的補或瀉的效果。但對於人來說，音樂則是一把雙刃劍，既有聲波的物理效應，又有音樂旋律所表達的情感色彩引起的心理效應。其中更主要是心理效應，並透過心理效應起到調節健康的作用。透過調節人體氣的運行，從而產生養生保健的作用。

「不同的場合就要有不同的音樂，用來渲染氣氛、襯托感情，音樂的旋律絕對不能錯位。如果在婚禮婚宴上，樂隊演奏起殯儀館的告別哀樂，這個樂隊的樂器肯定要被砸碎。在戰鬥中，指揮員命令司號員吹衝鋒號，如果司號員吹的旋律是哀傷委婉的，這個司號員完全可能被當場槍斃。

「在《黃帝內經》裡，木、火、土、金、水分別對應的是角、徵、宮、商、羽，如果與簡譜相對應的話，分別對應 mi、sol、do、re、la。我們這個排列次序，並不是按照古代五聲音階的五個階音由低到高的順序來排列，而是按照中醫，木、火、土、金、水的次序來排列。音樂界排列的習慣是角、徵、宮、商、羽，也就是 do、re、mi、sol、la。

「五音和五行歸類的內在聯繫是什麼?我自己並沒有搞清楚。但單獨的一個音構不成音樂，音樂是由多個音在流動過程中組合成旋律之後才能構成的。古代是怎樣將五音用於音樂養生的，現在沒有像樂譜一類的實物可以參考，文獻記載也很少。

「北京八一電影製片廠有一位作曲家，叫石峰，他建議以角、徵、宮、商、羽分別作為音樂的主音，譜寫出不同形象的旋律，透過對音勢、節奏、配器等各種音樂元素的不同處理，形成既有統一的民族音樂風格，又有各自情趣，不同色調、不同意境的，使人產生不同感受的五行音樂，使它對人的氣的運行產生不同的影響，進而呈現不同的心理效應和生理效應。石峰老師又用《黃帝內經》裡五行平氣的名稱來命名音樂，也就是『敷和、升明、備化、審平、靜順』。」

「這都是什麼意思呀?」李超迫不及待的問。

「不要著急，我下面就會分別解釋。『敷和』是敷布溫和的意思，敷和之氣是木的平氣，不亢不烈，溫煦長養，具有激發生機、舒達氣機的作用。敷和樂以 mi 為主音，為角音，在五行屬木，旋律要求舒展流暢，節奏活潑。音樂所表達的意境是，春風和暖，陽氣布揚，冰河消融，泉水流淌，大地復甦，草木萌芽，蟄蟲甦醒，生機萌發，天地俱生，萬物以榮。我放一段敷和樂，請你們試著感受一下，是不是利於氣機的生發、肝氣的舒達，能不能使你的心情輕鬆愉快起來。」

隨後我就用工作室的電腦播放了多年前由石峰老師作曲的敷和樂，當然所用的擴音器是專門用來播放音樂的。

聽了五分鐘，李超和張怡娜都說，聽了這段音樂，真的感到了放鬆和愉快。

「『升明』是上升、顯明的意思，升明之氣為火的平氣，蒸蒸向上，具有鼓舞陽氣上升的作用。升明樂以 sol 為主音，為徵音，在五行屬火。旋律要求熱情、向上、紅火、歡快，但不過分。音樂所表達的意境是，夏季炎熱，陽氣旺盛，江河滔滔，瀑布淙淙，鳥獸活潑，草木繁盛，蒸蒸日上，欣欣向榮。

「『備化』是完備、化生的意思，備化之氣為土的平氣，升降出入，均衡平和，具有化生萬物、繁育新生的作用。備化樂以 do 為主音，為宮音，在五行屬土。旋律要求平和穩定、寬廣莊重、典雅恢宏。音樂所表達的意境是，夏末秋初，溼熱交互，天氣悶熱，氣機和平，走獸孕育胎兒，草木結成果實，萬物化育，繁衍新生。

「『審平』是甯定平靜的意思，審平之氣為金的平氣，肅殺收斂，具有收斂密集、甯定平靜的作用。審平樂以 re 為主音，為商音，屬金。旋律要求憂傷委婉，但不抑鬱；柔腸百轉，但不消沉。音樂所表達的意境是，秋風蕭瑟天氣涼，霜天萬里草木黃，果實成熟牛羊壯，登高遠望，既有收穫的喜悅，又有臨近歲暮的淡淡憂傷。」

「老師好像是在朗誦詩，」張怡娜情不自禁的說：「不過老師，這樣憂傷委婉的曲子在音樂養生中也是需要的嗎？」

我說：「真的需要，當妳很鬱悶、很憂傷的時候，旁邊有個人哈哈大笑，妳是什麼感覺？」

「會更煩呀！」張怡娜答道。

「所以當妳憂傷的時候，妳能接受歡快的音樂嗎？接受不了。這個時候妳需要一首委婉哀傷的音樂，說明妳宣導心中的鬱悶，這叫因勢利導。」我說。

「我們聽一段這樣的音樂，感受一下可以嗎？」李超提出了要求。於是我找到了審平樂的光碟，放進了電腦的光碟機裡，當音箱裡傳出了低沉的鑼聲時，我看到李超和張怡娜的表情一下子都嚴肅了起來。音樂剛放幾分鐘，張怡娜就在那裡拍胸口，並示意我停止播放。

我按下了暫停鍵，問張怡娜：「為什麼要停？」

「老師，不行，不行！我的胸口有點悶。」張怡娜一邊拍胸口一邊說。這可能就是使氣內收的結果。

我說：「其實旋律還沒有完全展開，你的反應有點過度，可能是你已經知道審平樂利於氣的內收，因此有了一定的自我心理暗示。我們應當用雙盲法來檢測對五行音樂的感受。」

李超說：「姐姐的感覺是對的，我也感到有點想哭。」

我接著往下講：「『靜順』是沉靜柔順的意思，靜順之氣為水的平氣，潛藏下降，具有沉靜柔順、潛降下行的作用。靜順樂以 la 為主音，為羽音，在五行屬水。旋律要求流暢如水，明顯下行。音樂所表達的意境是，冬季寒冷而不戕害，北風凜冽而不肅殺，萬物封藏而不壓抑，江河封凍，蟲獸冬眠，種子滯育。萬物完成了生長化收藏的生命節律，休眠待機，蓄積能量，靜待春風的到來。

「就是這樣，敷和樂利於氣的外展，升明樂利於氣的上升，備化樂利於氣的平穩，審平樂利

五音	宮	商	角	徵	羽
西洋唱名	do	re	mi	sol	la
對應五臟	脾	肺	肝	心	腎
五行屬性	土	金	木	火	水

圖表 9-6　中醫的音樂療法

於氣的內收，靜順樂利於氣的下降，按照《黃帝內經》五行和五臟的關係，分別對應的是肝和膽、心和小腸、脾和胃，肺和大腸，腎和膀胱。當然，這種嘗試和設計是不是符合古代五行養生音樂原本的意思，我們也不知道。

「但我們有過實踐，一九八〇年代，我做中醫顧問、石峰老師作曲的第一套五行音樂出版後，不少醫院臨床都有所應用。北京一家醫院的腫瘤科，在病房開展音樂養生和輔助治療。一位腫瘤病人做過手術之後，又做了放療和化療，躺在病床上，身上插有多個管子，在痛苦無助、焦慮無奈的時候，醫生給他戴上了大耳機，插到病床旁的音樂插座上。耳機裡傳來了他自己認為美妙動聽、天籟般的音樂，他在音樂的聲波中漸漸忘記了病痛，忘了放療、化療給他帶來的痛苦，使得他能夠很好的靜心、睡眠、吃飯。他康復後出院，重新創業，後來在事業上取得了成就，賺了很多錢。在以後的日子裡，他一直不能忘懷那段五行音樂。

「不過要注意，**音樂養生的對象不同，我們選擇的音樂也應當是不同的。每個人由於成長的背景和接受教育的程度不同，對音樂的感受會有很大差異**。不同的人群對相同的音樂具有不同的感受性和親和性。因此，音樂養生必須因人而異，要充分考慮到受眾的不同而採取不同的音樂處方，不應按照五行配五音的統一模式施樂。某音樂學院有一個碩士研究生，做音樂緩解緊張焦慮情緒的試驗，在同一組人群中，分別用五行音樂中的敷和樂、京劇二黃慢三眼的曲牌……。」

「伯伯，什麼叫『二黃慢三眼』？」李超問。

我說：「就是京劇中的一種曲牌。還有人用周杰倫演唱的《青花瓷》進行試驗，論文報告說，五行音樂中的敷和樂和京劇二黃慢三眼曲牌，都不能緩解受試者的緊張焦慮情緒，只有周杰倫的《青花瓷》才能緩解緊張焦慮。當我看到這篇論文時，我想他做試驗時的受眾，應當是一些中學生，而且可能是初中二、三年級的學生。我打電話給他導師，我說這個學生的論文不把受眾說清楚，就說五行音樂的敷和樂和京劇中的二黃慢三眼都不能緩解焦慮和緊張，這是不嚴謹的，必須把受眾說清楚，並且進一步分析得出的結論，才有學術價值。他的導師說：『你說受眾是什麼人呢？』我說：『受眾應當是一批中學生，很可能是初中二、三年級的學生。』他說：『你怎麼知道？』我說：『你讓初中學生聽敷和樂和京劇二黃慢三眼，他們根本就聽不進去，聽不懂，他們就愛聽那含混不清的通俗味道的演唱，所以聽了周杰倫的演唱能夠緩解緊張焦慮的，只有初中二、三年級的學生了。你讓老年人聽周杰倫的演唱，恐怕越聽越要焦慮、煩躁。』他的老師說，他正是在一個中學的初中班做的試驗。

「透過修改和補充，這篇論文居然還獲得了該院的優秀論文獎，因為確實是受眾不一樣，選擇音樂也應當不一樣。所以今後大家在音樂養生和治療中，一定要了解對象的教育背景。你給一個河南老鄉放莫札特的交響樂，他多半會聽不進去，還不如給他放中國表演藝術家常香玉的豫劇。我的辦法是，讓聆聽者自己來選擇，他當時感到最好聽的音樂，就是此時此刻他最需要的音樂。

「關於五行和五音的搭配，我只能講到這裡，需要研究的問題還有很多很多。我只是想拋磚引玉，引起更多行家的討論，使我能學到更多的東西。學術在爭鳴中才能發展，不同的見解是修正我們認識客觀世界的靈丹妙藥，不能拒絕。」

「伯伯，五行在中醫臨床治療上，有指導意義和價值嗎？」這次是李超發問。

我說：「五行學說在中醫學中的應用範圍極為廣泛，涉及人體生理、病理和臨床辨證、治療和養生等各個方面。如以五行的特性來分析研究人體的臟腑、經絡等組織器官的氣的運行特性，以五行之間的生剋制化來分析研究機體的臟腑、經絡生理功能之間的相互關係，以五行之間的生剋來闡釋病理情況下的相互影響。因此，五行學說在中醫學中不僅是一個理論問題，而且也具有一定的指導臨床的實際意義。你們要想系統的了解五行在中醫各個方面的應用，可以看講義。我這裡只舉一些案例來說說五行的應用。」

10. 五行在中醫的臨床應用

「還記得我先前說的跟隨父親看病，診治一個曹姓男子下頜部鬚瘡的例子嗎？根據中醫在面部分區下頜部屬腎的說法，從腎論治。」

「記得，記得，」李超說：「不過伯伯，什麼叫面部分區？你當時講的時候，我不敢問。」

我說：「這是中醫望診中的內容，我們人體的心、肺在上部，脾、胃在中部，腎、胱在下部，肝、膽在一側，於是中醫在面部的望診分區上，眉心部可反映心、肺的功能，鼻梁部可以反映脾、胃的功能，下頜部可反映腎、膀胱、子宮的功能，鼻翼兩側可反映肝、膽的功能，這個分區可以看成是順序對應。」

「老師，不是肺開竅於鼻嗎？怎麼鼻子又和脾胃扯上了關係？」張怡娜忍不住問。

我說：「肺開竅於鼻，指的是鼻腔，鼻竅是呼吸系統的起點，鼻子的嗅覺功能、通氣功能與肺相關，我這裡說的面部望診，是指鼻梁外部的皮膚區域，屬於中焦脾胃的望診區。」

「啊！原來是這樣。」張怡娜恍然大悟。

「下頜部鬚瘡，也就是毛囊炎的病人病程已有三年，久病多虛，應當是虛火，所以診斷為腎陰虧損，虛火上炎。治療採用滋陰補腎、引火歸元的方法，方子用張景岳左歸飲加味。用少量熱性的肉桂引火歸元，引熱下行；用麥冬補肺陰，是依據了『虛則補其母』的理論。這是根據五行相生的關係來確定的治療原則，在相生的關係上，生我者為母，我生者為子。腎屬水，肺屬金，金生水，所以肺為腎之母。虛是指正氣虛，這裡腎陰虛就需要用補腎陰的藥物，方子裡的生熟地、山茱萸、山藥、茯苓、枸杞子、五味子都是補腎陰的，為了加強補腎陰的效果，所以要用一味補肺陰的麥門冬，而且用量要大。後來證實，用這樣的理論指導治療，取得了好療效。

「多年前，我在外地講課，當地醫院收治了一位肝硬化腹水的女病人，醫生用中西醫結合的方法消退了腹水之後，找我會診，希望商量一個可以延緩肝硬化進程、預防肝硬化腹水復發的方法。病人既有肝膽溼熱、瘀血阻滯的表現，又有肝陰肝血不足的徵象，我用了清利肝膽溼熱、化瘀軟堅散結的藥物和養肝血的藥物。這是直接治療得病的本臟。又因為《難經》和《金匱要略》裡都有類似的說法，『見肝之病，知肝傳脾，當先實脾』。」

「伯伯，這是什麼意思？」李超問。

「肝屬木，脾屬土。木剋土，肝病最容易傳脾，肝膽病最容易影響脾胃的功能，肝炎、膽囊炎、膽道結石發作，都會出現嘔吐和下利，所以見到肝病以後，知道它最容易影響脾胃的功能，所以就配合了健脾和胃的藥。又因為肝屬木，腎屬水，水生木，為了更好的補肝陰、養肝血，又在方子中加了一點補腎陰的藥，這是運用了『虛則補其母』的原則，並配成丸藥，讓病人經常服用。按照給她治病的醫生當年推算，她活不過三年，可是現在二十多年過去了，她一直能生活自理，並可以適當的從事家務勞動，讓醫生很吃驚。」

「伯伯，虛和實是相對的，有虛證了，可以補媽媽，是不是有了實證，就要瀉媽媽？把媽媽瀉得沒勁了，沒有奶水了，兒子自然也就不實了，虛了。」李超的話，把我和張怡娜都逗笑了，李超有點不好意思。

我說：「你的對立統一的思維方法是可嘉的。虛和實相對，母和子相對，可是你把『虛則補其母』對成了『實則瀉其母』……。」

「伯伯，我錯了，錯了！應當是『實則瀉其子』，才能和『虛則補其母』相對。可是我們不是在對對聯呀，醫學上真的是這樣嗎？」

「對，《難經》就是這樣說的，『實則瀉其子』。遇到實證，也就是邪氣盛的病症，在瀉病變本臟的同時，還要配合瀉子臟。一個雙相情緒障礙症（bipolar disorder）的病人……。」

「什麼是雙相情緒障礙？」李超問。

「這是西醫的病名，也就是躁鬱症。在他抑鬱的時候，情緒低落，精神抑鬱，思維遲鈍，動作遲緩，睡眠失調，興趣減少，自責內疚，心煩焦慮；在他躁狂發作的時候，情緒高漲，盲目樂觀，喜不自勝，思維敏捷，動作迅速，語言流暢，睡眠減少，精力充沛，自我感覺良好……。」

「伯伯，這不是一個很厲害的人嗎？我想做這樣的人。」李超不喜歡低調的性格又突出的表現出來了。

「可是這是一種病態，只是自我感覺良好，他目空一切，吹牛撒謊，真的工作起來卻沒有毅力，無法集中注意力。後來，他找我看病，我用了疏肝清肝加清心寧神的藥，他的症狀逐漸改善。原本是肝氣旺，在瀉肝氣的同時，還要加用瀉心火的藥，就叫『實則瀉其子』。因為肝屬木，心屬火，木生火，所以心為肝之子。一位病人一生氣就拉肚子，這是肝木與脾土相剋太過所造成的。這其中又要具體分析，可能是肝太旺，可能是脾太虛，也可能是肝旺脾虛同時存在，於是就出現了相剋太過。相剋太過，以上欺下，這又叫『相乘』。這個時候，就要瀉肝補脾。當然也要看具體情況：如果肝太旺，就以瀉肝為主；如果脾太虛，就以補脾為主；如果肝旺脾虛同時存在，瀉肝補脾就同時進行。」

「伯伯，有沒有反剋的現象存在？」李超問。

「當然有反剋，反剋就是以下犯上，也叫『相侮』。比如金應剋木，可是當肺氣太虛、肝火太旺時，又會出現反剋，叫『木火刑金』，也叫『木旺侮金』。宋朝某位皇妃患咳嗽，太醫久治不癒，有一個姓李的太醫，用了民間流傳的黛蛤散，方子裡只有青黛和海蛤殼兩味藥，便順利平肝降火而癒。」

「老師，這個故事我們在《醫古文》裡學過。」張怡娜說。

我說：「對，我講的就是那個故事。五行學說對針灸療法和精神療法也有一定的指導作用。在針灸療法上，手足十二經四肢肘膝以下的穴位分屬於五行，即井、滎、輸、經、合五種穴位分屬於木、火、土、金、水，臨床上根據不同的病證，以五行生剋乘侮規律進行選穴治療。」

「伯伯，這些我都聽不懂。」李超說。

「我想你不一定都聽懂，如果以後你想學中醫，去看教材就可以懂了。有一種方法，叫『以情勝情法』，是用於調節情志病的，也是從五行相剋來思考和處理問題，正如《黃帝內經》中所說，『怒勝思，思勝恐，恐勝喜，喜勝悲，悲勝怒』。可見，臨床上依據五行生剋規律確定治療方法，有一定的實用價值。但是，也應當說明，並不是所有疾病的治療都能遵循這一規律，所以絕不能機械的生搬硬套五行的生剋循環。也就是說，在臨床上既要正確的掌握五行生剋的規律，又要根據具體病情進行辨證論治。

「五行是指氣的升降出入運動趨向，是控制一切生物生長化收藏、生長壯老已過程的自然規律，是古人透過觀察自然現象得出來的科學結論。雖然它在中醫學的各方面得到應用，但事物的複雜性遠遠不是只憑五項大的分類、五大類之間的生剋關係，就可以解釋得盡善盡美的。因此我們也要注意，千萬不要把五行教條化。」

第十章

養生先養心，病痛遠離你

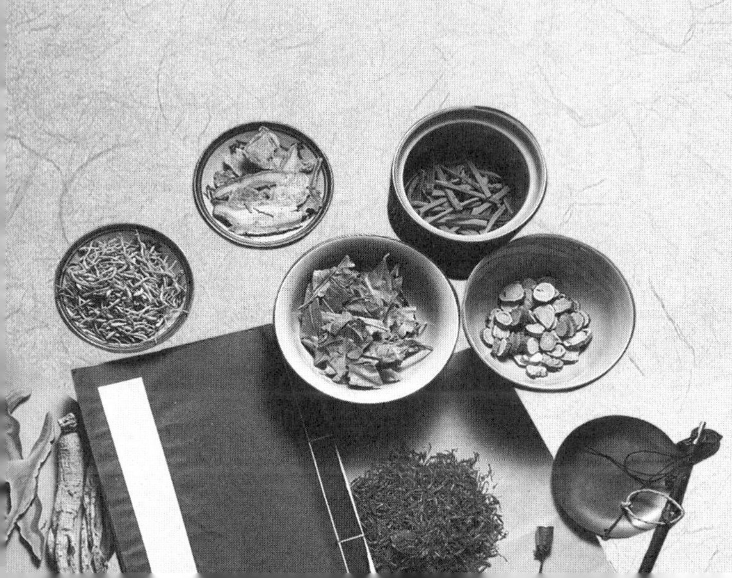

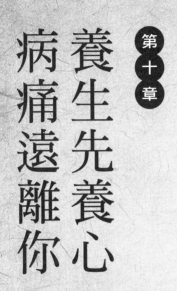

1. 心和大腦一樣，都會思考

這天上午，按照原來的安排，我是準備看研究生的論文的。可是剛到工作室，李超和張怡娜突然來了。我說：「按照計畫安排，你們今天應當是出去玩的呀，怎麼又來找我了？」

李超嚷嚷說：「伯伯，再過幾天我就要回美國了，可是我對中醫的了解還很少，我原來只是想了解一點草藥知識和養生知識，沒想到引出了我對中醫理論的好奇，中醫理論我剛剛了解了一點點，養生的知識和方法，除了那次你教的叩齒、攪海、吞津液，其他我都不了解，我不想再去玩了。沒有先打電話給你，是怕你拒絕，反正我們來了，你就不好意思轟我們走，這幾天就聽你上課，好不好？」李超可能和我熟了，有點耍賴皮。

我說：「今天和後天還可以，明天我到郊區開會，你們可以到街上買買東西，總得給爺爺、父母親帶回一點特產吧？」

李超說：「今天給我們講一點中醫養生的知識，好不好？」

我說：「可以，就從心講起吧。」

「伯伯，心和養生有什麼關係？」李超有點不理解。

「聽老師說，不要亂打岔！」張怡娜不滿的看了李超一眼說。

我找出了一張以前列印好的Ａ４紙，上面是我為學生講課時，從東漢的《說文解字》、明代

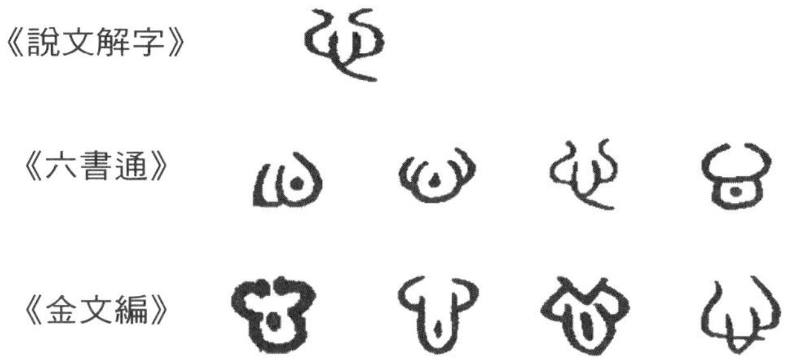

心，纖也，所只纖微，無物不貫也。孟子：心之官則思。

圖表 10-1　「心」字的寫法

的《六書通》和今人編寫的《金文編》這三本書裡拷貝下來的多個「心」字，都是象形字（圖表10-1），遞給李超說：「你看看這是什麼字？」

我沒提《說文解字》，更沒有說《六書通》和《金文編》這兩本書的書名和作者，否則李超問起來又會沒完沒了。

李超逐個看了一遍說：「這哪裡是字呀，這是圖畫，畫得像心臟，應當是古代的『心』字，還有一個畫得像燈籠，就不知道是什麼字了。」

「你不是不認識漢字嗎？怎麼還能認出古代的象形字？」張怡娜以略微譏諷又帶一點玩笑的口吻對李超說。

「姐姐，這一看就知道是圖畫呀，畫的是心臟，據說中國古代很多字就是畫，我雖然認不了幾個漢字，『心』字還是能認識的。再說了，伯伯剛才不是說從心講起嗎？我猜也能猜出來，伯伯拿出來的應當是『心』字呀。」

我說：「李超說對了，古代心臟的心字就是這樣寫的，畫的是心臟，那個像是燈籠的也是『心』字，只不過有一點藝術加工。可是你們知道這個字為什麼讀 xīn，而不讀其他的音嗎？」

李超和張怡娜都搖搖頭。

我說：「劉熙的《釋名》是一本同音相諧、從音求義的書。」

「老師在講脾胃的時候提到過。」張怡娜說。

在古代，心是思考器官

「《釋名》裡說『心，纖也，所識纖微，無物不貫也』，就是說，『心』和『纖』在古代讀音是一樣的，就可以同音相諧，從音求義，從讀音中來探求它的本義。現代漢語中讀這兩個字，聲母還一樣，韻母卻不一樣了。古人認為，可以認識外界極其纖細微妙事物的器官，就可以叫 xīn。在中醫學裡，就叫心主神志，造這個心字的本義，就是可以認識外界事物的，能夠表達情感、情緒的，能夠思維、意識、學習、理解、記憶、能力的，就叫 xīn。」

李超說：「伯伯這就不對了，認識外界事物的是大腦，主管情緒情感的也是大腦，並不是心臟呀？」

我說：「你這樣的認識，是現代人從解剖角度的認識，不了解中醫的人都認為中醫說錯了，甚至還說這樣明顯的錯誤居然到現代還不改正，一錯就錯了幾千年，因此中醫早就應該淘汰了。其實，他們沒有意識到古代中國人在造這個字的時候，所賦予它的原本含義。它的原本含義包括兩個層面的東西。一是解剖學的心，是主管血液循環的，中醫叫心主血脈，用字形來表示。」

「這個我懂，不用多做解釋。」李超說。

「二是主管精神意識、思維情感的心，用讀音 xīn 來表示，意思是能夠認識外界細微事物的心。我們今天可以說具有這個功能的器官叫『大腦』，但在古代則叫『心』，不僅中國古代是這樣，世界各個民族在古代都是這樣。

「有一年，我在巴黎講課，當講到心主神志時，有一個小夥子站起來說：『老師你說得不對，是腦主神志，不是心主神志。』這個法國小夥子居然沒有透過翻譯，直接用中文來問我問題。後來我才知道，他喜歡中文，在巴黎第七大學（Université Paris Diderot - Paris VII）已經學了兩年中文，這次來這裡聽中醫課，是他的中文老師推薦他來的。

「我問他：『坐在你旁邊的那個女孩是你的什麼人？』因為我看到下課時，他倆親熱得很。『老師，她是我的女朋友。』『你女朋友脖子上的項鍊是她自己買的嗎？』『不是，是我送她的。』『你為什麼送她項鍊？』『表示我愛她。』『你這種情感是從哪裡發出來的呢？』『當然是大腦。』那你現在把你送她的項鍊摘下來給大家看看，你是用什麼來表達愛情的。』

「小夥子把項鍊摘下，用拇指和食指捏著高高提起來給大家看，整個教室哄堂大笑，原來那條細細的白金項鍊下方，有一個鑲金邊的紅寶石心形項鍊墜，我不知道那是真的紅寶石還是什麼其他材料，但個頭挺大的。

「我說：『你為什麼不送她一個大腦模型的項鍊墜？』小夥子紅著臉說：『買項鍊的時候，沒有想到這個問題。不過，我在商店裡從來沒見過大腦模型的項鍊墜。』『這個項鍊是哪國生產的？』『是法國，老師。』『看來法國人也知道用這樣一個心形的模型來表達情感呀！』同學們又笑了。『那個丘比特的箭射中的是大腦還是心？在情人節推銷巧克力和玫瑰花時，如果在外包裝上印的都是一個一個大腦模型，大家會怎麼樣？』同學們又是一陣笑聲。『這究竟是怎麼回事，老師？』小夥子問了這樣一句，便坐下了。

「後來，這個法國小夥子來中國學習生活工作了三年，我再到法國講課，他竟然已經做到專業翻譯，而且他的太太就是原來上課坐在他旁邊的那個女孩，他們結婚後共同開了一家中醫診所。他告訴我，中醫是他們結合的月下老人，因為他們兩個都熱愛中國文化，都熱愛中醫，是共同的愛好把他們牽在一起。兩個法國年輕人居然還知道月下老人，這使我有一點吃驚。」

張怡娜說：「老師，看來世界上幾乎所有民族在古代都認為是心主神志，心是認識外界事物的，心是表達情感的。為什麼會有這樣的認識呢？」

我說：「這個問題我也說不清楚，這可能與古代人類自身的感受有關。當你的情緒波動時，大腦並沒有什麼感覺，感覺到的是心臟的跳動發生變化，比如當突然遇到你朝思暮想，又分別已久的親人，你會明顯感到心中的激動；當你突然遇到恐怖的事情，你首先感到心率的加快；當你焦慮的時候，你感到的是心中煩亂，坐臥不安。於是，**心主神志**、**心主情感**的認識就這樣確立了。

「當古人看到解剖了的心臟，於是就用了一個像是心臟的圖畫代表這個東西，可是讀什麼音呢，因為憑感覺認為，它能感受外界纖細的事物，所以就讀 xīn 了。可見漢字的心字就像我前面所說，本身就包含了兩層意思。**一是解剖學的心，主管血液循環，這叫心主血脈。二是主管神志**

之心，就是你們今天說的大腦的部分功能，這就是漢字心字造字的初衷、造字的本義。你看那些詩人們寫詩，會說：『我激動的心呀，就要跳出了胸膛！』沒有看到詩人說：『我激動的大腦呀，就要脹裂了腦殼！』」這次李超和張怡娜都笑了，尤其是張怡娜，眼淚都笑出來了。

「中醫對於腦病，比如精神分裂症，可能會辨證為痰熱擾心，用清心化痰的中藥，就能在一定程度上緩解病情。遇到高燒昏迷的病人，中醫用清心醒神的方法來治療，就會有效果。如果把上述的心字換成腦字，清心化痰換成清腦化痰，清心醒神換成清腦醒神，這就糟了，因為中醫世世代代知道什麼是清心的藥，但不知道什麼是清腦藥，有入心的藥，但沒有入腦的藥，那就沒有辦法治療了。可見中醫是一門具有獨立體系的學問，它的詞彙有它本身的含義，我們不能用現代詞彙的意思隨意以今度古，想當然的比手畫腳。

「中醫心主神志的觀念，滲透到了中國傳統文化的各層面。或者是中國傳統文化的觀念影響到了中醫學。如果把孟子說的『心之官則思』，改成『腦之官則思』，把漢語中的心地善良、狼心狗肺、全心全意、三心二意、忠心耿耿、赤膽忠心，改成腦地善良、狼腦狗肺、全腦全意、三腦二意、忠腦耿耿、赤膽忠腦，行不行？」

「伯伯，我懂了，心主神志本身就包含了大腦的一部分功能，沒有必要把心改成腦，可是這和養生有什麼關係？」

「古今中外各門各派的養生家，養生沒有不從養心入手的。」我繼續說。

2. 古今中外，養生都是從養心入手

「道家講靜心，就是要使心靈安定寧靜。有一次，我和歷史學家、清史專家、中央電視臺《百家講壇》主講人閻崇年，在北京電視臺《讀書》節目中一起聊天，當我講到道家靜心的時候，閻老師補充說，靜心還包括心靈乾淨。這個補充很好，就是心靈不僅寧靜，還要乾淨，不去想那些歪門邪道的東西。**醫學家講的是養心，就是修養心性**、提高精神境界。易學家強調的是洗心，就是改變心志、改變觀念、改變想法，換一個角度看問題。儒家講的是正心，使人心歸向於正，想正事、走正道，不要想歪門邪道的東西。

「這都是中國傳統養生家最基本的養生理念。佛家[1]是外來的，但在中國流傳的過程中，也融入了中國養生文化的理念，佛家講的是明心見性——明心是發現自己的真心；見性是見到自己的本性。這個心就是菩提心，這個性就是佛性。能否成佛，關鍵在於能否悟到真心、本性的真面目。悟到這個真面目，即使普通人也能成佛，悟不到這個真面目，即使佛也會變成普通人。佛與凡夫本無差別，只在迷和悟之間。所以有『達摩西來無一字，全憑心意下功夫』的說法。一千三百多年前，禪宗六祖慧能也說過，『佛向心頭作，莫向身外求』、『我心自有佛，自佛是真佛』。」

「伯伯，你這段明心見性的佛家話，我聽不懂。」李超說。

「我本來也沒有想讓你完全聽懂，但是張怡娜聽懂了。我在這裡舉這些例子，只是想說明，古今中外的養生家講養生，都是從養心入手，把靜心、洗心、養心、正心、明心，改成靜腦、洗腦、養腦、正腦、明腦，行不行？」

李超和張怡娜異口同聲說：「不行，不行！真不行！」這次他們都沒有笑。可能他們已經意識到，如果把心字改成腦字，不僅沒有意義，甚至可能在一定程度上標誌著對中國傳統文化的拋棄，所以就笑不出來了。

「伯伯，人的心理情緒情感和健康有什麼關係？」

我說：「這要從兩個方面說起，一是什麼樣的人才算是一個健康的人，二是心理情緒對人的身體健康會有什麼樣的影響。先說什麼樣的人才算是一個健康的人。」

1 佛教由古印度的釋迦牟尼在公元前六世紀以前創建，與基督教和伊斯蘭教並列為世界三大宗教。

3. 四個健康標準，只有一條是生理的

「健康的標準到底是什麼呢？世界衛生組織對健康的定義是，健康不但是沒有疾病，還要有完整的生理、心理狀態和社會適應能力。具體來說，一個健康的人應具備以下四條標準。

「**一是無生理及遺傳疾病。**」

「伯伯，這個我能理解，有生理性疾病和遺傳疾病，肯定就不是健康的人了。」李超說。

「**二是有自我控制能力**。我們是人，要有理智，要有自我控制情感情緒和行為的能力。北京的公共汽車（按：包括公車、捷運）很擠，在這種情況下被人碰一下、踩一腳是非常常見的，如果大家相互體諒，說一句『對不起』就會相安無事。但是偏偏有人就因為這點小事，對罵起來，接著又對打起來，到最後相互指責對方有病。實際上，他們兩個都有『病』，都沒有自我控制能力，當然這個病字要用引號引起來，不是指醫院醫生所說的病。

「有兩個女孩從外地來北京打工，租住一間房，養了一隻小狗，這隻小狗只要一放出來，就到對門的門口撒一泡尿。對面住的是一個小夥子，很生氣，多次向她們反應，可是這兩位女孩管狗不力，小狗的習慣一直改不掉。一天小夥子又找這兩人理論，其中一個說：『大哥，牠是畜生，你是人，你怎麼和牠一般見識？』言外之意，是罵小夥子是畜生。小夥子盛怒之下，返回房間，拿出一把長長的水果刀，當場刺死一個女孩，刺傷另一個女孩。因為這樣一件小事，雙方都

不能控制自己的情緒和行為，最終付出了生命的代價。你們說，這是健康的人嗎？」

「那個受傷的女孩現在怎麼樣了？」李超問。

「我是看到報紙上的報導，並不認識這起事件的人。」

「**三是能正確對待外界的影響**。一個人的心理狀態，是不是總受到外界的干擾，這是判別一個人是否有正常心態，是不是心理健康的依據之一。有的人好像就是為輿論活著。別人說他好，他就飄飄然，趾高氣揚，不知道自己是誰；別人說他不好，他就情緒低落，內疚自卑，這就是不能正確對待外界影響的表現。

「**四是處於內心平衡的滿足狀態**。在任何國家、社會，人與人之間的社會地位、經濟收入，都不可能是絕對平等。有的人是總統，具有至高無上的權力；有的人是大企業的老總，身價百億；更多的人就是普遍的上班族。社會就這樣，什麼階層都得有人，你對你的現狀可以不滿足，可以努力奮鬥，但你的內心能不能找到平衡感、滿足感、幸福感、愉快感，這非常重要。能找到上述這些感覺，就是一個心理健康的人，找不到這些感覺，就是心理不健康的人。

「**健康的四條標準，只有一條是生理的，其他三條都是心理的**。心理就是精神，是感覺、知覺、記憶、思維、情緒、情感、性格、能力的總稱，是客觀事物在人類頭腦中的反映。但中文叫『心理』而不叫『腦理』。」

「伯伯，這是你講的第一個問題，什麼樣的人才算是一個健康的人，一個健康的人不僅要身體健康，還要心理健康。第二個問題，心理情緒情感會對健康造成什麼影響，你還沒有說呀？」

「不良情緒對健康會造成什麼影響？我先從中醫的角度談一談。」我繼續講下去。

4. 情緒失調會損害內臟

「《黃帝內經》認為，不良情緒直接導致氣機紊亂。」

「『氣機』是什麼意思？」李超問。

「我們以前說過，『氣機』是『氣的運動』的簡稱。我們人體的氣，有升降出入的運動。升降出入正常而通暢，就叫氣機條暢，如果不正常了，就叫氣機失調或者氣機紊亂。情緒，尤其是不良情緒可以造成怎樣的氣機紊亂？我們還是引用《黃帝內經》裡的說法，『思則氣結，思傷脾；恐則氣下，恐傷腎』。我們已經在講脾和腎的時候講過。現在從『怒則氣上』、『怒傷肝』說起。如果一個人特別容易發怒，一點火就著，根本不值得發怒的事情也發怒，這個人就不正常。如果一個人受到不良刺激，一點都不會生氣，這個人也不正常。該怒也要怒，但是如果狂怒、暴怒，就會導致氣機嚴重上逆。

「某大學一位工友，在食堂排隊買飯，有同學在他前面插隊，這位工友罵這些學生不是人養的，學生就和他對罵起來，在激烈的爭吵中，這位工友當場倒地。人們把他緊急送到醫院，他被診斷為『腦出血』，從發病到死亡只有四個小時。這位工友平時有高血壓，但是他不知道控制自己的怒氣，盛怒之下，怒則氣上，血隨氣湧，血壓突然暴增，血管爆裂，腦出血就這樣發生了。

「那什麼叫怒傷肝呢？」我接著說：「有些女孩子在月經期，如果遇到什麼事情使她生氣，一氣之下，月經突然沒有了，隨著出現了小肚子脹痛、兩脅痛、肝區痛、乳房脹痛，還有嚴重的頭痛、眼睛脹痛。為什麼？因為這些地方都是肝的經脈所過的部位，肝的經脈從腳到少腹，繞陰器，經兩脅到肝臟，過乳房，聯繫到眼睛，至頭頂，發怒導致整條經脈的氣血瘀滯，於是各個部位都出現了脹痛的現象，這就是怒傷肝。」

「伯伯，我們現在講心，心和什麼情緒相關聯？」李超總是不忘今天講的主題。

「『喜則氣緩』、『喜傷心』。人們常說『笑一笑，十年少』，因為高興喜悅的情緒利於放鬆，這就叫『氣緩』，緩是鬆弛的意思。肌肉放鬆，身心放鬆，血液循環通暢，當然有利於健康。但是，如果有心臟病的人，驚喜、狂喜、暴喜，對他們而言是不能承受的。幾十年前，我是心內科（按：亦即心血管內科）的住院大夫，在病房經常收治急性心肌梗塞的病人。那個時候治療急性心肌梗塞，沒有現在的溶栓技術、冠狀動脈支架手術和冠狀動脈燒道手術等，我們用的是中醫、西醫的保守治法，防止病人發生心律不整、心因性休克和心臟衰竭。

再七天就康復的病人，活活被嚇死

「一位男病人，五十多歲，因急性心肌梗塞住院，用中西醫結合的方法保守治療，病情逐漸穩定，預計第七天就可以下床活動了。我每次查房，他總是說，小女兒怎麼漂亮、怎麼孝順。我問他，小女兒在哪裡，怎麼不來看他。他說小女兒在海南。那個時候，從海南回北京，要先坐船，然後坐很慢的火車，需要很長時間。第六天早上，我剛到病房，一個打扮入時的女孩急急忙忙的推開了病房的門，說是剛從海南來，徑直要去看他父親。我說：『你爸天天叨念你，我去通報他一聲。』她攔住我說：『別通報，我要給我爸一個驚喜。』我不放心，跟在這位小姐的後面。打開門的時候，這個病人正吃著油條，一看到他日思夜想的小女兒，滿臉笑容突然定格了，隨後油條從手中掉了下來。小女兒還不知道發生了什麼事情，一邊走一邊不停的叫『爸』。我一把推開她，搶上前，一摸病人的脈發現，沒有脈搏了，一聽呼吸也沒有了。我立即叫來所有的醫護人員，做緊急心肺復甦，心律調節器上顯示的是心房撲動。

「什麼叫心房撲動？我們正常人的心跳，是從竇房結發出來的，透過心房的搏動，經房室結（AV node）傳到心室，使心室有規律的收縮。而他的竇房結沒有搏動，心房沒有收縮、只是心室在自搏，這時心室的收縮是打不出血液的，所以摸不到脈搏、聽不到心音、測不到血壓，這就是臨床上所說的心臟驟停。我們做胸外按壓、心內注射、人工呼吸，可是沒有效果。隨後心電圖出現了心房顫動[2]，就是比心室撲動更高的頻率的心室肌肉顫動，我們用了電擊、持續人工呼吸、胸外按壓。半個小時後，心電圖拉直線，搶救失敗，這位病人永遠的閉上了眼睛。他的小女兒一直在現場，當我們宣布病人死亡的消息後，她『哇』的一聲哭出來，把整個病房都驚動了。她本想給爸爸一個驚喜，一下子卻把老爸的心驚停了。這就是病人突然的情緒激動，導致了心臟驟停。

「小時候看《岳飛傳》，秦檜把岳飛害死後，他的部將牛皋接替岳飛，率領岳家軍繼續抵抗北方金兵的侵略。多年以後，牛皋又和金兵的統帥金兀術打仗，兩人都已經老了，交鋒的時候兵器的纓子纏在了一起，雙方一用力，都從馬上摔了下來。金兀術先落地，牛皋順勢騎在了金兀術的身上。牛皋晚年很胖，體重非常重，金兀術怎麼也翻不過身來，心想自己是堂堂的金國四太子，怎麼被這麼一個笨蛋坐在屁股底下翻不起身來，氣得哇哇大叫。金兀術是北方人，吃飯太鹹，平素就有高血壓和動脈硬化，結果怒則氣上，血隨氣湧，腦血管爆裂，腦出血，死了。牛皋低頭一看，金兀術被自己一屁股坐死了，高興得不得了，哈哈大笑——牛皋晚年有冠心病，情緒一激動就有類似心絞痛的表現，這次高興得太過頭，心臟驟停，也死了。牛皋和金兀術，一個是暴怒傷肝，怒則氣上、腦出血死的；一個是狂喜傷心，心臟驟停死的。雖然這個故事是小說家寫的，不過還是有一定的醫學道理。」

在我講這段故事的時候，李超張了幾次嘴，但我都沒有給他說話的機會。我知道他可能會問，誰是岳飛、金兵是怎麼回事、牛皋是什麼時代的人，因為這些問題與我們談的主題無關，為了節約時間，所以我就不讓他再問了。

悲傷肺

「『悲則氣消』、『悲傷肺』，我剛才所說的，那位從海南回來看他父親的女孩，在幾個月之後，她到病房找我，說她快不行了，自從她爸去世後，她因為傷心過度，胸悶氣短，一點力氣都沒有。現在，她從一樓爬到二樓都困難了。這就是『悲則氣消』，悲傷過度消耗了肺氣，肺氣

2 atrial fibrillation，臨床上最常見的持續性心律不整，有時是突發的，有時是長時間的存在。

虛了。我給她開了補肺氣的藥和舒肝氣的藥，調理了幾個月，她才慢慢恢復健康。可見不良情緒對健康的影響是多麼嚴重。」

「這個女孩現在怎麼樣了？」李超問。

我說：「後來她從海南調回了北京，多年前來找過我，她的圍絕經期症候群的各種症狀十分明顯，我給她用了知柏地黃丸、二仙湯、左歸丸一類的方子，調了兩、三週，好了，以後再沒有見到她。」

張怡娜看了李超一眼說：「她現在已經是位老太太，別惦記了。」李超白了張怡娜一眼，沒有說話。我知道李超惦記的是長期療效。

我絲毫不敢打岔，時間太有限了，接著說：「我前面說過，保護健康的是我們的自調機能，這個機能是與生俱來的、自動化調節的，又是優化調節的，它調節我們身體內部環境各器官之間的協調性和穩定性，也調節我們對體外環境的適應性和順應性。這是健康的保證，是健康的保護神。不良情緒與情感，會干擾和抑制人體的自調機能，從而導致生理功能的失調，繼而出現亞健康狀態，再發展就會產生各種疾病。所以，健康的最大敵人是自己，是自己的各種不良情緒和情感，是人性中的貪嗔痴。」

李超說：「伯伯，我還是不十分明白，你可以不可以再舉一些例子，來說說不良情緒對健康的影響？」

「好的，你聽說過『酒逢知己千杯少』、『以酒澆愁愁更愁』這些話嗎？」

「聽說過，這能說明什麼？」李超困惑的問。

我說：「酒中含有酒精，就是乙醇，進入體內是靠肝臟分泌的酒精脫氫酶，也就是乙醇脫氫酶來分解，它把酒精分解成為二氧化碳和水，二氧化碳透過呼吸排出體外，水透過尿和汗排出體外。喝酒的時候，和知心朋友在一起，大家高興，心情愉快，酒精脫氫酶分泌就多。

「你看某個人一邊喝、一邊出汗，還不斷上廁所排小便，說明他酒精脫氫酶分泌多，隨時可以把酒精分解掉，喝再多白酒都沒事。有一天，你發現還是他，可是他一個人在喝悶酒，喝一點就醉了。為什麼？不高興的時候，肝臟分泌的酒精脫氫酶就少了，喝進去的酒精不能及時分解，於是很快就醉了。所以酒逢知己千杯少、以酒澆愁愁更愁，這就是情緒給身體帶來的影響，都是有生理依據的。

「其實你可以設想，當你高高興興正準備吃飯的時候，老闆打個電話告訴你，你被開除了，你本來還是很想吃飯的，可是就因為這一句話，你就吃不下去了，這是不是情緒對你消化機能的影響？」

李超一邊聽，一邊不停的點頭，表示聽懂了，並同意這些觀點。

「有一次，從外地來了一個女病人，肚子疼。此人三年前做過絕育手術（Sterilization），手術後並沒有什麼不適。兩年前，她的鄰居也做了絕育手術，但這位鄰居的刀口總不癒合，多次去醫院檢查，最後第二次剖腹探查，才發現有一塊紗布遺留在腹腔，把這塊紗布取出來後，刀口才慢慢癒合了。

「這位婦女和鄰居聊天時，得知了這件事情，心裡很緊張，因為給這位鄰居做手術的醫生，正是之前給她做過手術的醫生。她心中想，這個醫生這麼馬虎，在鄰居的肚子裡留了一塊紗布，會不會給她也留下什麼東西？一摸自己的手術疤痕，很硬——因為這個婦女是輕度的蟹足腫體質，所以疤痕特別硬，當然她不懂這些醫學知識，於是就懷疑，這不像紗布，是不是有刀子或鉗子？剪子或鑷子？她緊張得出了一身汗，當天晚上雖然睡著了，她丈夫發現，她的手一直在摸著手術的疤痕。

「就這樣兩、三天後，她開始感覺小肚子脹，隨後就感到疼痛。越痛越害怕，越害怕越痛。『不對，這肯定有東西呀，沒有東西為什麼會痛？』去縣醫院做了電腦斷層掃描（Computed Tomography，簡稱CT）、超音波檢查，什麼也沒有。去省城檢查，也沒有發現什麼。於是來到北京找到我，我告訴她：『小肚子裡根本沒有妳所謂的剪刀、鑷子，脹是因為氣滯，疼是因為血淤，你這都是惡性意念所導致的。再這樣下去，你就等著長腫瘤吧！』因為這是由焦慮引起，我給她開了疏肝解鬱的藥，加上解說引導，後來她就康復了。

「所以我要重複我剛才說過的話，不良情緒抑制和干擾著我們的自調機能。而情緒需要靠自己控制，所以健康的最大敵人不是別人，是自己，是自己的各種欲望，各種不正常的情感、雜念，是人性中的貪嗔痴。健康需要自己管理，需要自己負責！」

「伯伯，現代醫學也有類似的認識嗎？」李超問。

我說：「當然有，現代醫學有一個名詞叫『心身症』（Psychosomatic Disorder），就是心理因素導致的身體健康的失調。」

5. 七大類疾病，都和心身症有關

「**心身症占我們門診病例的六〇%到七〇%**。一位在外地工作的畢業生，他來北京開會時，跟我說了這樣一件事。他遇到一個急腹症病人，病人是個老農民，他受到一次極度驚嚇後，出現了整個腹部壓痛、反彈壓痛（rebound tenderness）、肌肉緊張。在手術室打開腹部一看，小腸出現了五處穿孔！手術後，命還是保住了。但這個醫生弄不明白的是，為什麼驚嚇會導致小腸多處穿孔。我告訴他，這叫急性壓力疾患（acute stress disorder），在人處於極度焦慮、緊張、恐懼時，身體處於急性壓力的狀態，腸子、胃、膽道、闌尾等，都可能會發生穿孔。

「不僅人這樣，動物也這樣。《世說新語》裡有這麼一個故事，皇帝帶著他的隨從坐船游長江三峽，那時候的三峽還是『兩岸猿聲啼不住』的時代。在一次船靠岸時，皇帝的隨從看到一隻老猴抱著一隻小猴，他一把搶過小猴跳上船，就把船開走了。老猴非常焦急，在岸上一邊追，一邊叫。後來船靠岸停了，老猴一跳到船上，大叫一聲，倒地氣絕身亡。皇帝的隨從心想，這老猴子追了一路，怎麼一跳到船上就死了呢？解剖發現，這老猴『腸皆寸寸斷』，這個『斷』不是完全斷掉，而是小腸多處穿孔。」

「為什麼會這樣？」張怡娜問。

我說：「你想想，老猴心愛的孩子被人類搶走了，又焦急又憤怒，又恐懼，於是發生了急性壓力症。這個老農民和老猴子的情況是一樣的。很多急性闌尾炎的病人就這樣，都是在緊張、焦慮幾個小時後，肚子疼，一檢查，出現闌尾炎，甚至闌尾穿孔。」

「有沒有慢性的壓力症？」張怡娜又問。

我說：「那這就更多了。這就是西醫所說的心身症呀！哪些疾病屬於心身性疾病呢？

「**一是高血壓、高血脂、動脈硬化、冠心病，緊張性頭痛、偏頭痛**、無器質性原因的軀體疼痛。高血壓、高血脂、動脈硬化、冠心病，大家會說這是與飲食和行為方式有關的疾病，但是美國的醫生透過近五十年的隨訪觀察得出結論：**容易得這類疾病的人，多是A型性格**。A型性格的人爭強好勝，總想出眾，力求完美，這樣的人常常把自己的同行當成自己的競爭對手、假想敵人，總怕同行超過自己，因此天天處於緊張、焦慮的狀態。

「這種人是高血壓、高血脂、動脈硬化、冠心病的好發人群，比一般心胸開闊的人，**發病率要高二十倍**，而且醫生們最先發現這個問題，是因為心腦血管病和高血壓候診室裡的椅子壞得最快，說明這些病人的性格都是焦躁不安的，連坐都坐不安穩。有的學生一到考試就頭疼，一放假就好了。有些人，總是感覺這疼那疼，可是當醫生去觸診時，又找不到確切的疼痛部位，屬於無器質性原因的軀體疼痛……這都是心身性疾病。

「**二是消化道潰瘍、潰瘍性結腸炎、過敏性結腸炎、神經性嘔吐、厭食、習慣性便祕**。有一個人，胃痛，並且是空腹時痛，後半夜會疼醒，吃點東西就不疼了。這是胃和十二指腸潰瘍疼痛的表現。進一步了解，原來這是一位計程車司機，幾個月之前，被搶了兩次，其中有一次差點丟了性命。

「自從被搶之後，他開車上路，盼著有人攔車，有客人坐車才能賺錢呀，可是一看到有人攔車，心中就怦怦跳，擔心會不會又是劫匪。他心裡非常矛盾和焦慮，在強烈的精神壓力下，他的胃就慢慢開始痛了，越痛越厲害，直到不能忍受。儘管消化道潰瘍與幽門螺桿菌的感染有一定關係，但是他的發作、復發和緩解，與精神因素密切關聯。還有的人一生氣就拉肚子，前面說過，這是因為肝木克脾土，木旺乘土，也是心身性疾病。

「**三是支氣管哮喘、蕁麻疹**。過敏性疾病往往要查過敏原，但是過敏性疾病的加重、減輕與精神狀態有關。有一位小女孩，哮喘多年，被媽媽帶來看病。我問她母親，她什麼時候不喘。她母親說，她在醫院不喘，在小姨家不喘。在詢問了一些常規性問題之後，我發現這個孩子每說半句話，就要看她媽媽一眼，媽媽的眼神許可往下說，她就往下說。

「於是我就把這位媽媽支出去，單獨問這孩子，這女孩才敢對我說實話，她說她從小在奶奶家長大，六歲才回到媽媽身邊。奶奶管教她很寬鬆，而媽媽對她很嚴格，她很怕媽媽。比如夾菜，如果媽媽沒有吃，她夾的時候就會被罵；筷子拿得長、拿得短，也被罵。我明白了，這孩子的喘與精神緊張有關係。為什麼在醫院、在小姨家她不喘？因為她精神放鬆呀。我回頭問這位媽媽，為什麼對孩子這麼嚴格。

「這位媽媽告訴我，她年輕的時候成績很好，但剛好趕上大學不招生，以後再也沒有機會上大學了。後來結婚生子，錯過了讀書的機會，所以希望孩子能成績好，考上好大學，完成她自己的心願，於是對她的要求非常嚴格。我說：『妳的孩子為什麼會有哮喘，是因為她很怕妳，很不適應妳的教育方式，一看到妳就緊張，所以導致她的免疫機能下降，不過敏也過敏了。』透過我的解說引導，加上藥物治療，這位孩子的病好了，後來去美國讀研究所，是個很聰明的孩子。」

「伯伯，你知道她在美國的地址嗎？」李超問。

我說：「我沒有問過她媽媽。」

張怡娜看了李超一眼說：「她比你大多了，別惦記著了。」

「我不是惦記著人，是想知道中醫治療的長期療效，想知道以後會不會復發。」李超委屈的說，這次他不再沉默了。

我說：「如果這是一個傻孩子，她不知道害怕，她媽媽愛怎麼說就怎麼說，她不往心裡去，就不會得病。得心身性疾病的多是聰明人，傻子是很少得這類病的。所以，如果孩子很聰明又很敏感的話，你的教育一定要以正面引導、啟發鼓勵為主。」

「老師，這麼說來，聰明的人容易得病是嗎？」張怡娜問。

我說：「一個聰明的人，又有很好的身體和心理素質，就不容易得病，只要努力，就一定能夠成才。如果人雖然聰明，可是身體和心理素質都比較差，這個聰明反而會害了自己，因為他會敏感異常，多思多慮，暗耗氣血，健康就會很糟糕，這就是我理解的『聰明反被聰明誤』。不如傻一些好，不要那麼敏感，不要那麼多愁善感，這就是我所理解的難得糊塗。『苦海無邊，回頭是岸』，並不是吃不上飯、穿不暖衣服的痛苦，而是心靈之苦，你一心追求著錢財名利，聲色犬馬，當難以盡如人意的時候，你就會感到失落、痛苦。只要放下這一切，不追求這些身外之物了，就解脫了，就脫離了心靈的苦海。

「四是神經性皮膚炎、斑禿、銀屑病（俗稱牛皮癬）、溼疹、白癜風（也稱為白斑症）、黃

褐斑。大家會說這不都是皮膚病嗎？可是這些病的發生、加重、復發等，都與精神因素有關，有句話叫『內科不治喘，外科不治癬』，說明皮膚病不好治。為什麼不好治，因為體疾易治，心病難醫，這些病與心理因素有關。一個得乾癬的病人，治了很多年沒治好。聽人說去洗溫泉可以治好，於是他去溫泉療養院住了一個月，真好了。為什麼呢？這是因為他沒有工作壓力、生活壓力，心情放鬆，病也就好了。但是沒想到十幾年之後，他和他的妹妹爭房產，心情極度鬱悶，結果病又復發，而且比原來更厲害。某高級工程師，左嘴角有一小塊白斑。有一年，他申請晉升教授級高級工程師沒通過，白斑一下子就擴展到大半個臉上去了。隔了兩年，他的晉升被批准了，白斑又變小了。我問他是怎麼好的，他告訴我，什麼藥都沒有用，只要保持心情愉快和情緒穩定，就減輕了，只要緊張、焦慮、鬱悶，就復發或加重了。所以這些病的加重、發展、康復都和精神狀態有關。

「**五是類風溼關節炎**、**腫瘤**、**糖尿病**。許多腫瘤、某些糖尿病等的發生、加重都與精神情緒因素有關。許多腫瘤患者，並不是腫瘤奪去了他們的生命，而是得知患腫瘤以後的焦慮、恐懼把他們自己推上了死亡的邊緣，這就是通常人們所說的『嚇死』的。

「**六是性功能障礙**、**月經紊亂**、**某些不孕**、**痛經**、**難產**、**假孕**、**癔症**。男性的性功能障礙，除了器質性病變以外，百分之百與心理因素、精神壓力或精神狀態有關。**女性的月經紊亂，很多都與壓力有關**。北京某名牌大學，從外地考進來的女學生，第一個學期，甚至是第一個學年，八〇%都有不同程度的月經紊亂。為什麼？因為她們都是全國各地的高材生，考上大學，離開了父母，在都是高材生的班裡就不是高材生了，沒有了優越感，焦慮、緊張，不適應環境，結果月經就失調了。

「某些不孕症與心理因素也有關。按世界衛生組織的說法，更年期是指四十二歲到五十五歲的這段時間。某女士，四十二歲，自訴停經三個月，讓我看看是不是到更年期了，問診之後，感覺不是更年期，脈象倒像是妊娠，我告訴她可能懷孕了。她不相信，因為她結婚八年從來沒有懷孕過，而且也沒有懷孕的反應，於是我給她開化驗單，化驗結果顯示，她真的懷孕了。她高興得腿都軟了，就打電話要她老公來接她。為什麼她腿軟了？她是『喜則氣緩』啊！過了半小時，她突然有妊娠反應了。你們看，她不知道懷孕的時候沒有反應，一旦知道懷孕，就有反應了。

「為什麼結婚八年沒有懷孕過？她後來告訴我，她和她先生交往時，先生告訴她，他們家八代單傳，她要是嫁給他的話，一定要給他生個兒子，否則他們家就斷子絕孫了。因為她非常愛他，所以她非常看重他的這番話。和他做愛時，心中常常默念：『要生兒子，要生兒子』，結果這位女士就很緊張，不僅沒有生出兒子，連個閨女都沒生出來。隨後就到處看不孕症，醫院各項檢查，都沒有發現問題，就是無法懷孕。就這樣過了三、四年，有一個機會，領養了一個女孩，這個女孩現在四、五歲了。我告訴她，她正是有了這個女孩，心理壓力沒有了，精神放鬆，也就懷孕了。

「經痛也是這樣，某個中學生經痛疼得上不了學。她媽媽告訴我，這孩子原來沒有經痛的，後來看到班裡的女生都經痛，她很奇怪，就問她媽媽，為什麼她不痛。結果下次來月經時，她就開始疼了，後來越疼越厲害了。這是怎麼回事？她看著別人疼，她不疼，所以就奇怪，一關注，她就疼了。所以，我給這個孩子治療經痛，是用疏肝解鬱、安神定志的方法。

「還有假孕也一樣。有的農村婦女看到鄰居懷孕了，很羨慕，於是自己的肚子也大了，月經也不再來了，到醫院檢查，醫生告訴她沒懷孕，可是她就是不相信，等鄰居都生了，她的肚子就慢慢變小了。為什麼沒懷孕肚子會大？這是盼子心切，引發了腸脹氣的緣故。

「**七是兒童厭食、遺尿、夜驚**。孩子食慾不好，家長罵孩子，越罵孩子越緊張，就越吃不下，於是形成了厭食症。

「這些疾病，都是心理因素所導致的身體健康失調，如果我們把住心理這一關，使自調機能很好的發揮作用，就會不得病或者少生病。」

「伯伯，這麼多病，都與心理因素有關，這是我以前沒有想到的，看來養生要養心，真是抓住了養生的關鍵和要害。」李超很有感觸的說：「這麼說來，心在生命和健康中的確是起主導作用的，這在中醫裡有過論述嗎？」

我說：「當然有，這就是心為君主之官。」

6. 心主神智，就像一個國家的總統

「正因為心起著主宰人體生命活動、管理全身健康的作用，所以《素問．靈蘭祕典論》裡稱其為『君主之官』。心就是一個國家的皇帝、總統。」

「伯伯，真有這樣的說法呀，有沒有副總統和各部部長？」李超好奇的問。

「《黃帝內經》裡確實有這樣的比擬：肺為相輔之官，就是宰相、總理，輔佐皇帝處理日常事務；肝為將軍之官，是軍隊統帥、國防部長，正因為是軍人，所以容易發怒；脾為倉廩之官，可以看成是農業部長或者後勤部長，為人體提供營養；腎為作強之官，可以看成是工程部長，可以打造人體一生的成長發育和打造下一代。」

李超忍不住笑了：「伯伯，中醫天人相應的思想展現在各方面，就連臟腑功能的分工，也要模擬社會的分工，很有意思。」

我說：「雖然這個模擬不一定恰當，但在一定程度上說明了五臟的功能特點。我們還要注意的是，《黃帝內經》裡實際上是把情感分屬五臟所主的，**肝在志為怒，心在志為喜，脾在志為思，肺在志為悲，腎在志為恐，但心是總管，是皇帝，是總統**。」

「伯伯，心主血脈和心主神志，看來一個說的是主管血液循環的心臟，一個說的是主管精神神志的大腦，這兩個之間有沒有關係？」李超問。

我說：「心主血脈，是指心推動血液在脈中運行，環流周身，發揮營養和滋潤的作用。心主血脈與心主神志當然有關係，血是神志活動的重要物質基礎，心神必須得到心血的濡養才能正常工作。某個減肥過度的女生，營養不良，貧血，心血不足，結果出現了閉經、注意力不集中、情緒低落、精神抑鬱，這叫『減肥後抑鬱症』，後來用補益心脾的歸脾湯治療了較長時間，才慢慢的恢復健康。

「心主神志的功能對心主血脈也有影響，驚恐發作，也就是恐慌症的病人，是心主神志功能的失常，在發作的時候，心跳率可能達到每分鐘一百二十次以上，有的竟能達到每分鐘一百六十次到一百八十次，這當然就會影響到心主血脈的正常功能了。」

「伯伯，在講脾和腎的時候，都談到了它們的生理聯繫，心有沒有生理聯繫？」李超問。

我說：「這就是我下面要談的問題了。」

7. 面部，是心功能的外部表現

「『心在體合脈，其華在面』。脈是血脈，就是血管，又稱『血府』。脈連於心，分布全身，是血液運行的通道。『其華在面』，面部血脈豐富，容易觀察，面部是心的功能狀況在外部顯露的部位。心氣充沛，血脈充盈，面部紅潤光澤；心氣心血不足，面色淡白；心血瘀阻，面色青紫。

「『心在竅為舌』，也叫『舌為心之苗』。舌有感受味覺的功能，舌的運動與構音語言、攪拌食物、吞嚥功能都有關係，心開竅於舌體現在四個方面。一是**手少陰心經的經別**，也就是心經別出的一條經脈，入心、系舌本，也就是舌根。二是**舌和心都是肌性器官**，自然狀態下，外觀類似，心主脈，舌體血脈豐富。三是**舌的構音語言功能，與心主神志功能密切相關**。四是**舌可反映心的功能狀態**，如心血虛，舌淡白；心血瘀阻，舌有瘀斑；心火盛，舌尖紅；心陰虛而火旺，口舌生瘡。

「『心在液為汗』，汗是津液所化，津液是血液的重要組成部分，汗血同源，血由心所主，所以稱『汗為心之液』。出汗過多，就容易耗傷心氣、心陽、心血。《黃帝內經》裡有『奪血者無汗，奪汗者無血』的話，意思是說，有過大出血病史的人津液不足，千萬不要再用發汗的方法來治療；自汗、盜汗或者已經發過大汗的人津液不足，也就不能再用放血的方法來治療。

「『心在志為喜』，喜是機體對外界良性刺激的情感反應，有益於心主血脈等生理功能，『喜則氣和志達，營衛通利』。但是，驚喜、狂喜、暴喜，又可使心神渙散，對有心臟病的人甚至可能帶來不良後果，我們前面已經講過這樣的例子了。『心氣有餘則喜笑不休』、『心氣不足則憂』，對於這些情志情感反應失常的病人，中醫還是從心論治。」

「老師，還有一個重要問題，你還沒有講。」張怡娜突然問。

「什麼問題？」我說。

「養心的問題。你只講了不良的心態、不良的情緒和情感對健康的影響，並沒有講如何養心、調心的問題。」張怡娜說。

「啊！不是你提醒，我就把這個問題給忘了。」

8. 七大養心方法，擺脫情緒病

「『解鈴還須繫鈴人，心病還需心來醫』。澆花要澆根，養生要養心，養生不養心，等於白費神。我認為，養心首先是修德，也叫修心。《素問．上古天真論》中說，『恬淡虛無，真氣從之；精神內守，病安從來……無思想之患，以恬愉為務，以自得為功，形體不敝，精神不散』，這段話的意思是說，保持淡泊、愉悅的心態，不追求身外的錢財名利、聲色犬馬，人體的真氣就能發揮良好的作用，形體就不會疲憊，精神就不會散亂，疾病也就不會產生。

「孔子也說過，『大德……必得其壽』、『仁者壽』。孫思邈（按：唐朝著名的醫師與道士），我們今天稱之為『藥王』，在他所寫的《千金要方》裡有這麼一段話，『性既自善，內外百病皆不悉生，禍亂災害亦無由作，此養生之大經也』，孫思邈認為養生最重要的就是保持善良。人要善良，要積德，不僅要在行為上積德，還要積口德，不挑撥是非，不出口傷人、害人。善良是養生的大原則。

「提高道德修養，要多讀書、多學習，只有自己站得高、看得寬、看得遠了，才能夠胸懷博大，才會『大肚能容，容天下難容之事；慈顏常笑，笑天下可笑之人』，才不會去計較那些微不足道的事情。心中無掛礙，自然不會生恐懼。

「其次，要學習一些心理平衡的調節方法或者釋放壓力的方法。任何人的生活和工作，都不可能是一帆風順的，遇到困難和挫折，難免會心理失衡，心情鬱悶。我舉一些心理平衡的調節方法，供你們參考。

「一是**宣洩法**。喊山（按：指登山加上吶喊）、唱歌、傾訴、大哭一場，都屬於宣洩法。有的大學專門設置了宣洩室，在宣洩室裡，同學或者可以棒打假人，或者可以猛揍拳擊袋，以達到宣洩壓力的目的。

「二是**轉移法**。在某一方面遇到挫折，不要把自己陷在這個坑裡爬不起來，要把注意力轉移到另一個方面，就可能得到解脫。有一次我去開會，遇到一位在事業上成績卓著的科學家，當時他快八十歲了，我問他事業成功的因素，是由於個人的聰明才智，還是社會給予的特殊機遇。他直言不諱的對我說『都不是』。他說以前在大學讀書時，曾經追求過一個漂亮女孩，沒想到這個女孩冷冷的說他是『癩蛤蟆想吃天鵝肉』，使他大傷自尊，鬱悶了幾天幾夜，整個身心幾乎崩潰，但他最終振作了起來。從此以後，他轉移方向，決心不再追求任何女孩，在自己的專業上踏踏實實，一步一腳印，終於走到了今天。他幽默的對我說：『癩蛤蟆終於長上了翅膀。』這就是轉移法。」

「伯伯，這個科學家後來結婚了沒有？他曾追求的漂亮女孩現在怎麼樣了？」李超好像對這兩個人的現狀，比對我講的轉移法本身更感興趣。

我說：「這個科學家後來還是結婚了，據他說，他事業有成以後，公司裡一位女同事執著的愛上了他，死纏爛打不放手，於是他們就結婚了。那個漂亮的女孩，先後嫁過兩任丈夫，不幸的是，在五十多歲的時候得了子宮頸癌，已經去世多年。我當時問那個科學家：『你對那個刺激過你的女孩，現在是什麼感情？』」

「他說：『當初我恨她，後來我感激她。因為我是一個很普通的人，並沒有超常的智力。如果她當初接納了我的愛情，我們在一起了，我很可能就是一個把大量時間用來伺候太太的模範丈夫。如果不是她把我逼到絕路上，我不可能在事業上有今天，所以我非常感謝她對我的激勵，當然這種激勵，在當年幾乎把我一棒子打死。』」

李超聽完了，若有所思，我猜想，他可能想起了他被女孩甩掉的經歷。張怡娜輕輕的瞟了李超一眼，沒有說話。

我繼續講：「三是**心理疏導法**，也就是**心理諮詢法**。當你的思維陷入困境、不能自拔的時候，可以找一個你信賴的師長或者諮商心理師，請他們解說引導，或許就可能脫離困境，擺脫心理的困惑和糾結。作為一個合格的諮商心理師，不僅要在心理學、醫學、社會學方面有很豐富的專業知識，還要有敏銳的洞察力、正確的疏導方法。

「四是**以情勝情法**。《黃帝內經》裡說，『恐勝喜，喜勝悲，悲勝怒，怒勝思，思勝恐』，這是根據五行、五臟、五志相關，以及五行相剋的理論來推理的。還記得我在講脾的時候，提到的那個得相思病的小女孩嗎？」

「記得！記得！」李超和張怡娜異口同聲的說。

「她總是思念某位歌手，所思不得，於是抑制了她消化系統的功能，茶飯不思、睡眠失調，逐漸消瘦。當這個女孩知道這個歌手已經結婚，她由愛到恨，由恨到怒，然後就不再思念他了，這就是『怒勝思』。

「范進中舉的故事（按：中國古典小說《儒林外史》中的人物），大家都知道，他從二十歲開始參加科舉考試，一直到接近五十歲才考中。當皇榜發到他家的時候，范進暴喜傷心，心神失守，躁狂瘋癲。村裡有明事理的人，要范進的岳父去嚇唬他，因為范進平素最怕他的岳父。果真，當這位屠夫出身的岳父前去打了他一個耳光之後，范進頓時神志就清醒了，這叫『恐勝喜』。為什麼？因為恐為腎之志，在五行中屬水；喜是心之志，在五行中屬火。水剋火，所以恐能勝喜。

「某農村的夏夜，一個剛剛十三歲的男孩，因為他的父親病了，不能到西瓜地裡看守瓜田，他自己在地裡守夜。有人化裝成無常鬼的樣子，去嚇這個男孩，這個男孩開始非常害怕，但突然想起，聽老人們講故事說，鬼走路的時候是沒有聲音的，可是這個鬼走路有聲音，他透過思考，知道這肯定不是鬼，是人，是人就不怕，那肯定是故意來嚇唬他的。於是他拿了一把切西瓜的刀，舉起來就做出往『鬼』頭上砍的樣子，還說『我要砍死你這個鬼！』，嚇得那個『鬼』馬上就原形畢露了。這叫『思勝恐』，透過理智的思考，人就不再盲目的恐懼了。

「五是**改變觀念法**，換一個角度看問題，就可能柳暗花明，峰迴路轉。有位老婆婆，大女兒是賣鞋的，小女兒是賣傘的，她晴天擔憂小女兒的傘賣不出去，雨天擔憂大女兒的鞋賣不出去，於是晴天也哭，雨天也哭，導致了一身的慢性病。後來有人告訴她：『婆婆，你晴天的時候想著大女兒的鞋店生意興隆，為大女兒笑；雨天的時候想著小女兒的傘店生意興隆，為小女兒笑。』這位老婆婆想：『也是呀，為什麼不這樣做呢？』從此以後，她晴天也笑，雨天也笑，一身毛病全好了。

「這就是改變觀念，換一個角度看問題，於是立刻峰迴路轉，柳暗花明。看問題不能總是鑽牛角尖，總是往負面去想，那就會越想越難受。你能不能試著改變一下這種思維方式？遇到問題，往好的方面想一想；遇到困難，你就想，考驗我能力的機會來了！那種躍躍欲試的心情和畏首畏尾的心情，對健康的影響絕對不一樣。

「六是**日常生活工作狀態**。我主張日常生活工作要有四種狀態，分別是專注的狀態、愉悅的狀態、放鬆的狀態、理智的狀態，用智慧去工作，而不是用情緒去工作。

「七是**經常做到四個快樂：助人為樂、知足常樂、自得其樂、沒樂找樂**。當然，除了這些，歷代的養生家，都有專門的養生養心技術，如儒家的坐忘[3]、佛家的參禪等，不過無一不是從養心調心入手。我就不在這裡一一介紹了。」

「伯伯，做到這些，我們的自調機能就得到解放，健康就高枕無憂了嗎？」李超問。

我說：「並不是這樣，就像你騎一匹馬，一開始牠跑得很快，跑了一段路之後，牠累了、餓了或者想偷懶了，於是就跑慢了，甚至不跑了，這時候我們就要用鞭子抽牠，給牠一點刺激和鞭策，讓牠繼續跑起來。

「我們人體也是這樣，壓力大或者中老年的時候，自我調節機能就疲勞了，調節能力就下降，亞健康狀態以及各種慢性疾病就多起來，這個時候就要採取各種物理手段，來鞭策我們人體的自調機能。

「其原則是運用各種刺激手段，透過改善肌膚血液循環和促進經絡經氣的運行，達到激發、促進、推動人體自動調節機能的效果，進而起到調節身心、保護健康的作用。」

「伯伯，什麼是亞健康？什麼是經絡？都有什麼刺激方法？刺激哪裡？」李超問。

「這些我以後給你講吧，這次主要講的是心，以及與心相關的養生問題。」

3 指人有意識的忘記外界一切事物，甚至忘記自身形體的存在，達到與大道相合為一的得道境界，也指人在修煉中控制意志、排除雜念的內修方法。

第十一章

呼吸要順，從養肺開始

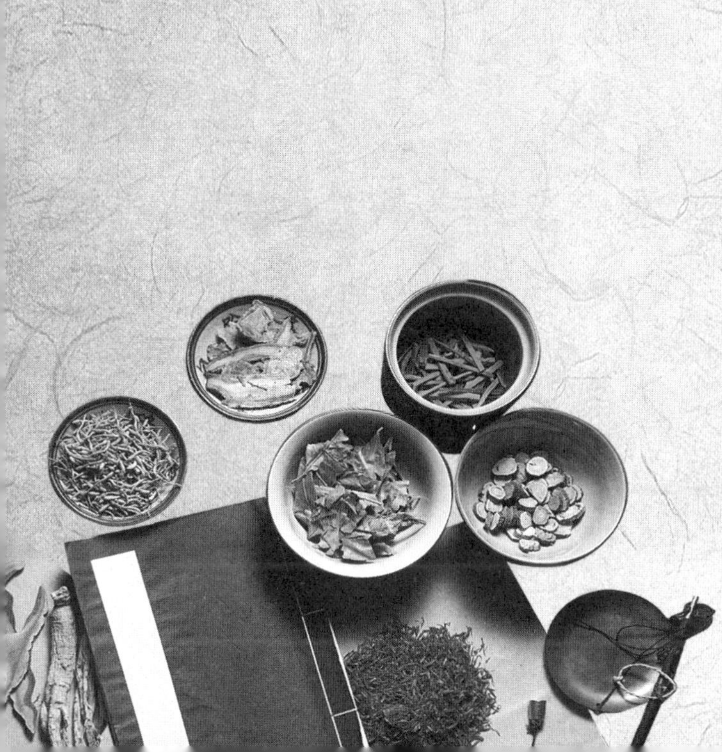

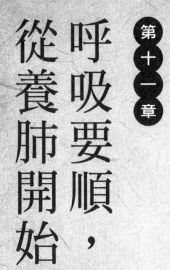

1. 肺很嬌，不耐寒、熱、燥、溼

由於李超很快要回美國，以後雖然可以用網路繼續和我交流，但顯然不如當面交流方便，所以我也就把握時間和他討論中醫與養生的一些問題，現在要談的是肺，以及肺與養生的關係。

我說：「中醫認為，人是天地大自然的子女，所以就有了『天人相應』的觀點，進一步認為，大自然是大宇宙，人就是小宇宙。於是就把人體的膈肌（按：亦即橫膈膜）比擬為大地的地表層，把膈肌之上比擬為大氣層，把膈肌之下比擬為土壤層。我的理解是，在膈肌之上有兩個器官：一是心，它像在大氣層中燃燒的火把，火把不斷燃燒，給周圍以光和熱，心臟不斷跳動，給全身以營養和熱能。火把熄滅了，周圍黑暗了，心臟不跳了，生命結束了，人體冰涼了。

「二是肺，中醫把肺比作植物的葉子，植物的葉子在大氣中有呼吸作用和光合作用，而人的肺，已經沒有了光合作用，但有呼吸作用，所以肺就和自然界植物的葉子是同胞兄弟。植物的葉子盡可能的繁茂伸展，去擴大和空氣接觸的面積，以便從空氣中吸取更多的陽光雨露，並與大自然交換氣體。人的肺，左兩葉、右三葉，肺泡總數約為七．五億個，將全部肺泡壁展平鋪開，總面積超過人體體表面積的五十倍，可達一百平方公尺，也是為了盡可能的擴大和空氣的接觸面積，以吸收更多的氧氣，在中醫叫清氣；以排出更多的二氧化碳，在中醫叫濁氣。植物的葉子比較嬌嫩，天氣寒冷會凍傷，天氣炎熱會枯萎，天氣乾燥會乾縮，天氣過度潮溼會變霉。人的肺同樣也不耐寒、熱、燥、溼，因此就把肺稱作『嬌臟』，它容易受到外來邪氣的侵襲。所以天氣太冷要戴口罩，到蒸氣房或者三溫暖間的時間不要太長、溫度不要太高。如果溫度過高，要用溼毛巾捂住口鼻，不要讓熱空氣灼傷肺黏膜。」

「伯伯，原來肺是人的葉子呀！」李超說。

「我只是打一個比喻，沒有說肺是人的葉子。」我回答。

「那膈肌以下的土裡都有什麼東西？」李超接著問。

我說：「首先是胃、腸和脾，占了整個腹部的最大空間。土壤是化生萬物的，有了廣博的土壤，才化育了萬紫千紅的生命世界。脾胃大小腸就像是廣博的土壤一樣，化生水穀精微來營養全身。腎在膈肌之下、腹膜之後，像是深深的埋在土裡還沒有發芽的種子，所以要貯藏豐富的營養，也就是精氣，這就叫『腎藏精』。關於脾胃和腎，一是後天之本，一是先天之本，我們以前都講過了。

「膈肌之下還有一個重要的臟器，那就是肝，肝門有粗大的血管與腹腔的大血管相連接，就像一個已經生根的種子，深深的扎根在土裡。肝本身分了三葉，就像是一個大豆種子，已經裂開兩半，中間的芽已經萌發，就要破土而出，於是位於右脅膈肌之下的肝，把膈肌拱得隆起很多，它要破土而出，先要把土拱起來，就使我們右側的肺變得又寬又短。」

「伯伯，真是這樣哎！可是為什麼會是這樣？」李超既感嘆又不解的問。我只能說：「這就是大自然的造化，鬼斧神工，我說的神就是大自然。」

「老師，我怎麼沒有在書上看到這樣的比擬？」張怡娜開口問。

「這是我的思考和理解，有時候我自己對自己的解釋也感到可笑，可是人體主要臟腑的位置和形態就是這樣長的。肺像不像葉子，心像不像燃燒的火把，腎像不像一顆飽滿的，但還沒有發芽的大豆，肝像不像生了根、發了芽，即將破土而出的種子？我們現在是講肺，還是回到主題上來吧。肺的主要生理功能是什麼？」

2. 只有肺，是人的意念可控制的

「肺的主要生理功能，一是主氣司呼吸。它不僅主管呼吸之氣，還主一身之氣。」我說。

「伯伯，主管呼吸之氣，我能理解，」李超說：「這是人人都知道的，就是透過肺的呼吸，使人體與自然界交換氣體，呼出二氧化碳，吸入氧氣。『主一身之氣』是什麼意思？」

我說：「氣是構成人體的基本物質，氣也是維持人體生命活動的基本物質。我們人體的氣，來源有三個：一是來自先天，從父母那裡接受而來，藏之於腎，可以叫『先天之氣』；二是來源於脾胃，由脾胃所吸收的水穀精氣所化生，這叫『後天之氣』；三是來源於肺所吸收的自然界的清氣。這三種不同來源的氣，共同構成人體的氣。如果腎氣不足、脾胃虛弱、肺的呼吸功能低下，這三者有其一，都會造成氣的來源不足，都可能造成氣虛。

「具體來說，肺把自然界的清氣吸入胸中，與脾運化輸送來的水穀精氣相結合，生成宗氣。『宗氣』的『宗』，就是『本來』的『本』的意思，《廣雅．釋詁》中說『宗，本也』，宗氣就是本氣，它是布散全身，為五臟六腑提供能量的精微物質。運行到心就是心氣，運行到肺就是肺氣，運行到脾就是脾氣，運行到肝就是肝氣，運行到腎就是腎氣。進入血脈就是營氣，在血脈之外就是衛氣，運行到經脈，就是經脈之氣。可見**肺為一身之氣的源泉之一**，呼吸之氣與水穀精氣結合而成的就是本氣、宗氣，所以《素問．六節藏象論》中說：『肺者，氣之本』。從這個角度來說，肺是不是主一身之氣？你看那些有呼吸系統疾病的人，比如哮喘的人、肺氣腫的人、纖維化的間質性肺炎、肺功能不全的人，都會有全身氣虛的表現。」

「明白了，原來是這樣，肺吸入的清氣是構成人體氣的一部分，所以說肺主一身之氣。」李超說。

「我認為這只是肺主一身之氣的一個方面，另一個方面是肺的呼吸運動，這對調節控制全身氣的運動，促進氣血的循環有重要作用。」我說。

「老師，這是什麼意思，我們在中醫基礎裡沒有講過這個問題呀？」張怡娜說。

「中醫基礎裡是沒有講過，但是《黃帝內經》裡講得很清楚。氣為人體各臟腑生理活動提供基本動力。肺主呼吸和我們下面要講的通調水道的功能，都是靠肺氣來推動的；心主血液循環，是靠心氣來推動的；脾主水穀精微和水液的運化，是靠脾氣來推動的；腎主水液代謝、生長發育和生殖，是靠腎氣來推動的。但是我們應當注意到，**氣是不斷運動的，全身氣的運動是從肺開始的**。人出生後的第一聲啼哭，打開了肺的呼吸，從此開始，人體的氣在體內運行就受肺的呼吸運動的調節和控制。我們剛剛說過，這個氣在胸中的時候，叫宗氣。出胸以後，行於脈中的叫營氣，行於脈外的叫衛氣，營衛之氣的運行速度和強度，仍然要受到肺的呼吸運動的調節和控制。

「《靈樞．五十營》中就說過：『人一呼，脈再動，氣行三寸，一吸，脈亦再動，氣行三寸，呼吸定息，氣行六寸。』這句話，今天的人不大好懂，也不大好理解，因為沒有找到測量和實證的方法，當然就不被重視，甚至認為是無稽之談。我認為，這是肺的呼吸運動可以調控全身氣的運動強度和速度的原始說法，不必去計較具體數值是不是正確。

「**我們內臟的活動，能夠受意念直接控制的，在五臟之中只有肺**。在一般的人，胃腸的蠕動、心率的快慢、肝腎的代謝，都不能用意念控制，只有肺的呼吸節律、力度和深淺，既是自動的，也可以是受意念控制的，意念能夠透過對肋間肌[1]、腹肌等運動的控制，來控制呼吸的深淺、節律的快慢和強度的大小。於是養生家就用『調息』的方法，也就是透過調節控制肺的呼吸的方法，來影響全身氣的運動，進行養生鍛鍊。」

「伯伯，我來中國的目的之一，就是學學中醫的養生功夫，你能不能仔細講講怎麼調息？它有什麼養生作用？」李超提出了明確的要求。

1 肋骨之間的肌肉，分為內外兩層。呼吸時藉由此肌肉的互相收縮，可使肋骨上下移動。

3. 我的養生功夫：腹式呼吸

「調息的方法很多，但以訓練腹式呼吸應用最多，腹式呼吸有順腹式呼吸和逆腹式呼吸兩種。我主要談順腹式呼吸。順腹式呼吸是指吸氣時，稍用力向下壓膈肌，進一步向下擠壓腹部器官，腹部自然隆起，由於膈肌的下降，胸腔縱徑擴大，氣進入肺中；呼氣的時候，腹肌自然回縮，使腹部凹入，膈肌放鬆，腹腔器官上提，胸腔縱徑縮短，使肺中的氣排出體外。這種呼吸方法也叫自然腹式呼吸法。

「為什麼可以叫自然腹式呼吸法？因為一般男性的自然呼吸都是胸腹聯合式呼吸，在呼吸的時候，腹部肌肉和肋間肌同時運動。當仰臥並枕著較高的枕頭時，自然就會轉成順腹式呼吸。仰臥的時候，尤其是枕頭較高時，吸氣時使腹腔膨出所用的力量，比擴展胸腔所用的力量要小，出於省力的原因，自然就形成了腹式呼吸。只不過在鍛鍊順腹式呼吸法的時候，要有意識的加強腹部肌肉的運動，加強膈肌的運動幅度，減少肋間肌的運動，所以就把順腹式呼吸叫做自然腹式呼吸法。」

「老師，女性的自然呼吸和男性不一樣嗎？」張怡娜問。

「女性由於胸部的生理結構與男性有差別，自然呼吸主要是胸式呼吸，即使仰臥高枕，也還是以胸式呼吸為主，所以在學習練習順腹式呼吸的時候，要費更大的力氣。」我解答她的疑惑。

「伯伯，這樣的呼吸有什麼作用？」李超問。

我說：「如果能夠長久堅持練習，一方面透過腹肌和膈肌的運動，溫柔的擠壓和按摩腹部臟器，可以加強胃腸道，以及腹部所有器官的血液循環，明顯會感到食慾增進，營養吸收良好，體力增加，精力充沛。另一方面，透過膈肌的大幅度運動，對於患有心肺疾病，比如咳喘、肺氣腫，或肺活量小、心功能較差的人，可以改善心肺血液循環，加強心肺功能。

「還有就是這種呼吸法能夠推動全身氣的運動的力量大，隨著呼氣，全身之氣外展上升，隨著吸氣，全身之氣內收下降。氣機暢達了，血液循環改善了，直接表現的效果就是，原來手腳發涼的，現在手腳變暖了；原來心煩急躁的，現在心情平靜了；原來焦慮失眠的，現在放鬆、睡覺安穩了。顯然這也是肺主一身之氣的一個方面，即呼吸運動可以促進全身氣血的循環。」

「順腹式呼吸和自然的胸腹聯合式呼吸有什麼不同？」李超問。

我說：「順腹式呼吸與自然胸腹聯合式呼吸的呼吸支點都在腹部，但在感覺上有差別。首先是力度不同，順腹式呼吸所有的力量都集中凝聚在腹部，而胸腹聯合式呼吸的力量，是比較分散的，由胸腹共同分擔。進行順腹式呼吸時，吸氣後稍稍憋氣，小肚子的肌肉會有繃緊、硬邦邦的感覺，力度大。胸腹聯合式呼吸雖然氣息也能深入到腹部，但由於胸腔的氣息分散了一部分力量，腹部的肌肉基本不繃緊，力度小。

「其次是呼吸支點的大小感覺不同。順腹式呼吸的呼吸支點可以凝聚為比較小的範圍，大約有鴨蛋或拳頭大小，局部有比較扎實的感覺；胸腹聯合式呼吸的呼吸支點在胸腹之間，彌散成一片，邊界範圍不清，感覺比較虛軟。還有就是氣息通行感覺不同。順腹式呼吸的氣息直接進入腹腔，吸入的氣息雖然也經過胸部，但並不在胸腔停留，只把胸腔作為氣息出入的通道，好像是從鼻腔往下延伸。

「當然，從生理學上講，這是把氣貯存在肺葉的下部，並向下擠壓膈肌，腹腔的臟器受到擠壓而向外運動，外觀上表現為腹部膨出隆起。由於空氣實際上還是在肺內貯存，順腹式呼吸的時候，胸腔下部實際上還是有輕微膨出的，只不過膨出的幅度要小於胸腹聯合式呼吸，從外觀上看，胸腔活動度不大明顯罷了。而胸腹聯合式呼吸，氣息都停留在胸部和腹部。可見，兩種呼吸氣息通行的感覺是不一樣的。

「我要說明的是，由於順腹式呼吸的氣息沒有利用胸腔的空間，因此它容納的空氣量並不大，不但小於胸腹聯合式呼吸，甚至也小於自然胸式呼吸。」

「既然順腹式呼吸吸入的空氣量不大，為什麼還要做這樣的訓練？」李超大惑不解的說。

「這確實是一個需要了解的問題。一是如前所說，這樣的呼吸運動可以加強對內臟的按摩，改善內臟和整體的氣血循環，比一般呼吸推動全身營衛之氣運動的力度大。還有一個好處是，順腹式呼吸的氣息，雖然吸入的空氣量不大，但是產生的力量大，能夠被強有力的使用。比如，聲樂演唱中的美聲唱法，不允許用麥克風，要想使聲音洪亮、有穿透力，布滿整個音樂廳或劇場，就必須借用順腹式呼吸，把呼吸支點放在下腹部並沉住，這樣唱起來才使得上勁，才有底氣，這就是人們所說的『丹田之氣』，吹奏樂器也是這樣的道理。

「如果在演唱的時候，把氣放在胸部，肯定就會覺得使不上勁，唱起來的感覺，只是喉部聲嘶力竭，聲音單薄，缺少泛音，沒有穿透力。另外，如果用胸腹聯合式呼吸唱歌和吹奏樂器，雖然可以唱出長音和吹出長音，因為氣息量大，但在唱出和吹出的力度上不如順腹式呼吸，因此音量上會差很多。所以順腹式呼吸雖然吸入的空氣量少，但蘊含的爆發力和衝擊力比胸腹聯合式呼吸要大很多。」

「伯伯，我又不明白了，調息不就是為了多吸氧氣嗎？為啥要訓練一個吸入空氣少的呼吸方法？」李超問。

我說：「這可能是人們的一個誤解。很多養生家的觀點是，調息不一定是要多吸氧氣，對於養生練氣來說，主要是進行低氧耗的訓練，練習臟器的耐缺氧能力，同時提高氣血循環的流暢度。」

呼吸要細、靜、勻、長

「**在低氧耗的狀態下，人體的基礎代謝率降低，這樣就有利於長壽**。有人把人生比作一支蠟燭，蠟燭原來的長短都一樣，蠟燭火焰旺的，燃燒的時間就會短，火焰小的，燃燒的時間就會長。而進行低氧耗的靜功調息訓練，可以降低代謝，減少氧耗，就可以達到長壽的效果。有人提倡學習龜息，像烏龜一樣慢而靜的呼吸。在**練習順腹式呼吸的時候，氣息一定要注意做到細、靜、勻、長四個字**，氣息出入要細而不要粗，靜無聲息，而不要像風箱一樣呼呼喘息，呼吸節奏均勻而不要時慢時快，呼吸深而長，不要淺而短，也就是不喘、不促、不換氣過度。如果換氣過度，血氧含量過高，反而會造成頭暈。腹肌的運動也要自然一些，意念到了就可以了，千萬不要過度用力，如果訓練完以後，感到肚子痛、腰痛，那就是用力過度，就不對了。」

「伯伯，還有一個問題，是用鼻子呼吸，還是用嘴呼吸呢？」李超問。

我說：「你問的都是關鍵問題，這也是必須知道的。可以鼻吸口呼，也可以鼻吸鼻呼，吸氣一定要用鼻，不能用口。因為在吸氣的深度上，鼻吸要強於口吸，氣息大，感覺可以直接進入腹腔。這樣還可以充分利用鼻腔溼潤空氣、溫暖空氣、過濾空氣的作用，使肺這個嬌嫩的臟器得到保護。

「作為養生功夫來練順腹式呼吸，呼氣用口、鼻子都可以。但是如果你從事的是唱歌、吹奏樂器等特殊工作，需要利用較為強烈的呼出氣流，在平常練習時，盡可能用鼻吸口呼。因為用口呼出氣息的力度大，還可以利用口腔的運動，來控制調節呼出氣流的強度，以便適應不同的歌曲演唱和樂器演奏的需要。」

「伯伯，還有一個問題，練習順腹式呼吸時，身體的姿勢是什麼樣的？」李超問。

「**站姿、坐姿、臥姿，也就是躺著，都可以**。站姿和坐姿都應當挺直腰板，但胸部不要過挺，稍稍內含（按：指胸部往裡凹），這叫含胸拔背，因為順腹式呼吸不需要使胸腔擴張，只需要保持胸部的氣息出入通暢就可以了。為了使吸入的氣息能夠透過胸腔直入腹腔，使胸腹中央保持正直是很重要的，所以要含胸拔背。臥式最好是仰臥，成年男子在仰臥時可以出現自然的順腹式呼吸。

「女性由於胸部的生理結構與男性不同，仰臥時的自然呼吸還是以胸式呼吸為主，所以在最初訓練的時候要下些功夫。採用仰臥的姿勢進行順腹式呼吸鍛鍊，雙腿要自然伸直，微微併攏，兩後腳跟輕輕接觸，雙腳尖自然向兩邊分開。當然根據自己的習慣，兩腿稍稍分開幾釐米也是可以的。雙臂安放於身體兩側，自然伸展，雙手掌輕輕貼住大腿或掌心向下平放床上，要點是全身放鬆、舒泰自然。鼻吸氣時胸腔不動，膈肌緩緩下降，壓迫腹部膨出鼓起，感覺是吸入的氣息直接入腹部，這是順腹式呼吸的練習關鍵。

「但在實際的操作中，胸腔完全不動是不可能的，尤其是胸腔的下部，總會有些膨出，而且在感覺上胸腔和腹腔也並沒有嚴格的界限。只不過腹部的膨出隆起是主要的，胸腔下部的膨出隆起是附隨的。吸足氣後，在呼出之前要有少許停頓，輕輕感受一下腹部充氣、氣沉的力量，也就是閉息，這就是所謂我們常說的『氣沉丹田』。但停頓的時間不要過長，保持比自然呼吸稍慢的節奏即可。

「吸入氣息量應當以感到腹部力量充實為好，不要使腹部過度膨隆，避免導致膈肌和腹肌的疲勞疼痛。呼氣可以用口或鼻，在一般順腹式呼吸的時候，隨著腹部肌肉和膈肌的放鬆，氣息自然的排出體外，不要用強力呼氣。當然在唱歌、吹奏樂器或者需要大聲喊叫的時候，呼氣是在有控制的情況下用力，就另當別論了。」

「伯伯，每天都需要練習嗎？每次練習多長時間？」

「每次練習的時間可以在二十分鐘左右，每天可以練習一到兩次或更多。如果你是專業的歌唱演員或者吹奏樂器的演奏員，老師就會把順腹式呼吸的練習與聲樂練習或者演奏練習結合起來，鍛鍊的時間就不限制了。

「這個養生方法是終身受益的方法，希望你們能養成一個良好的習慣，只要一靜下來，就有意識的進行順腹式呼吸。許多著名的歌唱家和吹奏樂的演奏家身體好、氣血循環好、長壽，顯然與他們長期的順腹式呼吸訓練相關。

「不過，我還想提醒你們，長期進行順腹式呼吸訓練，使人臟腑功能協調，氣血循環通暢，精力充沛，情緒安定，疲勞恢復快，對健康確實很有好處。還有一個特點是，訓練長久之後，人體氣的運動很整齊或者同步，只要有一、兩個呼吸，立即就會感到全身的微血管隨著呼吸運動在同步的舒張和收縮，呼氣的時候全身微血管擴張，氣外展上升，吸氣的時候全身微血管收縮，氣內收下降。

「這也就是我前面說的肺主一身之氣，也是呼吸運動可以調節控制全身氣的運動的依據。如果你又結合了太極拳或者其他養生拳，在練拳的時候配合呼吸，練到一定程度，你就會感到，動一動手指，全身的氣都在動，真可以說是牽一髮動全身，這種感覺十分奇妙。」

任何運動，都要養心

「我在這裡要特別提醒你們的是，一旦練到了一呼一吸就感到全身微血管在同步擴張和收縮，動一動手指而全身氣都動的境界，你的情緒一定要保持穩定，如果情緒不穩定，比如怒、喜、思、悲、恐五志過激，不良情緒活動過於激烈，對你的傷害遠比沒有練過這種功夫的人要大得多。」

「伯伯，為什麼會這樣？」李超問。

我說：「因為你的氣的運動是同步的，如果你發怒，怒則氣上，沒練過功的人可能是局部或者是部分的氣上逆，比如肝氣上逆、胃氣上逆，而練功有素的人可能就是整體的氣上逆，全身之氣都上逆，當然受的傷害就要大多了。

「多年前我就曾經遇到一位練功有素的中年人，因為經濟問題，盛怒之下，發生了腦出血，急忙被送到醫院，他剛剛做完腦ＣＴ檢查，很快呼吸心跳就停止了。這個人並沒有明確的高血壓動脈硬化症的病史，發病後做腦ＣＴ也沒有發現腦血管畸形，就是因為他練功有素，氣的運動太同步了，一怒之下，全身之氣上逆，血壓暴升，才導致了不良後果。這真是『成也蕭何，敗也蕭何』、『水能載舟，亦能覆舟』。

「所以**練順腹式呼吸，也包括逆腹式呼吸一類的養生功夫，一定要與修心養性相結合**，一定要提高精神境界，做到每臨大事有靜氣，做到任憑風浪起，穩坐釣魚船，做到恬淡虛無、精神內守。這就與我們前面講的養心聯繫起來了，也就是養生先養心，養生必須養心。如果做不到這些，還是不要練這些調息養氣的功夫為好。控制情緒能力比較差的人，有躁鬱症、類思覺失調症（Schizophreniform Disorder）[2]、精神分裂症、歇斯底里症（Hysteria）[3]等病史的人，最好不要練腹習式呼吸法和其他從調息入手的功夫。」

「伯伯，我的情緒常常不夠穩定，我看還是先不要練了吧。」李超擔憂的說。

---

2 一種短期的思覺失調症，發作期約長達一年至六年左右。

3 指無法控制的情感發洩，現為一種複合性的疾病。

我說：「其實也沒有那麼可怕，你只要在順腹式呼吸的過程中，同時注意保持情緒穩定就可以了。」

我接著給李超和張怡娜講了另外一種簡易的體呼吸法（按：指經由皮膚呼吸）。

我說：「在門診我經常會遇到一些手腳發涼、心煩氣躁、失眠多夢的人，到醫院檢查，又查不出什麼疾病，這就屬於我們通常所說的亞健康狀態，大多是由於工作生活壓力大、焦慮緊張所造成的。為什麼手腳發涼？那是因為肝氣鬱結，陽氣被鬱而不能外達所造成。為什麼會心煩急躁，失眠多夢，是由於肝鬱化火、鬱火擾心、心神不寧所造成的。」

「伯伯，什麼叫肝氣鬱結、肝鬱化火？」李超問。

我說：「我講完肺就講肝，到時候再做解釋。我說的體呼吸法，或者可以改善這些亞健康的狀況。體呼吸法在睡前做，姿勢和上面所說的順腹式呼吸法的仰臥姿勢相同，但要做好一切睡前的準備，蓋好被子。當然不習慣仰臥的人，也可以側臥，容易打呼的人也要側臥，注意體位一定要自然舒適。也是在吸氣的時候腹部微微隆起，呼氣的時候腹部自然回縮，但要鼻吸鼻呼。」

用控制呼吸，調節全身氣的運動

「和我前面講的順腹式呼吸不同的是，在吸氣的時候，意念想著自然界的清氣透過全身的汗孔進入體內，匯聚於少腹部，就是小肚子，也就是通常人們說的丹田部位。呼氣的時候，想著身體內的疲勞之氣、濁氣由體內透過全身的汗孔排出體外，簡單說就是呼氣的時候，想著周身之氣趨向外散；吸氣的時候，想著周身之氣趨向內收。

「要特別注意的是，**呼吸要隨其自然，不急不促，全身放鬆，意念要輕**，輕輕有個關照就可以，過不了多久，你就會感到被一個暖暖的熱氣團包圍著，這個熱氣團會隨著你的呼吸一開一合，這個開的感覺是全身微血管擴張所致，這個合的感覺是全身微血管收縮所致。你的意念就輕輕守著這個熱氣團的開合就可以了。

「一定要注意，意念不要強烈，要做到守而不守，不守而守，似守非守，意綿綿，若有若無，若存若亡，於是手腳漸漸變暖，心情漸漸寧靜，不知不覺間，就睡著了。在這樣狀態下的入睡，常常是很安穩的，睡得沉、睡得香。這個方法當然也可以在平時做，平時做的時候盤坐或臥式都可以，就是不要睡著就可以了。這也是透過調節控制呼吸，來調節全身氣的運動的方法。

「這個方法有沒有效果，今天晚上你們就試試看，當然很多人開始訓練的時候，並不可能一下子進入最好的狀態，找不到那個熱氣團包裹自己的感覺，只要持之以恆，就可以找到，就可以見到成效。

「千萬要注意，我們的目的只是為了以一念代萬念，使我們胡思亂想、難以寧靜的大腦盡快平靜下來，使我們盡快放鬆下來，安穩的入睡，任何強烈的意念和思緒，任何希望達到其他所謂高功夫的想法，都是不可以追求的，如果追求，就容易出偏差。」

隨後，李超又問到了逆腹式呼吸的問題。

我說：「逆腹式呼吸是由道家和武術家專門訓練、一種以意領氣的呼吸方法，不是說說就能學會的，需要有專門的老師指導，主要是吸氣時有意識的收縮腹肌，使腹部凹進，靠肋間肌肉的運動使胸腔的橫徑變大，胸腔擴大，空氣進入肺中；呼氣時腹部肌肉放鬆，腹部自然凸出，肋間肌放鬆，胸腔橫徑變小，胸腔縮小，呼出氣體。練得好，增強氣力的效果好；練不好，比順腹式呼吸更容易出現偏差。」我自己也掌握不好，於是就沒有再詳細向李超和張怡娜介紹。

「肺還有哪些功能呢？」

「這就是主宣發和肅降，『朝百脈，主制節』。」

4. 心肺的疾病常常互相影響

「『宣發』，是指肺氣的外宣生發運動，肅降的肅字和收縮的縮字，音近義通，肅降就是縮降，是指肺氣的內收和下降。」

「老師，我們的中醫基礎講義上說，肅是肅清的意思，是指肺有排出吸入的灰塵、異物等功能。」張怡娜插話說。

我說：「在現代漢語中，『肅』字確實有肅清、清除的意思，但是在古代相關秋季氣的運動，用到肅字的時候，都不是這個意思。《詩經・七月》裡有『九月肅霜』的話。」

「東漢經學家鄭玄在注釋這句話時說：『肅，縮也，霜降而收縮萬物。』唐代的孔穎達進一步補充說：『九月之時，收縮萬物者，是露為霜也。』《禮記》也是儒家的經典之一，《禮記・月令》有『孟秋之月，天地始肅』，這個肅字也是萎縮、收縮的意思。我在大約兩千五百年前至兩千年前的文獻中，也就是《黃帝內經》出現的時期，沒有找到肅是清肅的解釋。而且肺氣的宣發和肅降是相對仗的兩個詞，宣發講的是氣的運動趨向，肅降講的也應當是氣的運動趨向，怎麼能跑出一個與氣的運動趨向沒有關係的清除異物、排出異物的意思呢？」

「老師，這樣看來，中醫基礎所說的話有問題呀！」張怡娜說。

我說：「我不敢說有問題，我看的書太少，只是一家之言，你覺得中醫基礎的話有根據，你就同意他的看法，你覺得我的話有道理，你就同意我的看法，你覺得我們都沒有道理，你可以找出新的解釋，只要能以理服人，有根有據就行。學術是可以討論的，我特別感謝那些有理有據的不同見解的商榷，這些商榷使你長見識、開眼界、增智慧、知不足，使你的認識更接近事物的本來面貌。

「**肺主宣發，是肺可以把體內的濁氣透過呼氣排出體外，還可以透過氣的宣發運動，把津液向體表輸布，來潤澤肌膚和體表，又把透過代謝之後的津液化成水液**，這些水液攜帶有代謝廢物，一部分以出汗的方式從汗孔排出體外，一部分以呼氣的方式從口鼻排出體外。肅降就是縮降，就是收降，是氣的內收和下降運動。」

「伯伯，我知道肺的肅降會有什麼作用。」李超說。

我說：「你說說看。」

「就是把大自然的氧氣收入體內，還把一部分津液或者水液向下輸布到腎，透過腎的氣化作用，一部分變成尿排出體外，一部分變成津液再利用。正因為肺的宣發肅降功能對水的代謝有重要作用，所以又說，水在上面的源頭是肺。」李超說。

我說：「行呀，李超，變厲害了，可以推理了。不過『水在上面的源頭是肺』這句話，不是中文的語言習慣，可以直接說『肺為水之上源』。」

「伯伯，這不是我推理出來的，也不是變厲害了，是我先前看了怡娜姐姐給我英文版的《中醫基礎》，這段話我看懂了。我剛才把這段話翻譯成中文，並不知道中文原來是怎麼說的。」李超很坦誠的說。

「這已經很不錯了！」我表揚李超。

「可是伯伯，我有兩個問題：一個是肺在五行和金相配，金氣是內收的，肺為什麼既可以收降，又可以宣發？第二個問題是，肺的宣發肅降功能對呼吸有影響，我可以理解，但對水液代謝發生影響，是怎麼知道的？是不是真的對水液代謝有影響？」

我回答說：「以前說過，五行原本是比較簡單的一年四季氣的運動變化規律，確切的說是，春季陽氣生發，夏季陽氣上升，秋季陽氣內收，冬季陽氣潛降，長夏陽氣的升降出入運動相對平衡，於是使植物有了生長化收藏的生命節律，動物有了生長壯老已的生命過程。

「但五行和陰陽一樣，也是無限可分的，五行中又有五行，當它化育了生命之後，生命卻是極其複雜，任何局部器官都受五行的影響，因此，**人體每一個臟器的氣的運動都會有升降出入的變化，每個臟器都有五行。**」

「這我就理解了，其實肺本身就具有升降出入的運動，而不是單一的氣的內收運動。」李超說。

我說：「你說對了，正是這樣，只不過肺在升降出入之餘，尤其顯示了把自然界的清氣收入體內的重要作用，所以就和主收的金氣劃為一類了。至於肺的宣發肅降功能對水液代謝的影響，既可以從理論上推導出來，也可以從臨床治療上觀察出來。從理論上來說，氣屬陽，水液津液屬陰，水液津液的運行必須依靠氣的推動，氣行水津才行，氣滯水津必停，所以肺氣在宣發肅降的過程中，必然會推動水液和津液的運行。

提壺揭蓋法、開竅通關法

「從臨床觀察來看，比如人體感受了外來的寒邪，寒邪最容易傷損人體的陽氣，體表陽氣被傷，於是就出現了怕冷。寒邪是主收引的，使體表的毛竅收縮閉塞，於是表現出皮膚乾燥無汗，說明津液不能布達到體表，毛竅閉塞，體內陽氣不能得到宣發，而陽氣是含有熱量的細微物質，鬱積到一定程度就出現了發燒。怕冷、發燒、無汗，皮膚乾熱，是表氣被寒邪所閉，必然就會影響肺的宣發功能，肺氣不能宣發，也就不能肅降，於是肺氣上逆，就會引發喘或咳。這一切都是臨床觀察到的現象。治療的方法是用辛溫的藥物發汗散寒，汗出了，津液得到布達了，肺氣也就宣發了，能宣發，就能肅降，於是咳喘也就平息了。

「還有就是對於水腫尿少的病人，或者是癃閉（按：指小便不通），也就是尿瀦留的病人，如果只用利尿藥物效果不好，這個病人還有**肺氣不能宣降導致的咳喘、胸悶的話，這時候加用宣肺降肺的藥物，效果就會好。這種方法也叫『提壺揭蓋法』**。」

「伯伯，提壺揭蓋是什麼意思？」李超問。

我端起茶几上泡茶用的小紫砂壺，這兩個學生平時不怎麼習慣喝茶水，一早沏的一壺鐵觀音，只有我自己喝了三泡，剩的一點水也放涼了。這個紫砂壺的密封性很好，我一手端起小壺，用拇指偷偷按住壺蓋上的小氣孔，往茶盅裡倒水，只倒出一、兩滴，就倒不出來了。

李超看見了，立即打開電熱水壺的開關說：「茶壺裡沒水了，等一下水熱了再沏吧。」

我說：「你看好了，看看壺裡有沒有水。」我把按住小孔的拇指輕輕一鬆，壺內的水傾瀉而出。

李超大叫：「我明白了，這就是提壺揭蓋！」

我說：「肺在五臟中，位置是最高的，像不像一個蓋子，蓋在五臟的最上面？」

張怡娜說：「怪不得《黃帝內經》把肺叫華蓋呢！」

「肺氣壅滯了，宣發肅降的功能失調，就像水壺蓋子上的氣孔被堵塞住了一樣，氣機閉塞，下面的水也就流不出來了，就會尿少、水腫，癃閉。這個時候用宣肺降肺的方法，氣機通暢了，三焦水道也就暢利，小便也就通利，把這種治法比喻為『提壺揭蓋法』，是不是很像？」我進一步解釋。

李超瞪著明亮的眼睛問：「伯伯，有這麼神奇的效果嗎？」

我說：「記得那是我剛上大學一年級第一學期的冬天，那個時候學校和附屬醫院就在同一個大院裡，學生經常在晚上或課間到醫院見習或者參觀，醫生們也都允許。一天晚上，我到附屬醫院急診室參觀，看到送來一個哮喘發作的病人，中年農民，男性。他早晨到田裡幹農活，突然哮喘發作，服用止咳平喘糖漿一類的成藥，不見緩解，從早晨一直喘到傍晚，喘息不能平臥。

「最痛苦的是，整整一天解不出小便，膀胱充盈飽滿，整個小肚子脹滿疼痛，於是家屬送來醫院急診。急診科的醫生看過病人後，下了兩個醫囑，一是靜脈推注氨茶鹼用來止喘，二是插導尿管，匯出憋在膀胱裡的尿。

「在病人家屬去收費處繳費取藥、護士去另外一個房間準備導尿器械的時候，針灸科的一位姓劉的大夫來到了觀察室，他不是值班大夫，沒有穿醫師袍，可能和我一樣是來參觀的。他看了病人的情況，隨意從桌子上撕下半張處方紙，捻成細紙卷插入病人的鼻腔，沒幾下，那位病人突然連續打了三個噴嚏。沒想到，這三個噴嚏使腹壓增加，憋了一天的尿一下子全都尿出來了。

「那個時候的冬天比現在要冷，病人穿著厚厚的棉褲，不僅把棉褲尿溼了，還把觀察室的床都尿溼了，病人十分狼狽和驚慌。這時候取導尿設備的護士來到了觀察室，要給病人插尿管導尿，看到病人尿了一床，生氣的喊道：『你能自己尿呀！幹麼還要導尿？你為什麼不到廁所撒尿，都給我們撒到了床上呀！』

「病人委屈的指著那位沒有穿醫師袍的醫生，說：『他！他！』喘得說不出話來。那位針灸醫生哈哈一笑，轉頭揚長而去。護士問我是怎麼回事，我把剛才看到的情況一說，護士也忍不住笑了。家屬取藥回來，護士準備配藥吊點滴。病人說：『大夫，不用吊點滴了，我不喘了。』這個時候我們才注意到，不知道從什麼時候起病人已經不喘了。護士把急診值班的醫生叫來，如此這般一說，急診醫生也笑了，說：『那就不要吊點滴打針了，趕快換換褲子回家吧。』

「過了幾天，我在校園裡遇到了那位針灸科的劉大夫，我問他：『老師那天晚上，治療那個哮喘發作又伴有小便癃閉的病人，用的是什麼方法？』他說那叫『開竅通關法』。病人哮喘發作，是肺氣不能宣發肅降而上逆的表現，肺氣上逆，不能下降，腹壓不能增加，加上病人哮喘發作後，心情緊張，膀胱括約肌痙攣而打不開，於是就出現了小便癃閉。

「開竅通關法使這個哮喘病人一打噴嚏，鼻竅開了，肺氣能宣發，也就能肅降了，喘就有可能平息。肺氣一降，膈肌下降，腹壓增加，緊張情緒緩解，也就尿出來了。不過病人的這一系列過程都是突然發生的，猝不及防的尿了一床。劉老師說，他也沒有想到會是這樣突然之間解決問題。我問這算不算是提壺揭蓋法，劉老師回答『是的』。

「劉老師接著告訴我，清代名醫張志聰治療一位水腫伴有小便不利、尿少的病人的故事。病人已經找過不少醫生，用的都是利小便的方藥，比如八正散、五苓散一類，但是越治小便越少，水腫也越重。張志聰用防風、紫蘇葉、杏仁各等分，這三味藥都有宣肺發散的作用，讓病人水煮後溫服，病人服藥後出了汗，隨後小便就通利了，水腫就消退了。

「後來，我在臨床上經常遇到運用宣肺法達到利尿效果的病例，甚至還曾經達到通大便的效果。實踐證明，『肺為水之上源』的說法是可以指導臨床治療的。換句話來說，肺的宣發肅降功能對水液代謝是有影響的。正因為肺氣的宣發肅降具有調節和控制水液代謝的作用，所以《黃帝內經》裡說，肺有通調水道的功能，把肺說成是水之上源。」

「伯伯，我懂了，看來中醫和西醫的認識真的不一樣，在解剖學裡，沒有提到過肺和水液代謝的關係。」李超說。

我說：「在《黃帝內經》裡還提到『肺朝百脈，主制節』的問題。關於『肺朝百脈』，還要透過心主血脈這一橋梁，使得全身的脈管都匯聚於肺，肺又透過百脈將氣布散到全身。肺的呼吸運，有利於推動氣血循環，肺氣參與宗氣的合成，有貫心脈、『輔心行血』的功能，所以**心肺的疾病常常相互影響**。『主制節』是指主管控制和調節，肺控制與調節呼吸的節奏和深淺、水液的宣發和下達，營衛之氣的宣發和布散，可見『肺主制節』，也就是對上面談到的肺的主要生理功能的概括和總結。」

5. 皮膚、鼻腔，都有呼吸的功能

「關於肺的生理聯繫，不用我說，李超你看看書也能理解。一是『在體合皮，其華在毛』。肺雖然是在體內的一個內臟，但是肺泡內膜透過氣道，也就是呼吸道，直接與外界的空氣相接觸，這和皮膚直接與外界空氣接觸是一樣的。肺泡有和大自然交換氣體的功能，皮膚也有呼吸功能。某些低等動物，如兩棲類動物，皮膚的呼吸功能是不可缺少的。**新生兒的皮膚仍具有一定的呼吸功能**，只不過隨著年齡的增長，這個功能逐漸減退。即使是成年人，有的皮膚表面仍然有呼吸功能。

「國外某化妝品工廠在慶祝狂歡節時，人們用指甲油在一個小夥子的身體上作畫，沒想到還沒有畫完，這個小夥子就呼吸急促，胸悶缺氧，在送往醫院的途中呼吸衰竭而死，醫院診斷是指甲油阻隔了大片皮膚的呼吸，導致了小夥子缺氧死亡。另一例類似的案例，是用油漆在人體上作畫，導致那個人窒息死亡。因此肺『在體合皮』的說法，應當與呼吸功能有關。**皮膚堅實緊致潤澤的人，顯示肺泡的功能良好**。肺結核的重症病人，出現肌膚甲錯（按：形容皮膚粗糙乾燥），可想而知其肺泡的內膜一定會有病變。『其華在毛』，這裡的『毛』是指汗毛，皮毛依靠肺布散的精氣、津液、衛氣來滋養和溫煦，所以**汗毛的榮枯**、**皮膚汗孔的開合**，**都與肺的宣發功能密切相關，看汗毛的榮枯就可以知道肺氣的盛衰**。

「二是『在竅為鼻，在液為涕』。『肺氣通於鼻，肺和，則鼻能知香臭矣』，肺主呼吸，鼻為呼吸道的起點，是空氣出入的門戶，只有肺氣調和，呼吸暢利，鼻子才能發揮正常的通氣和嗅覺功能。涕是鼻腔的分泌物，正常生理狀態下，鼻腔不斷分泌少量的涕，潤澤鼻黏膜，溼潤空氣，吸附灰塵和異物，保護支氣管黏膜。臨床上，肺的某些疾病常常會反映在鼻子和涕液的分泌上：風寒襲肺，鼻流清涕；肺有溼熱，鼻流濁涕；毒熱在肺，鼻孔生瘡；肺陰虧損，鼻腔乾澀。而且這些都會影響到鼻的嗅覺功能，從而**我們可以根據鼻腔的異常變化推測肺的病變**。

「三是『肺在志為悲憂』。我們在講心的時候已經講過，悲傷和憂傷過度，會傷耗肺氣，在這裡就不多重複了。

「關於肺的生理功能和它與養生的關係，我們就談到這裡。李超你既然可以看懂英文講義，就可以繼續看，講義中還有我沒講到的東西和實例，都可以幫助你理解中醫。我給你介紹中醫，並不是像在大學上課一樣，全面系統完整的講解中醫學的知識，而是講一些要點，為你進一步自學，能看懂書，打下一定基礎。」

第十二章

肝臟好，人生從黑白變彩色

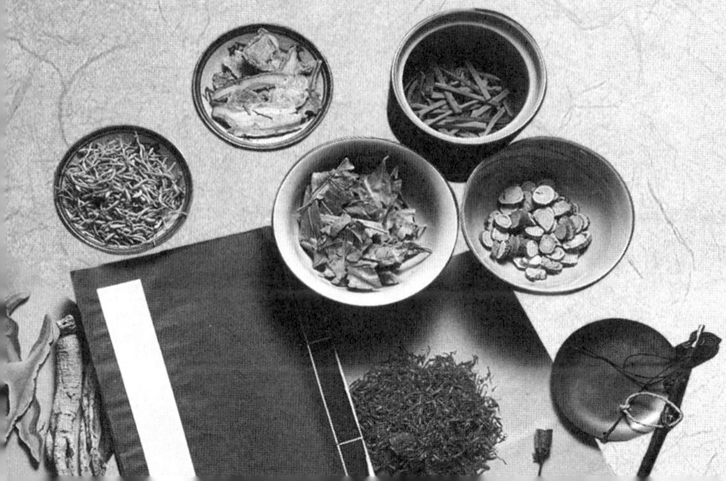

1. 肝藏魂，注意力就是歸肝臟管理

我和李超、張怡娜在上午討論了肺，午飯後聊著聊著，就進入了正題。我說：「五臟中，我們已經討論了脾、腎、心、肺，也討論了它們養生的關係，我們現在談談五臟中的最後一個『肝』，以及肝和養生的關係。一千八百多年前，東漢劉熙在《釋名》中說：『肝，幹也。五行屬木，故其體狀有枝幹也。凡物以木為幹也。』這句話的意思是說，肝為什麼要讀為 gān，就是因為它在五行的歸屬中，是屬木的，所以肝的形狀是分有枝幹的，也許劉熙說的有枝幹，就是我們今天所說的分葉。很多工具都是以木材作為材料，所以就讀 gān 了。我對劉熙的這個解釋不是很滿意，他把五行和五材混在一起了。但這個器官為什麼讀 gān，除了他，還沒有人做出更好的解釋。」

「伯伯，劉熙不是醫生，他也知道肝在五行裡屬木呀？」李超問。

我說：「其實在中國古代，中醫的知識和中國的傳統文化是交融滲透、相互融合的，中國文化講中庸，就是處理事情不偏不倚、不左不右、不卑不亢、平衡和諧，中醫講治病，就是使人體陰平陽祕、臟腑和調、氣血平衡，這是思維方式的一致。很多中文詞彙也同時是中醫詞彙，我們中醫講肝膽，中文中有肝膽相照、赤膽忠心、膽大包天、披肝瀝膽這樣的成語，你能說這與中醫術語沒有關係嗎？劉熙儘管不是專業醫生，但五行的常識肯定是有的。

我繼續說：「肝的主要生理功能之一，就是主疏泄，『疏』是疏通的意思，『泄』是宣洩的意思。肝主疏泄，是中醫對肝性條達、舒展生理狀態的高度概括。」

「伯伯，我明白了，肝氣的運動，類似一顆已經生根發芽的種子，根還要繼續往下扎，芽一定要繼續往上長，所以肝氣的運動趨向是向四周舒展生發的，也就是升降出入運動中的『出』。五行中的木氣，運動趨向也是外展的，所以肝就和木氣相應，和木氣相通。在五行的分類上，肝就和木分在了一類。」李超一口氣談了肝屬木的理由。

「李超，可以呀！真的變厲害了，有夠厲害！」張怡娜笑著對李超說。

我說：「肝主疏泄不僅僅是肝本身的氣的運動特徵，而且也直接關係到人體全身之氣的生發，全身氣機升降出入的條達和舒暢。正像春天木氣的生發不僅影響到春季植物的生根發芽，也影響到植物一年的生長發育一樣。

「不過肝主疏泄的話，並不見於《黃帝內經》。《素問．五常政大論》中是這樣說的：『發生之紀，是謂啟陳，土疏泄，蒼氣達，陽和布化，陰氣乃隨，生氣淳化，萬物以榮。』這句話的意思是，在生根發芽的季節，自然界氣的運動是生發布陳的，土氣得到疏通宣暢，是由於木氣暢達舒展的緣故，陽氣溫和的敷布，陰氣也隨著滋長，生生之氣純正平和，於是萬物因此而萌發繁茂。這裡是說木氣的暢達舒展，才使土氣得到疏通宣暢。雖然沒有直接說肝主疏泄，但是實際上講到了，土氣能夠疏通，是依靠春季木氣的生發條達之氣的推動來實現的。應當說，這就是肝主疏泄的起始。

「『肝主疏泄』的直接說法，第一次出現在七、八百年前金元四大家之一的朱震亨所著的

《格致餘論．陽有餘陰不足論》裡，因朱震亨的家鄉有條美麗的小溪叫丹溪，所以人稱『朱丹溪』。他說：『主閉藏者腎也，司疏泄者肝也，二臟皆有相火，而其系上屬於心，心，君火也，為物所感則易動，心動則相火亦動，動則精自走，相火翕然而起，雖不交會，亦暗流而疏泄矣。所以聖賢只是教人收心養心，其旨深矣。』這裡原本的意思是說，主閉藏精氣的是腎，主疏通宣洩（精氣）的是肝。腎肝兩臟都有相火，也就是陽氣，而且這兩個臟器向上都和心相聯繫。心的陽氣叫『君火』，心又是可以感受外物的，如果被外來的事物所感觸（這裡指與性有關的事物），就容易心動神搖。心動神搖，就會引發肝腎相火妄動，於是就使陰精自行走泄，當相火忽然發動時，雖然並沒有男女間的交合，陰精也會暗自外流而宣洩消耗。所以，善於養生的人總是教人要收攝心神、調養心性，其中所蘊含的道理是十分深遠的。朱震亨在這裡原本是講人們陰精為什麼容易耗傷的道理，其中明確提到『司疏泄者肝也』，就是說，肝是主管疏泄的。

「在四、五百年前，明代的薛己在《內科摘要．卷下》中，直接說出了『肝主疏泄』這四個字。從此，中醫學界就普遍把肝主疏泄看成是肝的主要功能之一了。人活著全憑一口氣，但這個氣一定是升降出入，通達運行，流暢無阻的。肝主疏泄就是肝主管一身之氣的外展宣洩，這對人體的作用是多方面的。

「最直接影響的是脾胃消化系統，肝主疏泄，是促進脾胃正常消化和升清降濁的重要條件，這可以從兩個方面來看。

「一是膽汁的分泌儲存和排泄問題。《靈樞．本輸》中稱膽為『中精之府』，內藏精汁，精汁就是膽汁。膽為六腑之一，也是奇恆之腑，這一點我們在講脾胃談到中醫臟腑分類的時候，曾經說過。膽附於肝，膽的經脈絡肝屬膽，肝的經脈絡膽屬肝，所以肝膽相表裡。膽汁是肝的餘氣所化生的，也就是膽汁在肝內化生，儲藏於膽囊，飯後注入十二指腸，發揮消化飲食的作用。膽汁的分泌、貯藏和排泄，與肝的疏泄功能密不可分，肝膽臟器有實質性病變，比如急慢性肝炎、膽囊炎、膽道結石等病人，膽汁的分泌貯藏、排泄異常，必然會出現胃氣不降引起的噯氣、噁心、嘔吐，脾氣不升引起的腹脹、便溏（按：指大便不成形）、腹瀉。所以肝主疏泄的功能直接影響脾胃對水穀的受納、消化和營養的吸收。

「二是肝的疏泄功能，可以調暢氣機、調節情緒。氣機暢達，情緒穩定，脾胃的升降功能才能正常發揮，人的食慾才能旺盛，消化機能才能良好。肝氣不舒的人，在胸脅脹痛、急躁易怒、抑鬱焦慮這些肝氣鬱結的症狀基礎上，如果肝氣犯胃，就會出現食慾不振、胃脹、噯氣、噁心、嘔吐，如果肝氣犯脾，就會出現腹脹、腹痛、便溏、腹瀉。例如，有的人一生氣就拉肚子，就是肝氣犯脾。

「幾年前的一天，我和外地來的幾位初中同學聚會，大家快半個世紀沒有見面了，聊起小時候的趣事都十分高興，食慾也都很旺盛，剛吃了幾分鐘，其中一位同學接了一個電話，隨後他臉色就變了，也不再說話，後來上的菜也不動筷子，只是偶爾喝一小口水。飯後我偷偷問他：『你吃飯的時候接了什麼電話？』他說：『真不好意思，是公司人事部門打來的，告訴我今年的職稱晉升，由於名額的限制，沒有晉升上。』

「我很理解，這對於一個即將退休、幹了一輩子本職工作的人來說，實在是一個重大打擊。他本來和老同學相聚十分高興，食慾也很好，這個時候肝的疏泄還很好，食慾也就隨著旺盛，就是接了這樣一個電話，聽了這樣一個很受打擊的壞消息，肝氣立即就不舒暢了，立竿見影，脾胃之氣立刻就不和了，當即就沒有食慾，吃不下東西了。這就是肝主疏泄對脾胃功能的影響。

「伯伯，我理解，因為我也遇到過類似情況，」李超說：「我的初戀女友和我分手的時候，我一點食慾都沒有，三天三夜沒有吃飯，吃不下飯，就是喝一點點水，也幾乎沒有睡覺，睡不著，那個時候我覺得我已經完全崩潰，就要死了。當時我還和爺爺住在丹佛，爺爺說：『難道你來到這個世界上，就是為這個女孩子活著的嗎？』我想也是呀，沒有她我就真的要死了嗎？慢慢才好了起來。」

張怡娜問：「是你的女朋友把你甩了，還是你把人家甩了？」

李超不好意思了，吞吞吐吐的說：「姐姐，你別這麼問我，如果是我把她甩了，我還能鬱悶、吃不下飯嗎？啊！原來情緒問題和肝的疏泄有這麼大的關係呀！是肝的疏泄失調，影響了脾胃的消化功能，才沒有食慾，吃不下飯呀！」李超似乎恍然大悟。「所以伯伯前面講到那個老科學家，上大學的時候，被他所追的漂亮女孩拒絕後，出現了無比沮喪的情緒，我很理解。」

我說：「對呀！這就涉及肝主疏泄的功能對人體影響的第二個方面，就是調暢精神情志。人的情感情緒活動是以氣血為物質基礎的，因為情感情緒活動要消耗能量，而為情感情緒活動提供能量來源的，就是氣血。從現代生理學的角度來看，人體血液循環總量的二〇%要透過大腦，也可以換一個角度說，人的情感情緒活動和學習理解記憶等功能，要消耗掉人體總能量的二〇%。氣血能夠暢通的運行，應當說與心主血脈的功能有關係，與脾胃化生氣血的功能有關係，與脾統血的功能有關係，其實與肝氣的疏泄條達更有關係。肝氣舒暢，氣機條達，血液循環流暢，人的精神情緒能夠充分得到能量供給，心情自然愉快開朗。肝失疏泄，氣機鬱遏，血運不暢，精神失養，就會情緒低落、鬱鬱寡歡，興趣減少，胸悶脅脹，對於這樣的情況，治療上應當疏肝解鬱，養血暢氣。」

「伯伯，這麼說來，對於情緒低落、精神抑鬱的人，在治療上就要疏肝了？可是你在講心的時候說，說心主神志，養生要養心，現在又說肝主疏泄，肝的疏泄失調，就會出現情緒低落，肝主疏泄和心主神志，是什麼關係？」李超疑惑不解的問。

肝藏魂，心藏神

我說：「五臟都與精神情緒有關。我們以前提到了『怒則氣上，怒傷肝；喜則氣緩，喜傷心；悲則氣消，悲傷肺；思則氣結，思傷脾；恐則氣下，恐傷腎』，這都是講不良情緒對臟器功能的直接影響。

「《黃帝內經》裡還提到，不同臟腑功能的失調會產生不同的不良情緒，如肝氣旺，急躁易怒，痰火擾心，嬉笑不休；肺氣虛，悲傷憂慮；脾病多思慮；腎虛多恐懼。可見，不良情緒是分屬五臟所主管的，但總的是由心來統領，由心來主管。

「《黃帝內經》裡還說到『**肝藏魂，心藏神，脾藏意，肺藏魄，腎藏志**』。我的理解是，魂是指專注能力，說這個孩子怎麼像是沒魂，就是注意力不集中，沒有專注能力，這是由肝來主管的；意是指主見和定力，通常說這個人沒主意，沒有主見，別人說東就跟著往東，說西就跟著往西，是由脾來主管的；魄是指勇氣、氣魄，是由肺來主管的；志是指志向和理想，是由腎來主管的。這些講的都是心理素質、心理能力。『心藏神』，總的都由心統一管理。所以對於精神情志性疾病的治療，要根據具體情況，進行有針對性的多臟器調理。

「我們現在講的是肝，**對情緒低落、精神抑鬱的人，確實需要疏肝**。有一個很著名的方子叫逍遙散，是一個疏肝解鬱的基本方，方中用柴胡、生薑、薄荷這些辛味、具有疏散作用的藥來幫助肝氣的疏泄，用當歸和芍藥來養肝血，用白朮和茯苓健脾補氣、益心寧神，目的是為了舒肝氣，但是方子裡用到補氣血、健脾胃，養心神的藥。李超，你說說為什麼一個疏肝的方子，要配養血、補氣、寧心的藥？」

李超思考了一下，說：「肝的疏泄需要消耗能量，氣血是提供能量的，所以要補氣補血，這是保證後勤供應；心是精神情緒的最高領導，所以要寧心。」我高興的說：「很正確。這就說明，中醫對任何問題都是從整體調節入手、全面照顧的。」

「老師，現在市場上沒有逍遙丸，有加味逍遙丸，是加了什麼藥，為什麼要加？」張怡娜問。

我說：「是加了丹皮和梔子，這兩味藥是清鬱熱的，因為肝氣鬱結以後，一般都會有氣鬱化火的現象存在。氣是含有熱能的，攜帶有熱量的細微物質，肝氣鬱結以後，氣血不能向四周舒達，人就表現了手腳發涼。氣鬱積在體內，鬱積的局部熱量太高，就叫氣鬱化火，火性是上炎的，鬱火上炎，必然上擾心神，會出現了心煩不安、焦慮緊張等異常情緒，所以要加丹皮、梔子來清鬱火，這就是加味逍遙丸比單純的逍遙丸用的機會多的原因，既然用的機會多，乾脆就把它做成了成藥。」

張怡娜接著說：「可是我在實習的時候遇到的一個女病人，心煩急躁，兩脅脹痛，失眠多夢，食慾不振，月經紊亂，明明是肝氣鬱結，鬱火擾心，帶我們實習的老師用加味逍遙丸，她服了很長時間，每次見到醫生都哭，總說效果不好，這是怎麼回事？」

「你知道她是什麼原因造成的肝氣鬱結嗎？」我問。

「是因為她丈夫賭博成性，不思悔改。」張怡娜答道。

「這就是了，藥逍遙，而人不逍遙，何逍遙之有？也就是說，你用的藥雖然叫逍遙丸，有疏肝解鬱的作用，可是病人自己的實際問題沒有解決，心理問題沒有解決，她也逍遙不起來。所以這類疾病在用藥物治療的同時，一定要和心理諮商、心理介入結合起來，這就又涉及養心修性的問題了。」我說。

「伯伯，肝的疏泄功能涉及全身氣機的通暢，除了影響脾胃，還會影響到其他器官和全身的代謝嗎？」李超問。

我說：「這個問題問得有水準，每一個器官都有氣的升降出入運動，而這些升降出入運動，都需要肝氣的疏泄生發功能來促進和推動，因此肝的疏泄功能，對全身器官的功能和全身氣血津液的代謝都會產生影響。

「先談談對血液循環和水液代謝的影響。在血液循環方面，氣為血之帥，氣能行血、氣能攝血、氣能生血。氣行則血行，氣滯則血瘀。肝氣條達，氣機調暢，則血行流暢；肝失疏泄，氣滯不暢，則血瘀不行。氣機逆亂，血不循經，還可能導致血行紊亂而出血。古典小說《三國演義》

講了這樣一個故事，東吳的都督周瑜氣量狹小，被諸葛亮氣得吐血而死，這就是暴怒以後，怒則氣上，血隨氣湧導致的吐血，當然這也與肝不藏血有關。」

這時我看到李超的嘴巴張了幾下，可是他並沒有把話說出口，估計他是想問三國是什麼時候，東吳是哪裡，周瑜、諸葛亮是誰，什麼叫「肝不藏血」。我估計李超已經意識到時間有限，不敢再節外生枝了，所以最終沒有開口提問。

因為肝藏血的問題我下面會專門講到，所以我也就沒有在這裡多做解釋。

「我們以前還講過盛怒之下，氣機上逆，血隨氣湧，血壓暴升，導致腦出血的病例。也講過女性在月經期，鬱怒之後，月經突然中斷，進而出現兩脅脹痛、頭痛、眼脹的例子。這都是肝失疏泄，導致血液循環障礙的表現。

「在水液代謝方面，氣可以行水、化津，水液和津液的運行、化生和代謝，要依靠氣的推動作用和氣化作用來完成。如果肝失疏泄，氣機鬱滯，水道不利，就可以導致水液的氣化、輸布和代謝障礙，或者水液停留體內，聚而為痰，為飲，為水腫。這裡所說的『痰』是指瘀滯在臟腑組織之內的濃縮的水液，這種病理產物如果和氣交結阻滯在不同的地方，就會出現不同的症狀，比如阻結在咽喉。

「病人就可能感覺到好像有一個東西堵在咽喉部，吐之不出，嚥之不下，到醫院檢查，並沒有異物，高興的時候，異物感消失，不高興的時候，異物感加重，立竿見影，中醫稱作『梅核氣』。西醫過去稱作臆球症，治療時要舒肝行氣化痰。痰氣鬱阻胸腹，就會出現胸悶心煩、脘腹脹滿、急躁易怒、抑鬱焦慮，治療時要疏肝解鬱，化痰寧神。」

這時張怡娜突然插話說：「老師，你治療抑鬱症時，用小柴胡湯或者四逆散疏肝，用溫膽湯化痰，原來是這個意思呀？」

「對呀，就是這個意思，氣鬱就會導致痰阻，痰阻就會使氣機更加鬱結，痰氣阻結，就會出現心煩鬱悶、焦慮緊張。抑鬱症屬於中醫鬱證的範圍，治療鬱證的時候，不僅要疏肝解鬱，還要化痰濁，促進氣化。」

「老師，我跟著你在門診看病時，為什麼有時候一看舌象就知道病人有肝氣不舒、焦慮緊張？」張怡娜進一步問。

我說：「氣鬱必然會導致人體整個代謝壅滯，這樣痰濁就會內生內阻，舌苔就會厚膩，所以你從舌象就可以知道病人有沒有氣鬱痰阻的體內環境紊亂，於是就可以推導出病人有沒有心煩鬱悶、焦慮緊張的狀況。」

張怡娜點點頭，表示明白了。

我接著說：「對於水腫的病人，自然要用利水藥，但一定要配合行氣藥、疏肝藥或者開提肺氣的藥，才有好的療效。肝主疏泄對其他所有臟器的功能也都有影響。肝與脾胃我們已經專門談過了，這裡談談肝與心的關係。」

心病從肝治

「一個小夥子在一天半夜，突然心跳劇烈，伴有胸悶憋氣，極度恐懼，大有瀕臨死亡的感覺，他的太太立即撥叫急救電話，十分鐘後急救中心的救護車趕來，測試他的心跳率為每分鐘一百六十次，血壓也偏高。醫生立即給氧，讓他舌下含硝酸甘油，做心電圖。隨後把他抬到救護車上，風馳電掣般的送到了急救中心，可是當醫生剛剛把他抬到急救中心的病床上，他自己卻坐了起來，心慌心跳緩解了，再做心電圖，一切正常。從此以後類似的發作有過多次，白天也有發作過。每次都要打電話急救，每次到了急救中心不多久就緩解了。以後這個小夥子嚇得不敢出遠門，如果外出，都要先查一下地圖，看看要經過的路段有沒有醫院，如果有醫院，而且在十分鐘內能夠到達醫院，才敢走這條路。他擔心一旦突然發病，距離醫院太遠，來不及搶救會死掉。醫院的心內科醫生將其診斷為陣發性室上性心搏過速，建議他做射頻消融手術，而且告訴他，即使做了，也不能保證不再發作。

「這個小夥子由家人陪同來找我看病，我看到病人白厚而膩的舌苔布滿了舌面，脈象緊如琴弦，知道他是肝氣鬱結，氣鬱化火，鬱火擾心，引發驚恐發作，也就是焦慮急性發作，進而導致了心動過速，於是用疏肝解鬱、化濁寧心的方法。治療三週，他沒有再發作，繼續服藥一個月，以鞏固療效。隨訪觀察一年，沒有復發。

「為什麼心病可以從肝治？肝屬木，心屬火，木氣不能舒達，就不能很好的生火，於是就可能導致心陽不足，在夜間陰氣最盛的時候，突發心慌心跳。頻繁發作之後，病人更加緊張，於是到了白天也有發作。

「還有不少心臟有器質性病變的人，比如冠心病、風溼性心臟病，常常在肝氣不舒、肝氣上逆的情況下病情加重，在治療上都要疏肝解鬱，加強肝的疏泄功能。某風溼性心臟瓣膜病的病人，換了人工心臟瓣膜，手術很成功，心功能已經恢復，可以正常工作和生活，結果一次生氣，導致了急性左心衰竭和嚴重的心律不整，就這樣斷送了自己的性命。

「再談談肝和肺的關係。肝屬木，肺屬金，金剋木，在通常情況下，肺的肅降功能制約肝氣的生發疏泄，使肝氣不要疏泄太過。而肝氣的疏泄條達有助於肺氣的正常宣發和肅降。如果肝失疏泄，氣機鬱滯，肺氣就可能宣發肅降失調，出現喘息、胸滿等症；或者肝氣鬱結，氣鬱化火，鬱火反剋肺金，使肺氣不能肅降而出現咳喘。還記得我在講五行時，提到過一個御醫治療皇妃咳嗽的例子嗎？先用一般的治療方藥，沒有效果，最後用了清肝平肝的方法而取得療效。這個病證就叫『木火刑金』，也叫『肝火犯肺』，肝火反剋肺金，以下犯上，這叫做『木旺侮金』。我還遇到一個患有過敏性哮喘的女孩……。」

「伯伯，你在講心的時候，是不是提到一個見到她媽媽就緊張，就容易哮喘發作的女孩兒？」李超問。

「是的，李超，看來我講的東西，你記住了不少。」我肯定李超。

不料，張怡娜卻說：「那是李超還惦記著回美國找那個現在美國留學的女孩呢。」

「怡娜姐姐冤枉人，我也不知道她的地址，怎麼找？因為我小時候在爺爺家長大，和父親很生疏，後來到了父親身邊，父親是一個很嚴厲的人，所以我見到他就特別害怕和緊張，雖然我沒有出現喘，但是見到父親就胸悶、心跳加快、手心出汗，和你以前講的那個女孩見到她媽媽的感覺一樣，所以我的印象特別深刻。伯伯，肝的疏泄與心肺的關係密切，我懂了。肝的疏泄與腎有沒有關係呢？」李超問。

「當然有關係，腎藏精，肝藏血，精血互生，這也叫肝腎同源。」我當時沒有說乙癸同源（按：肝腎同源的慣用說法）的話，如果說乙癸同源，就又要解釋半天，耽誤時間了。

「伯伯，你沒有講肝藏血呀？」超說。

「我前面提過一句，但並沒有展開講，下面就會專門講到。腎屬水，肝屬木，水可以生木，所以肝的疏泄功能，要靠肝血和腎精的滋養。這就像種子的生根發芽，樹木的長根展葉，都一定要有水分和養分一樣。同樣，肝氣疏泄不暢，也會影響腎與膀胱的氣化功能和生殖機能。比如影響到腎和膀胱的氣化功能，氣化不利就可能出現小便不暢、小便頻數，甚至尿閉。

「《素問．大奇論》中就說過：『肝壅……不得小便。』我曾治療某位婦女小便頻數的問題，她只要一緊張就尿頻，尤其是夜尿頻繁，但化驗尿液並沒有異常，過去治療都用補腎助陽的方法，沒有效果，我用了柴胡加龍骨牡蠣湯加減，疏肝氣、鎮心膽，她竟然奇蹟般的痊癒，可見肝的疏泄功能對腎主水液代謝的功能是有影響的。

「肝對腎主生殖的功能方面影響更大。肝的經脈，抵少腹，絡陰器，陰器就是生殖器官，男子的排精，女子月經、排卵和受孕，與肝主疏泄的功能都有十分密切的關係。男子精液的正常排泄，是肝腎兩臟共同作用的結果，我們前面引用過朱丹溪在《格致餘論．陽有餘陰不足論》中所說的話，『主閉藏者腎也，司疏泄者肝也』，肝的疏泄作用與腎的閉藏作用相反相成，協調平衡，才使得精液該藏的時候藏而不泄，該排的時候泄而不藏，排泄有度，保證了男子性功能和生殖功能的正常。腎不藏精，就會出現夢遺、滑精、早洩、精子品質下降等。肝失疏泄，就可能出現陽痿不舉、久不射精。就男性性功能障礙來看，屬於器質性病變的不足一〇%，而屬於肝氣鬱遏、情志不暢、精神壓力大的占了絕大多數，所以治療這類障礙，沒有不配合疏肝解鬱藥物的。

「女性的排卵、月經、受孕、生產、哺乳等特殊的生理活動，與很多臟腑及經脈都有關係，我們以前已經講過，它們與腎有關，但與肝的關係也很緊密。女性的性成熟、月經、排卵、受孕，都需要在衝脈和任脈兩條經脈氣血充盈而且氣血流暢的前提下才能實現，而衝脈和任脈與肝經直接相通，也可以說就是隸屬於肝經，所以只有肝血充盈，肝氣疏泄，才可以使衝任二脈的氣血充盈而流暢，才可以使女性生殖系統的各項生理活動正常而有序。於是在中醫學的歷史上就有了『女子以肝為先天之本』的說法。

「如果肝氣疏泄失司，氣血逆亂，衝任失調，就可能出現行經先後不定期，經量或多或少。如果肝氣鬱結，血行瘀滯，沖任失暢，就可能出現經色暗紅、經行不暢，甚至痛經、閉經。如果肝失疏泄，氣滯肝經，因為肝經過少腹，絡陰器，布胸脅，過乳房，連目系，上巔頂，就可能出現經前及經期兩脅和乳房脹痛、眼睛澀痛、頭痛等其他症狀。所以，治療婦科疾病沒有不疏肝解鬱的。」

「伯伯，我還有一個很重要的問題，怡娜姐姐給我的這本英文版的《中醫基礎》裡說，肝是主shēng 的。」李超問。

我問是哪個 shēng 字，李超的食指朝上指著天花板向上一舉，做了一個上升的手勢，說：「我不知道漢字怎麼寫。」

張怡娜對李超說：「你把書拿來我看看。」

李超從書包裡拿出那本書並翻到了『肝主 shēng』的那一頁，給張怡娜看。

張怡娜說：「老師，英文用的是上升的升字。」

我說：「如果用生根發芽的生就對了，因為肝的疏泄功能是使氣生發、舒展的，使氣向四周運動，這才使植物有了生根發芽的生長狀態。肝氣不是往上升的，火氣才是上升的。當然，如果肝氣鬱結以後化火了，鬱火就會上升，鬱火就會上炎，出現心煩易怒等表現。」

「這樣我就明白了，」李超說：「正因為肝氣的運動特徵是使氣向四面八方運動，所以在上面的心肺有病，可以疏肝，在下面的腎和子宮有病，還可以疏肝，這本英文版的《中醫基礎》說肝氣主上升，就不對了，如果主上升的話，怎麼還能對胃的降濁、腎的排尿排精、女子的月經和排卵發揮促進作用呢？」

我說：「你的理解雖然有一點機械，但大方向是正確的。可見肝主疏泄的功能不僅涉及全身氣血水津的化生、運行和代謝，也涉及了全身臟腑之氣的暢通和運行，所以古代就有『醫者善於調肝，乃善治百病』的說法。也就是說，肝失疏泄可以導致百病，而善於調肝，使肝的疏泄功能正常，也就能治療百病。」

這時，張怡娜忍不住插話說：「我跟著老師在門診抄方，幾乎每個病人都要用到疏肝的藥物，我一直不理解老師為什麼要這樣治病，原來是抓住了疏肝這個環節，就可以調節表裡、內外、上下、左右的氣血運行和促進各個臟腑的功能。」

我說：「對，就是這個意思。」

「伯伯，你剛才提到了『肝藏血』，這是什麼意思？」李超問。

2. 肝血不足，容易分心、手麻、憂鬱

「肝藏血是肝的第二個生理功能，我們在講五行的時候，已有提到過。一是指肝臟具有儲藏血液的功能。人體的血液由脾胃消化吸收而來的水穀精微所化生，血液生成後，一部分運行於全身，被各臟腑組織器官所利用，另一部分就會流入肝臟儲藏起來，以備應急的情況下使用，有人把肝稱作『血庫』，還是很具體的。

「《靈樞．本神》中提到『肝藏血，血舍魂』，《素問．五臟生成》中則提到，『人臥血歸於肝，肝受血而能視，足受血而能步，掌受血而能握，指受血而能攝』，可見肝藏血的功能涉及精神情志和多器官功能的正常發揮。如果肝藏血功能失常，在精神方面，就會肝血不足，血不舍魂，也就是血不養魂，白天可能會出現**心神恍惚**、**注意力不易集中**的情況，夜間就可能出現**失眠多夢**、**夢話連篇或者夢遊**的症狀；在形體方面，肝血不足，目睛失養，就可能見到**兩目乾澀**、**頭暈眼花或者夜盲**；血不養筋，就可能**肢體麻木**、**手足拘攣**、**屈伸不利**；肝血不足，胞宮失養，就可能**月經錯後**、**量少色淡甚至閉經**。另外，肝不能收藏血液，還可能導致血不循經運行而妄行，臨床就可能見到吐血、衄血（按：非外傷所致的出血），或者月經過多，甚至崩漏下血的其他症狀。」

「伯伯，你以前不是講過脾統血嗎？說脾不統血，可能會出血，現在又說，肝不藏血也會出

血，到底有什麼不一樣，臨床怎麼區別？」李超問。

我說：「臨床如果遇到出血的病證，應當根據它的特點和兼見的症狀，來辨別是肝不藏血的問題，還是脾不統血的問題。如果出血見於下部，比如便血、尿血、月經淋漓不盡，但是出血的血色很淡，伴有氣短懶言、神疲乏力、面色淡白、腹脹便溏，這可以辨為什麼證？」我看著李超，示意他來回答。

李超說：「這應當是脾虛，脾不統血證。」

「如果出血見於上部，比如吐血、衄血、咯血，血色鮮紅，伴有煩躁易怒、面紅目赤，這是什麼證？」李超說：「這是肝不藏血證。」

我點點頭，說：「很正確，這是肝氣上逆，血隨氣湧，是肝不藏血的出血。我們前面講到《三國演義》中的周瑜，因為氣惱而出現的吐血，就是肝不藏血的出血。」

「伯伯，看來知道了中醫的基本知識，再去辨別證候，並不是很難的事情。」李超說。

我說：「當然不難，辨證的過程就是用中醫知識分析症狀體徵出現的原因的過程，記住了中醫的基本知識，就會辨證。

「我們接著談談肝藏血的功能之二，就是肝具有調節血流量的作用。肝臟可以根據身體的需要，調節參與循環的血流量。當人處於安靜狀態，比如休息或睡眠時，機體所需要的血流量明顯減少，部分血液回流入肝臟貯藏起來。而當人體在工作，或劇烈運動時，所需要的血流量會增加，血液就由肝臟輸送到血液循環中，以供人體需要。我們前面剛剛引用過《素問．五藏生成》中的話『人臥血歸於肝』，唐代王冰說的『肝藏血，心行之。人動則血運於諸經，人靜則血歸於肝臟』，都是這個意思。

「肝的貯藏血液和調節血流量的作用，與肝的疏泄功能有密切關係。而肝主疏泄的功能也依賴肝所藏的血液來提供能量。正因為肝有儲藏血液和調節血流量的生理功能，所以又有『肝為血海』的說法。

「有人做過這樣的實驗，把動物的肝臟切除掉，把門靜脈，也就是原來要進入肝臟的靜脈，和腹腔的大動脈直接連通，使全身的血液不再透過肝的調節。結果發現，心臟立即擴張，靜脈馬上產生血液淤積。可見，肝在血循環量的調節作用對保護心臟正常功能的發揮和血液循環的暢通，是十分重要的，絕對不可缺少。

「肝的疏泄是氣的外展運動，肝的藏血是氣的內收運動，當然，當肝將貯藏的血液向全身輸送的時候，也是氣的外展運動。肝藏血而主疏泄，血屬陰，氣屬陽，所以中醫學界經常說，肝體陰而用陽。這兩種功能相互依存、相互制約。在生理上，肝主疏泄，氣機調暢，血才能歸藏。肝血充足，又能制約肝氣，使肝氣不至於疏泄太過。

「在病理方面，藏血和疏泄的失調常相互影響。肝血不足，肝無所藏，既可以使肝氣無力疏泄，而見抑鬱煩悶、悲傷欲哭，比如**經後憂鬱**、**產後憂鬱和減肥過度的憂鬱，有很大一部分是肝血**、**心血不足，肝氣無力疏泄導致的**；又可能陰不制陽、血不涵氣，而使肝氣疏泄太過，而見情緒不穩、煩躁多動、神魂不寧、夢囈夢遊等。肝失疏泄，還可能影響肝血不藏而見出血。以上討論的，就是肝的主要生理功能。我們接下來要討論的是肝的主要生理聯繫。」

3. 肝好不好，看指甲、眼睛就知道

「在《黃帝內經》裡，五臟中的每一臟，都與皮肉筋骨脈等形體、目舌口鼻耳等官竅、淚汗涎涕唾等五液、怒喜思悲恐等情緒相關聯，肝也是這樣。

「先說『肝主筋，其華在爪』。『筋』，就是筋膜，也包括肌腱、韌帶等，是聯結骨骼和肌肉的重要組織，專門主管肌肉和關節的運動。『肝主筋』是說全身筋膜、肌腱、韌帶的弛張收縮，與肝的生理功能密切相關。《素問．痿論》說『肝主身之筋膜』，《靈樞．九針》中說『肝主筋』都是同樣的意思。

「從《素問．經脈別論》中所說『食氣入胃，散精於肝，淫氣於筋』可以知道，人體筋膜的營養來源於肝，是由肝血直接提供營養的。肝血充盈，全身的筋膜就能得到充足的營養，從而使筋力強健，運動有力，關節運動靈活自如。如果肝血不足，就可能使筋膜失養，從而引起肢體麻木，關節活動不利，甚至筋脈痙攣，手足震顫。《傷寒論》裡有一個芍藥甘草湯，是治療小腿的筋脈肌肉痙攣疼痛的，後來臨床發現，之所以有效果，是因為這個方子酸甘化陰⋯⋯。」

「什麼是『酸甘化陰』？」本來李超已經很少打岔了，這次可能實在是忍不住，又問了一個節外生枝的問題。

我說：「食物的搭配和藥物的配伍常有相同的地方。到了夏天，天氣很熱，你在外面活動又出了很多汗，會感到心煩口渴，回到家裡，家裡給你準備了兩瓶飲料，一瓶是酸甜的酸梅湯，一瓶是辛辣而又有一點甜味的烈性酒威士忌，你會選哪一瓶？」

「這還用說嘛，當然選酸梅湯呀，酸甜的東西喝了會解渴呀！」李超毫不猶豫的回答。

「你為什麼會口渴？是因為天熱汗多，傷了津液，在這種情況下為什麼人本能的要選酸梅湯，因為它可以生津液，津液是屬於陰性的物質，所以這就叫酸甘化陰，就是酸味和甜味配合起來，就可以養陰生津。在藥物的配伍上，用酸味的芍藥和甜味的甘草相配，是不是就叫『酸甘化陰』？」我向他解釋。

「我懂了，芍藥味酸，甘草味甜，兩味藥合起來用，就成了酸梅湯一樣的東西，所以就可以養陰養血，可以治療血不養筋的筋脈肌肉痙攣性疼痛。」李超說。

我接著說：「在寒冷的冬天，你在外面待了很長時間，手腳都凍得麻木了，回到家裡，家裡仍然給你準備了兩瓶飲品，一瓶酸梅湯，一瓶威士忌，你選哪瓶？」

「當然選威士忌，因為喝了威士忌全身都會發燒。」李超說。

「因為威士忌是辛辣中帶有甜味的，這叫『辛甘化陽』，就是辛味的和甘味相配，可以補陽氣。這是從口味來說的，如果不喝酒，用生薑紅糖煮水，同樣會有溫暖全身、驅散寒氣的作用。在發燒性的疾病中，邪熱耗傷津液和陰血，筋膜肌腱失去滋養，就可能出現四肢抽搐、頸項強直等現象，民間俗稱『抽風』（按：也稱驚厥），中醫叫『肝風內動』。《素問·至真要大論》中說：『諸風掉眩，皆屬於肝』、『諸病強直，皆屬於風』，這個時候也還是要養肝、陰養肝血，才能達到熄風解痙的效果。

「有人做過這樣的動物實驗，把通往肝臟的血管堵塞以後，或者把肝的實質損壞以後，實驗動物先是全身筋脈肌肉痙攣，隨後死亡。可見中醫關於『肝主筋』的說法，無論是臨床觀察還是動物實驗，都可以得到驗證。

肝的好壞，看指甲、眼睛

「『爪』，是指手指甲和腳趾甲。爪甲是筋延續到體外，露出體外的部分，所以說『爪為筋之餘』。肝血的盛衰常反映在爪甲上。肝血充足，筋膜得養，則爪甲堅韌明亮，紅潤光澤；肝血不足，爪甲失去滋養，則爪甲蒼白，軟薄變形，脆裂易折。所以，《素問．五藏生成篇》中說，『肝之合筋也，其榮爪也』。

「在臨床上可根據爪甲色澤的榮枯等變化，來推論肝的氣血盛衰。而爪甲的病變，也多從肝臟辨證論治。這就是『肝主筋，其華在爪』意思。

「肝的生理聯繫的第二點是，『開竅於目，在液為淚』，目就是眼睛，《黃帝內經》中又把眼睛叫精明，或者簡稱為睛或精《素問．脈要精微論》中說，『夫精明者，所以視萬物、別白黑、審短長』。肝經上聯目系，目的視覺功能依靠肝氣疏泄的調節和肝血的滋養。《靈樞．脈度》中說，『肝氣通於目，肝和則目能辨五色矣』。

「如果肝血不足，就可能出現視力模糊，或者夜盲；如果肝陰虧耗，就容易出現兩目乾澀，視力減退；如果肝鬱化火，鬱火上炎，就可能出現目赤腫痛；如果肝陽上亢，就可能出現目眩頭暈；如果肝風內動，還會出現目睛上翻；如果肝氣鬱結，疏泄失司，就會出現兩目呆滯，凝視無神；如果肝鬱化火，痰火上擾，狂躁瘋癲，還會出現怒目圓睜。可見**無論是肝藏血還是肝主疏泄出了問題，都可能會出現眼部的症狀。中醫眼科用的最多的治則就是『保肝明目』**。

「我曾經說過，年輕時跟父親出門診，見到一位眼睛進入異物的病人，眼瞼高度水腫，異物取不出來，病人痛癢難忍。父親用針點刺肝俞、脾俞，又拔罐出血，病人使眼瞼的腫脹消退，才有機會取出異物。李超，為什麼要刺肝俞和脾俞？」

李超說：「肝開竅於目，眼睛的問題當然要選肝俞，眼瞼是肌肉組織，因為脾主肌肉，所以還要選脾俞。」

我說：「不錯，你已經可以用中醫的基本知識來思考問題了。」

「伯伯，這麼說來，與眼睛相關的不僅僅是肝呀？」李超問。

我說：「對，與眼睛相關的不僅僅是肝，雖然說肝開竅於目，但其他臟腑的精氣都要上注於目，所以《靈樞．邪氣藏府病形》中說，『十二經脈，三百六十五絡，其血氣皆上於面而走空竅，其精陽氣上走於目而為睛，其別氣走於耳而為聽，其宗氣上出於鼻而為臭，其濁氣出於胃，走脣舌而為味』，《靈樞．大惑論》中說，『五臟六腑之精氣，皆上注於目而為之精』，說明眼睛與五臟、六腑、經絡、筋骨、精神、氣血都有密切關係。

「人的視覺、味覺、嗅覺和五臟六腑也都有關係。眼之所以能明視萬物、辨別顏色，除肝以外，也依靠五臟六腑精氣的滋養。臟腑、經絡的功能失調，都可反映到眼部，甚至可以引起眼病。眼部的疾病也可透過經絡資訊的傳遞，影響到相應的臟腑經絡，甚至引起全身反應。

「因此，透過眼診既可辨別眼部的疾病，亦可觀察五臟六腑的變化，甚至對某些疾病，具有早期診斷的意義。《靈樞．邪客》裡說過：『因視目之五色，以知五臟而決死生。』於是在望診上就有了『望目診病』的方法。在中國有古老的眼診分區法，也有現代的遼寧中醫學院彭靜山教授的眼診八卦分區診病法，在美國有更加精細的虹膜診病分區法，需要用眼科專門用的裂隙燈來觀察虹膜。」

李超一聽說美國也有眼診，眼睛立刻明亮起來。

「這些分區方法和診斷意義，你們都可以在網上查到，這說明一個局部器官可以反映全身的生理病理資訊。最後談談『肝在液為淚』。淚是眼眶外上角的淚腺所分泌的液體，在平常情況下，淚腺會分泌少量的淚液，起著潤澤和保護眼睛的作用。在比如風沙灰塵等異物侵入眼睛的時候，淚液就會大量分泌，起到清潔眼球、排除異物的作用。在病理情況下，可見淚液分泌異常。如果肝陰肝血虛損，淚液分泌就會減少，兩目乾澀，視力容易疲勞；如果肝經火熱上炎，就會出現兩目紅赤，畏光流淚；如果肝經溼熱上熏，就會眼屎增多，迎風流淚。

「淚液的分泌還有一些更重要的作用，一是止痛，二是排泄人受委屈、肝氣鬱結以後，在體內所產生的毒素，三是促進創傷癒合。美國明尼蘇達大學（University of Minnesota System）心理學家威廉．弗雷（William Frey）研究發現，情感性流淚的淚水中含有的蛋白質較多，反射性流淚，比如受到洋蔥刺激，則含有的蛋白質較少。在這些結構複雜的蛋白質中，有一種據測定可能是類似止痛劑的化學物質。所以在疼痛的時候哭泣流淚，有利於止痛。」

「伯伯，你知道這位心理學家的英文名字嗎？」李超問。

「你上網一查就會查到，我現在講的資料也是從網上查到的。」我繼續說：「弗雷的研究還認為，流淚可能會排出人體由於感情壓力所造成和積累起來的生化毒素。

「用中醫的話說，就是肝氣鬱結以後，在體內就會產生一定的毒素，這些毒素如果不透過流淚排出體外，而憋在體內，木鬱乘土，就容易引起消化道的疾病，如消化道潰瘍。木鬱化火，肝火上炎，就容易引發肝陽上亢，血壓升高。肝氣鬱結，不能條達，還可能出現情緒低落、心情抑鬱的精神障礙。所以情感性哭泣和流淚是人體排泄毒素的本能反應，是疏肝解鬱的原始方法。哭出來了，淚流出來了，就能把心中的痛苦發洩出來，利於恢復心理和生理的平衡。

「無論是悲傷垂淚，還是喜極而泣，流眼淚其實是一件對身體有好處的事情。如果你受了委屈，承受不了的時候，就大哭一通，只要不太丟人，又不會嚇到別人就行。

「流淚不僅有宣洩負性情緒、緩解心理壓力的作用，還能促進傷口的癒合。在俄羅斯，有人曾經對兩組白鼠做過一項切割皮膚的實驗，實驗組每天用刺激性藥物使其流淚，對照組則不用這個方法，結果發現，實驗組白鼠皮膚的癒合時間比對照組快十二天。更令人不可思議的是，在流淚組老鼠的傷口開始癒合的時候切除了牠的淚腺，牠們的傷口竟然能再次裂開。根據這個實驗推測，動物在流淚的同時，淚腺可能還會分泌一些神祕的物質，可以促進傷口的癒合。」

「伯伯，這樣看來，我們每天定時哭一回、流一點淚，是不是對健康有好處？」李超提了一個使我頗感意外的問題，似乎是他把流淚當成一個健身方法了。

我說：「哭和流淚是機體需要的時候一種自然反應，並不是一個健身方法，而且流淚也一定要適可而止。有人研究，如果哭得太久，會損害記憶力和注意力，甚至降低免疫力，所以還是要見好就收。不過，如果你總是無法控制悲傷的情緒，總愛哭個沒完，這就不一定是正常的情緒反應了，就可能是病態，一定要找找原因，進一步治療了。」

「伯伯，有時候想哭又哭不出來怎麼辦，是不是可以用切洋蔥的方法刺激一下？」李超又異想天開的說。

張怡娜說：「老師剛才不是已經說過嗎？情感性流淚的淚水中含有的蛋白質多，而反射性流淚的淚水中含有的蛋白質少。也就是說，情感性流淚可以排泄毒素，刺激性反射性流淚，不能排泄毒素。」

我說：「關於肝的生理聯繫還有一個，就是『肝在志為怒，怒傷肝』。不過這個問題我們在講心的時候已經提到過，在這裡就不再多說了。」

各位讀者，大自然化育了人類，賦予人類各種各樣的生理功能，許多生理功能的機制直到現在我們人類都還搞不清楚。中醫學為生命科學的研究提出了許多命題，這些都值得人類去進一步研究和探索。

第十三章

亞健康的自我調理

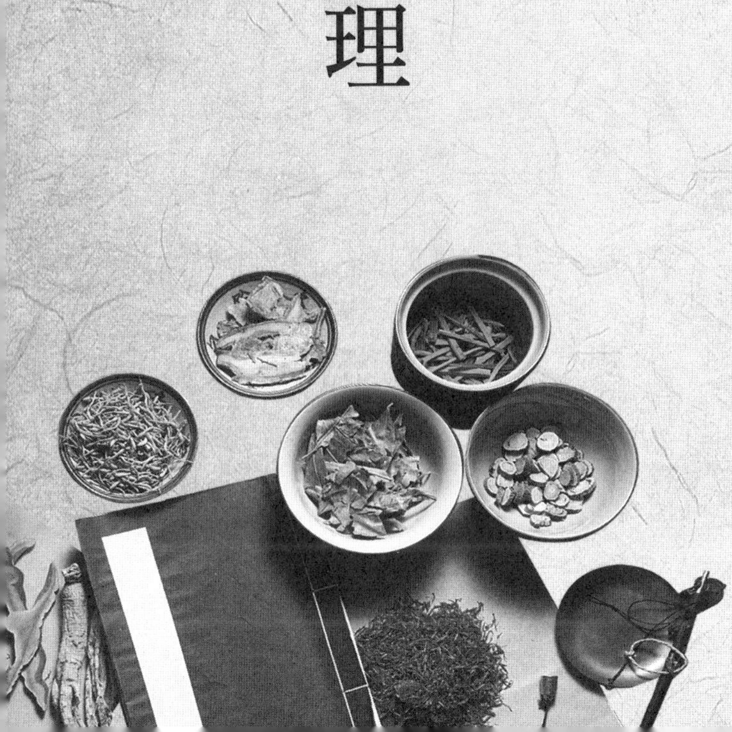

1. 亞健康不是病，只是不健康

明天李超回美國，今天下午我還要參加昨天會議的收尾工作，所以今天上午就是我和他在這個暑假當面交流的最後半天了，我一早來到工作室，但一直沒有想好主題。不料李超一進門，就提出了要求。

「伯伯，你還欠我的帳呢！」

「我欠你什麼帳？」

「你講心的時候說，保證健康的是我們的自動調節機能，這個機能是生下來就有的。心理調節和情緒放鬆是解放自調機能的方法。但是當外界壓力大或者中老年的時候，自動調節機能疲勞，調節能力下降，亞健康和各種疾病就多起來了，這個時候就需要鞭策自調機能。就是用各種刺激手段，透過改善血液循環和促進經絡經氣的運行，達到推動自調機能的效果，就像用鞭子抽打一匹偷懶的馬一樣。我當時問什麼是經絡，怎麼抽鞭子，你說以後講。明天我就走了，不能再往後推了吧？還有你講心、肺和肝的時候，都提到過亞健康，什麼是亞健康？我在美國沒有聽過這個詞，我當時也沒敢問，怕怡娜姐姐說我打岔。」

我說：「你的記憶力不錯呀，這些問題都還記得。」

李超說：「不是我的記憶力好，是每次你講課後，我都用英文記下心得和問題，哪個問題你解答了，我懂了，就劃掉，哪個問題沒有解答，我不懂，就留著，我剛才提的問題，都是我一直不懂、你也沒有解答的問題。」

我說：「呵！原來是這樣，你還挺有心的。今天怎麼你一個人來了，張怡娜呢？」

「怡娜姐姐給我打電話說，她有一點個人的事情，會晚來一會，讓我自己先來上課。」

我說：「經你這麼提醒，我就講一講亞健康和促進自調機能的方法吧。如果有時間，再簡單談談經絡。」

「好呀！好呀！」李超很高興的點頭同意。

「亞健康中的『亞』字，是次的意思，冠軍是第一，亞軍是次於冠軍的，就是第二。亞健康就是次等的健康，是介於健康和疾病之間，一種生理功能低下和心理適應能力低下的狀態。在國外，如美國、法國，還有聯合國世界衛生組織，叫『第三狀態』，在亞洲叫『亞健康』。以前國內外還有過次健康、中間狀態、游移狀態、灰色狀態等說法，現在這些說法都很少用了。

「有調查表明，現代社會完全健康的人也不過占人群總數的一五％左右。已被確診為患病狀態的人，也占一五％左右。**剩下的七〇％左右處於中間狀態的亞健康**。當然也有報導說，亞健康狀態者占人群總數的六〇％左右。如果把健康和疾病看作是生命過程的兩頭的話，這就像一個兩頭尖的棗核，中間凸出的大圓肚子，就是健康和疾病之間的過渡狀態——亞健康[1]。」

1 根據國民健康署年報，在臺灣，預估二〇二五年，六十五歲以上人口將超過總人口二〇％，成為「超高齡社會」。在全國老年人口中，處於健康及亞健康狀態約占七〇％，亞健康至衰弱前期約占二〇％，衰弱狀態則占一〇％，再加上少子女化、資源有限等重大威脅，營造高齡友善環境越顯重要。

「伯伯，這像是橄欖。」李超說。

我想可能李超更熟悉橄欖，而不熟悉棗核，所以他說像是橄欖。李超接著問：「亞健康都有什麼表現？有沒有診斷標準？」

「亞健康的表現是各式各樣的，比方說，容易疲勞，甚至整天都感到很累，腰痠背痛；睡眠欠佳，或者入睡困難，或者早醒，醒後再也睡不著；食慾不振，叫你吃也可以吃，不叫你吃，似乎也沒有飢餓的感覺；排便不爽，坐在馬桶上，沒有幾十分鐘解決不了問題，即使解完了，好像還沒有乾淨爽快；精力不足，力不從心，心理脆弱，多愁善感，焦慮緊張，工作頭緒稍多，就會心煩急躁，容易激怒；心慌心跳，抵抗力差，經常感冒或者反覆出現口腔潰瘍。對於女性，可能出現月經紊亂、低熱、淋巴結腫大……總而言之，就是全身都不舒服。可是到醫院檢查，又查不出器質性病變，醫生告訴你說，你沒有病。再說明白一點，就是**沒病但是不舒服，這就是亞健康**。

「亞健康是生命歷程中的一個階段，一個人由健康狀態過渡到亞健康狀態，再過渡到疾病狀態，直到死亡，這是生命的自然歷程。也就是說，亞健康就是生命歷程中必然要經過的一個階段。顯然亞健康是許多疾病的前奏，是衰老的徵兆。怎樣讓亞健康晚點出現，也就是怎樣推遲得病，不得大病，不早衰，這是每一個人都需要了解的問題。因為人得病以後，不僅個人痛苦，而且日益增長的高昂醫療費用，即使是發達國家，也越來越感到難以承受。所以**世界衛生組織就把亞健康當作二十一世紀人類健康的頭號殺手**。

「談到診斷指標，現在還沒有明確的醫學指標來診斷亞健康，也就是說，就目前來看，還沒有一個大家公認的亞健康的診斷標準，因為它畢竟不是一個病，而是一個表現多樣又多變的身體不舒服和心理適應能力低下的過程，正因為這樣，這也就容易被人們所忽視。

「一般認為，處於亞健康狀態的年齡多在青壯年時期，這個年齡層的人，面臨高考升學、業務公關、交往應酬、經營管理、職位競爭、晉升等社會活動，長期處於緊張的狀態，如果不能很好的自我調節和自我保護，很容易進入亞健康狀態。

「現在人們都講提高生活品質，提高生活品質首先就要講怎麼活得舒服、怎麼活得不難受。如果一個人活著，每天卻處於身體或者心理的痛苦狀態，甚至感到度日如年，這還能談得上生活品質的提高嗎？所以解決亞健康的問題，就是讓人活得舒服的問題，就是不得病、晚得病、不得大病的問題，也就是怎樣健康長壽的問題。」

「亞健康的人最終都會發展成疾病嗎？」李超問。

「亞健康是不是都可以發展為嚴重的器質性病變，這倒是不確定的事情。但是，亞健康本身就是需要解決的問題。」

「《黃帝內經》裡有『亞健康』這個詞嗎？」

我說：「**《黃帝內經》裡沒有亞健康這個詞，但有多處提到過類似的概念和對策，比如關於治未病的問題就與亞健康有密切的關係。**」

2. 聖人不治已病治未病

「《素問．四氣調神大論》中說：『聖人不治已病治未病，不治已亂治未亂，此之謂也。病已成而後藥之，亂已成而後治之，譬猶渴而穿井，斗而鑄錐，不亦晚乎？』

「意思是說，高明的人不是等到疾病已經形成了才去治療，而是疾病還沒有形成，還在萌芽狀態時，就採取預防措施。不是等到戰亂或動亂已經發生了，才去採取鎮壓或者平息手段，而是在戰亂或動亂還沒有發生時，就要看到它的苗頭，及早採取措施。

「如果疾病已經形成了才去治療，戰亂和動亂已經發生了才去採取鎮壓平息手段，這就像是口渴了，發現根本沒有水，需要去打井；已經兵臨城下要打仗了，發現武器庫裡沒有兵器，還需要去鑄造兵器。這不就晚了嗎？這裡說的未病階段，就是次於健康的，疾病的前期階段、萌芽階段，也就相當於亞健康階段。這裡強調的治未病，也就是強調對亞健康的重視和對亞健康的及時處理。

「《素問．陰陽應象大論》中也說：『邪風之至，疾如風雨，故善治者治皮毛，其次治肌膚，其次治筋脈，其次治六府，其次治五藏。治五藏者，半死半生也。』

「意思是說，外來的致病因素侵襲人體，就像暴風驟雨一樣來勢凶猛，邪氣在皮毛這麼表淺的階段就能果斷採取治療手段的，是最高明的醫生，這就是善治者。等邪氣到了肌膚才採取治療措施的，是稍差一些的醫生。等邪氣到經脈，才採取治療措施的，就是再差一等的醫生。而邪氣進入六腑才採取治療措施的，就是更差的醫生。等邪氣進入五臟才採取治療手段的，那就是最次等的醫生了。邪氣一旦進入五臟，那就意味著病人已經是半生半死了，一隻腳已經邁進了鬼門關。

「這也是中醫著名的『治未病』的思想，**有病早治早防**的思想。也許大家並沒有意識到這兩段話的意義和價值。我上大學的時候，讀到這兩段文字，也不以為然，可是當從事臨床醫療工作若干年以後，真的發現這兩段話是至理名言。

「一個身體原本很棒的小夥子，曾經是大學生籃球隊隊員、舞蹈隊隊員。因為感冒沒有及時治療，七、八天以後引發了急性扁桃腺炎。扁桃腺炎是鏈球菌感染所造成的，而鏈球菌的毒素引發了變態反應，後來又引發了急性腎小球腎炎。

「他認為自己的身體底子好，依然沒有重視治療，吃藥是三天打魚，兩天晒網，既不注意休息，也不注意生活起居，由急性腎炎拖成慢性腎炎，不到八年的時間，就出現了腎功能衰竭。體內的代謝產物排泄不出去，他先是靠血液透析的方法來排泄體內的毒素維持生命，後來找到一個合適的腎臟，做了腎移植，可是移植後的腎臟，一年以後又出現了功能衰竭，後來雖然做了第二次腎的移植，但最終因為長期的腎功能不全，引發了多重器官衰竭，最終死了，死的時候僅僅三十六歲。

「可見一旦醫院已經診斷出了疾病，就是病已成的時候，尤其是病入五臟的時候，醫生能夠做到的，也僅僅是減輕病人的一點痛苦，適當延長一點生命，最終都是無力回天的。早知如此，何不剛得感冒的時候就及時治療呢？何不把預防做好，根本就不要得感冒呢？如果做好預防和早期治療，怎麼有以後的一系列的痛苦和磨難呢？

「我們現在的醫院有負責亞健康階段的科別嗎？基本上不負責。因為病已成的人每天就已經把醫院塞滿了，醫生哪裡還顧得上沒病但就是感到不舒服的人的健康，也就是亞健康人士的健康呢？所以亞健康階段的調理任務，自然就落在了每個人自己的肩上、每個家庭的肩上。」

「伯伯，亞健康怎麼調理呀？」李超迫不及待的問。

3. 拍打、搓揉、拔罐，自我調理法

「亞健康的調理主要從三個方面入手：一是心理調節，也就是我在講心的時候所講的修心養性。這樣做可以減輕心理情緒對自調機能的壓力，解放自調機能，使人體由亞健康狀態趨向於健康狀態，這裡不多敘述。二是用物理的方法來促進和鞭策自調機能，使它的作用發揮得更好。三是行為方式生活起居的調節，不過這個問題講的人很多，我就不談了。

「我今天就重點談談運用物理的方法，促進和鞭策自調機能的問題。也就是養生方法的問題。以前我打過一個比喻，人的自調機能就好比是我們騎的一匹馬，我們還沒有跑到目的地，這匹馬偷懶了、跑慢了，甚至不跑了，騎手就要用抽鞭子的方法，促使牠跑起來。對人的自調機能也是用這樣的辦法，就是運用多種物理的刺激手段，來推動激發自調機能。

「這些手段包括**拍打**、**搓揉**。中國著名女歌唱家耿蓮鳳的健身方法，就是每天用自己的雙手拍打身體來達到養生保健效果。拍打的時候，要用空心掌，把身體的每個部位都拍三十六下，拍完全身需要一個多小時，拍完後全身氣血流暢，就會感到全身都舒服了。亞健康不就是沒病但不舒服嗎？用這個拍打的方法，就能全身舒服。耿蓮鳳老師說，如果哪天她出差到外地，在車上、在飛機上，沒有時間或者不方便拍打，那一天全身就都不舒服。

「有位北京老太太，全身都不舒服，到醫院檢查，醫生認為沒有多少證據說明她有器質性病

變，吃了很多藥也都沒有用。於是請了一位民間專門給人拍打理療的師傅，用空心掌拍打她的全身，拍得山響，有的地方都拍出了皮下出血，拍完了，她覺得全身舒爽，還要向拍打師傅支付上千的拍打費。」

我感慨的說：「看來，人就欠揍，自己不揍請人揍，揍完了，還要支付人家揍人費。」

李超笑了，笑得前仰後合。

這時，張怡娜進來了，看到李超笑得前仰後合，就問：「老師講什麼？你笑成這個樣子？」

李超說：「老師說人就欠揍……。」

「這有什麼可笑的，」張怡娜說：「人就是欠揍，你忘了，有一天早晨，我帶你到頤和園，有很多人用一個帶繩子的球，掄起來在自己的後背捶打。還有的人專門做一個外面包著海綿和布的大棒子，在自己身體的前後左右捶打。」

「哎！姐姐，我想起來了，但我不知道是在幹什麼，還以為他們在練習一種舞蹈。」

張怡娜說：「那就是一種健身養生的方法，是調理亞健康的。」李超聽了張怡娜的解釋，不再笑了。

我繼續說：「如果是老年人，自己拍不動了，可以搓揉全身，只要是手能夠得著的地方都要搓遍，同樣可以達到促進氣血循環，調動自調機能的效果。鞭策自調機能的方法還有很多，比如拔罐、刮痧、推拿、點穴、正脊、循經推油調理、足部按摩法等，都是不同的『抽鞭子』方法。這些刺激方法都能改善氣血循環，激發推動人體的自調機能。」

「伯伯，拔罐我知道，是不是美國華人家家都會拔火罐？感冒、發燒或者肌肉痛，都可以拔火罐？」李超說。

我說：「最簡單的拔罐就是拔火罐，在中國還有抽氣的氣罐，用熱水煮過竹罐之後迅速扣到肌膚上的水罐，把磁療、點穴和拔罐結合起來的磁鍼罐，還有結合遠紅外線的扶陽罐等，在手法上還有閃罐、留罐、走罐等，但原理都是一樣的，就是利用負壓刺激肌膚。」

李超說：「看來它們都是在拔火罐基礎上的發展，刮痧我也見過，在加州灣區的時候，有位華人醫生給父親刮過，那次是父親感冒發燒，他不願意服藥，就請華人醫生在後背刮痧，刮出了大片的皮下出血，我想應當是很痛的，可是父親說，一點都不痛。為什麼不痛呢？」

我說：「因為刮痧並沒有損傷感受疼痛的神經末梢，只是透過一定壓力的刮拭，把真皮層的微血管刮到點狀出血，這就叫『痧』。

「由於有了少量的皮下點狀出血，人體就要調動起吸收皮下出血的機能，就調動起了免疫機能、吞噬細胞的吞噬機能，這都屬於自我調節機能的範圍，於是一般的發燒、疼痛等病證就得到了緩解。拔罐、刮痧可以調節亞健康狀況的機理，都是類似的。」

「我明白了，」李超說：「雖然不用真正的鞭子來抽打，但是用拔罐或者刮痧，拔出或者刮出一片片、一條條印痕，和用鞭子抽打出一條血印的道理是一樣的，可是，這是不是有點虐待人的嫌疑？」

張怡娜忍不住說：「李超，你真的就是老師說的美國人思維，抽鞭子是從皮膚可能一直深入到肌肉層的損傷，是虐待，拔罐和刮痧是沒有痛苦的治療，這怎麼能混淆在一起呢？按照你的理論，手術治療要把人的皮膚肌肉切開，甚至把病變器官切下來，這更是一種虐待了。」

李超說：「讓我好好想想，治療和虐待的界限到底怎麼區分。」

我說：「**推拿、點穴、正脊、循經推油調理、足部按摩、經絡鍛鍊法，其實都屬於推拿按摩的範圍**。

「推拿按摩，就是推拿師或者自己運用手的各種技巧，也包括運用腕、肘、臂、膝、腳等部位，對人體的特定部位，比如穴位、經絡、肌肉、肌腱、關節等位置，進行施壓刺激的一類方法，有時候也可以借助按摩棒、按摩球等工具，還可以配合一些按摩精油。或者可以運用模擬人的按摩手法的按摩機械，如按摩器、按摩椅。

「這些方法都可以達到緩解肌肉疲勞，促進氣血運行，疏通經脈筋骨，促進自調機能的效果。醫院雖然設有按摩科，但非醫務人員同樣可以學一些推拿按摩的保健技術，為自己和家人消除亞健康狀態。而且勞動部還專門設有推拿師證照的考試，把保健按摩視作一種勞動技能。

「我今天不是教你們具體的操作手法，只是告訴你們，這些方法在我看來，都屬於促進自調機能，改善亞健康狀態，讓人舒服的方法，當然醫生用這一類方法來治病，那就屬於醫療推拿了。醫生們用的**針刺**、**灸療**、**埋線**、**割治**、**放血**、**敷藥等療法**，**既是治療疾病**，**又是用於改善亞健康狀態**。其中，灸療可以自己在家裡做，其他方法就需要請專門的醫務人員來做。」

「伯伯，針刺我知道，在美國針刺的費用是可以從醫療保險中給付的，但我沒有聽說過埋線和割治。」李超說。

「埋線就是把外科手術中所用的羊腸線，埋到選定穴位的皮下，讓它慢慢吸收。當這個異物植入皮下，刺激穴位的時候，局部就會出現非感染性的炎性反應，機體為了把異物刺激所形成的炎症治好，並把異物吸收掉，就調動起了自身的免疫功能，激發起抗炎能力，使自調機能活躍起來，於是其他部位的炎症或者其他地方的不舒服，就調理好了。

「割治是對特定的穴位或者部位，用手術刀切開皮膚，把皮下脂肪或肌肉纖維組織切掉一小塊，使局部形成一個創傷性的刺激，產生無菌性炎性反應，機體為了修復這個創傷，於是就調動了自調機能和抗病康復能力，這是對小兒消化不良常用的方法，也是促進自調機能的特殊方法。

「當然，埋線和割治都需要嚴格消毒，需要有資格的醫務人員來進行，不是在家裡就可以隨意做的。」

「伯伯，看起來這兩種抽鞭子的方法是要損傷皮膚的，這是不是虐待？」李超問。

我說：「我本來不想回答你這個問題，可是你說過多次虐待的問題，你知道什麼是虐待嗎？虐待是一個人以脅迫的方式控制另一個人的一種行為。

「這種行為要造成對方身體上的傷害和心理上的恐懼，它使對方不能做他想做的事，或強迫他以不情願的方式做事。虐待包括使用人身暴力、性暴力、威脅和恐嚇，還有情感虐待和經濟剝奪，用一句話來說，就是用殘暴的手段對待對方。

「如果是在對方接受並認可的情況下，為了減輕對方的病痛或不舒服的感覺，有限制、有原則的運用創傷手段，這就叫保健或者治療，這叫治病救人，和你剛剛說的虐待完全是不相干的兩回事。

「伯伯，照這麼說來，『針刺放血療法』[2]也不屬於虐待範圍了？」李超接著問。

「當然不是虐待，而是治療，是養生。放血一般是在較粗大的靜脈上放血，要血流成行，這需要醫生在醫院做。但如果是對特定部位的微血管放血，這可以在家裡自己做。舉一個耳尖放血的例子。耳尖就是耳朵最高的地方，先把耳朵揉熱、揉紅了，這樣放血的時候，既不疼，出血又痛快。

「隨後用七五%的酒精棉球把耳尖消消毒，用一次性專門放血的針，藥店有銷售，在耳尖輕輕一紮，血就會自然流出來，用酒精棉球把血擦掉，隨後會再流出一滴，再擦，再流，因為用酒精棉球擦，血是不凝固的，直到把整個棉球都染紅了，在針孔的地方放一個消過毒的乾棉球，血就自行凝固，不再出了。

「用同樣的方法再放另一個耳尖。放完以後，被放血的人會感到頭部、頸部甚至上半身暖暖的，很輕鬆，眼睛也立刻感到明亮起來。這種方法可以治療各種頭痛、血壓突然升高、傳染性急性結膜炎（按：俗稱『紅眼病』）、麥粒腫（按：hordeolum，俗稱瞼腺炎、針眼），還有青光眼眼壓高引發的頭痛等。」

「伯伯，如果家裡沒有一次性的放血針怎麼辦？」李超問。

我說：「也可以用縫衣針，但要消好毒，比如用火燒法消毒或者酒精消毒都可以。再比如，如果家人感冒發燒，用針點刺大椎穴，再拿火罐拔上去，把血吸出來，就有調動抗病康復能力的效果，而達到解熱退燒的作用。」

「大椎穴在什麼地方？」李超問。

張怡娜說：「在後正中線上第七頸椎棘突下的凹陷中，是督脈的穴位。」

「可是，要讓不是學醫的人記住經脈的走向、穴位的名字和位置，是不是比較困難？有沒有更簡便的方法來找刺激的位置？」李超問。

我說：「當然有簡便的方法，我這就談談選擇刺激部位的思路和簡便的方法。」

2 放血療法屬於針法的一種，用穴位刺激疏通氣血經絡，通常只有幾滴不超過一百毫升。但若有貧血、失血、勞累過度的人則不適合放血；應找合格的醫師，才會安全又健康。

4. 哪裡痛就按哪裡，氣血通了就不痛

「先談談『以痛為輸』法，這是《黃帝內經》裡提出來的方法，什麼地方痛，或什麼地方有陽性反應，也就是敏感點，你就刺激什麼地方。『輸』是運輸的意思，刺激這個地方，有輸運氣血的作用。那個地方為什麼會痛？痛則不通，通則不痛。那個地方痛，就是氣血不通了，你去揉按、刺激這個地方，氣血通了，就不疼了。

「藥王孫思邈在《千金要方》裡，把這樣的地方叫阿是穴。為什麼叫阿是穴？比如一個人找大夫看病，告訴大夫後背痛。大夫就會觸摸他的後背，找痛點，一邊摸一邊問：『是這裡疼嗎？』當醫生觸摸到痛點的時候，還沒來得及問，病人就會喊『啊——是』，所以就取名為『阿是穴』。

「這類穴位沒有固定名稱，沒有固定位置，後來也叫不定穴或天應穴。我們找到了阿是穴後，範圍小的，可以用指尖揉；範圍大的，可以用掌根揉；深層的，還可以用肘關節，甚至膝關節按揉。家裡沒人幫你按揉，可以自己幫自己揉。如壓痛點在背後，自己按揉不到，可以用後背頂著桌角，或者找一個木製的球放在床上，你把痛的地方壓在這個球上，躺在床上輕輕做上肢的運動，這就等於給自己後背的痛點按摩了。

「要特別注意，這個按摩不是搓皮，而是貼緊皮膚按揉肌肉，一般要求墊一塊按摩布，不要

用手直接接觸被按摩者的皮膚。當然，養生美容院的按摩精油，是直接接觸皮膚的，不在此例。開始按揉的時候，被按摩的人會感到很痛、很敏感，所以手法要輕柔一些，隨著被按摩者耐受力的增加，按摩的力度也可以逐漸加強。對痛處進行刮痧、拔罐的刺激，作用都是一樣的。

「肩周炎（按：即五十肩）、網球肘、背部筋膜炎、梨狀肌損傷等，都可以找到明確的壓痛點，或者叫敏感點、阿是穴。甚至患膽囊炎、胃痛的病人，也可以在後背找到明顯的壓痛點或者敏感點，都可以進行按摩。這就叫『以痛為輸』法，不需要記經絡和穴位。是不是很好學？」

李超連連點頭說：「好學！好學！」

我繼續說：「尋找按摩刺激部位，還有一個思路就是部位對應法。部位對應包括了順序對應、兩極對應、上下對應、左右對應、前後對應。先談談順序對應，就是軀幹和每一節肢體對應內臟的區域，大致是依照人體從頭至尾各器官的次序排布的。

「比如我們手部的第二掌骨，遠端對應的是頭，近端對應的是下腹部和下肢。從遠端到近端，分別對應的是頭頸、肺心、胃胰十二指腸、肝脾、大腸小腸、膀胱子宮和下肢。如果你頭痛或頸部拘謹，你就揉揉第二掌骨的遠端。如果你的胃不舒服，你就揉揉第二掌骨的中間部位（請參考下頁圖表13-1）。」

「伯伯，為什麼一節肢體可以有全身五臟六腑的對應區域？」李超問。

我說：「你種過月季花嗎？」

李超說：「沒有。」

我說：「種月季花時候，不是種種子，而是從月季花上剪取一段枝條，插在土裡，條件適

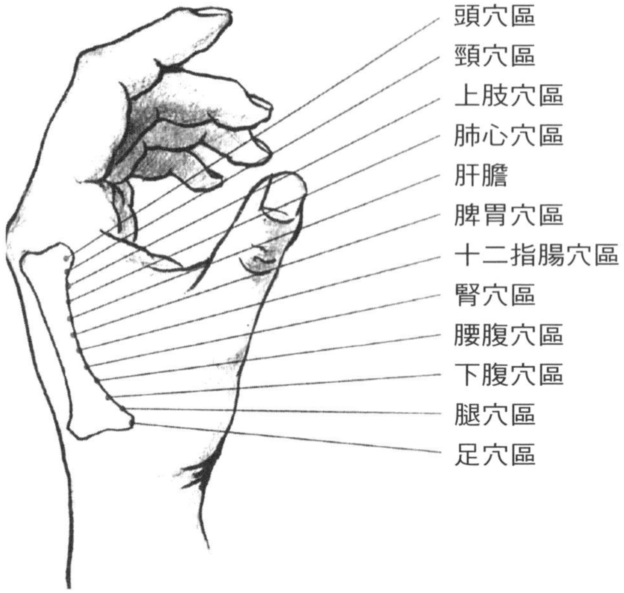

圖表 13-1　第二掌骨順序對應全身穴區示意圖

宜的時候，它就會生根長葉開花了，這就相當於複製了一株新的月季花。說明這節月季花的枝條包含了整棵原植物的全部資訊。我把人也比作月季花，我們人體任何一段肢體，也都包含了五臟六腑的發育基礎。

「假設我們像種月季花一樣，把人體的某段肢節拿下來，讓它繼續發育，在理論上，也可以發育成一個完整的人。當然，現在沒有必要去這樣克隆（按：Cloning，人工誘導的無性生殖）人的方法。但是在理論上是可以假設和推導的。所以第二掌骨就是一個還沒有發育成人的枝條，如果讓它繼續發育，對應頭頸的部位，將來要發育成頭，對應胃的部位就要發育成胃，我就是透過這樣的假設，來看待順序對應的。」

李超聽完了，疑惑的瞪大眼睛看著我，嘴張了兩下，沒有說出話。張怡娜是早就聽說過我的這些異端邪說的，她已經習以為常了，並沒有大驚小怪。

我接著說：「由於第二掌骨面積和體積太小，反應整體的訊息量太少，或者對整體的影響太小，所以最好選擇一個面積、體積大的支節。我們可以選整個後背，所以後背從上到下的俞穴，分別對應相關的臟腑。我們也可以選小腿，在小腿脛骨內側緣的後方，遠端對應的是頭頸部、心肺，往近端依次對應的是胃胰十二指腸、肝膽脾、大腸小腸、子宮膀胱和下肢。要注意，在這個問題上，我講的臟器名稱，是解剖學中的實體器官，而不是中醫學中的臟腑名稱（請參考下頁圖表13-2）。

「有一次，辦公室一位年輕老師胃痛，我在他小腿脛骨內側緣的中段區域，摸到了一個非常敏感的壓痛區，觸摸上去有一個明顯的硬結節。因為他的胃在痙攣，所以小腿對應胃的區域的肌肉也在痙攣。我開始輕輕按揉這個敏感點，開始他說很疼，過了一會，結節軟了一些，小了一些，疼痛也就減輕了一些，我繼續加力，五分鐘後，結節消失了，再用力按揉也不痛了，他的胃痛也就緩解了。」

「痛經的時候按哪裡？」我問李超。

李超拉過我的小腿，按了按脛骨內側緣的上部，沒有說話，我知道他聽懂了。

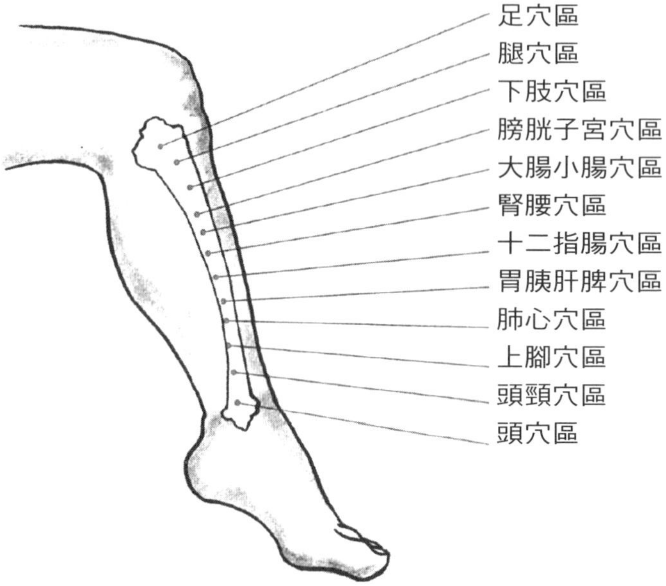

圖表 13-2　小腿脛骨內側緣順序對應全身穴區示意圖

兩極對應

我繼續說：「《素問．陰陽應象大論》中說，『善用針者，從陰引陽，從陽引陰，以左治右，以右治左』；《五常政大論》中說，『病在上，取之下；病在下，取之上；病在中，旁取之』；《繆刺論》中說，『左取右，右取左，左刺右，右刺左』。意思是說，善於運用針灸治療的，陰經的病扎陽經，陽經的病扎陰經；左邊的病治右邊，右邊的病治左邊；上邊的病治下邊，下邊的病治上邊；病在中間的時候，治旁邊。」

「這有點像聲東擊西或者調虎離山，」李超說：「為什麼會有效，是轉移注意力嗎？」

我說：「因為陰陽、左右、上下都是相對應的，你調節好了這邊，在自調機能的作用下，那邊自動會平衡。這都是透過人體自身的調節機能來治病。根據這三段原文，我歸納出兩極對應、上下對應、左右對應、前後對應這四個原理。

「什麼叫『兩極對應』？地球的南極和北極，都是冰雪覆蓋的地方，這就是兩極對應。頭頂正中的百會穴，和前後二陰中間的會陰穴，是兩極對應。脫肛、子宮脫垂一類下部的病，針刺上面的百會穴，在一定程度上，可以達到升陽舉陷的效果。高燒昏迷、癲癇發作、精神分裂症的狂躁發作，可以針刺下面的會陰穴。

「當然，這是理論上的說法，實際上針刺會陰穴太不方便，於是就把另一極延長到足底的湧泉穴。針刺湧泉穴就可以治療高燒昏迷、癲癇發作、精神分裂症的狂躁，這就是兩極對應。

「嬰兒上火時，眼屎多，鼻塞，臉上有小紅疙瘩，口腔有潰瘍，嘴裡有味，哭鬧不休。這麼小的孩子，吃藥太困難了，可以用一種熱性的中藥吳茱萸磨成細粉，拿雞蛋清和成藥團，捏成硬幣大小，貼在孩子的湧泉穴上，包上保鮮膜，穿上小襪子，晚上貼上，白天拿下來，兩、三天以後，上面的熱就降下來了。兒童虛寒性腹瀉是腸道的病，大多屬於脾虛寒。用綠豆麵和雞蛋清，調和成小麵餅，貼在孩子的頭頂上，帶個小帽子，晚上貼上，白天拿下來，兩、三天後，腹瀉或許就可以減輕。這都是在運用兩極對應的原理。

「如果你的朋友到家裡來玩，你發現他坐不安穩，問他怎麼了，他告訴你他的痔瘡發作了。這時候你可以把他的上嘴脣提起來，會發現他上脣系帶那裡，可能有個充血的小紅疙瘩，你可以用消過毒的針把那個紅疙瘩挑破，出點血，他的痔瘡疼痛會立刻減輕，這也叫兩極對應。因為口腔和肛門是消化道的兩極。但是治療痔瘡，你一定要讓朋友去醫院，不是簡單的治治嘴，就可以治癒痔瘡的。還要注意，你的朋友來到你的家，你不能隨隨便便就提起人家的上嘴唇說，『看看你有沒有痔瘡』。」

聽了這句話，張怡娜笑得眼淚都出來了，可是李超並沒有笑，倒像是認真銘記的樣子。我暗想，中國學生和美國學生真的不一樣。

「除了兩極對應，還有上下對應、左右對應、前後對應。踝關節急性扭傷，疼痛難忍的時候，你不能按摩受傷的踝關節，因為這個時候微血管還在斷裂出血，按摩之後，腫脹、疼痛會更厲害。但可以按摩同側的腕關節，這叫『上下對應』。還可以按摩沒有受傷的另一側踝關節，這叫『左右對應』。再加對側的腕關節，這叫『上下左右對應』。於是一個地方的病痛，我們就可以找到多個刺激按摩的區域，運用起來，就可以得心應手、左右逢源了。

「前後對應是什麼意思呢？治療腰痛，醫生在病人的肚臍周圍扎針；治療胃疼，醫生在背後扎針，這就是前後對應。給乳腺增生的人在後背刮痧，如果出的痧是圓塊狀的，她的乳腺增生一般就是圓塊形；如果出的痧是長條狀的，她的乳腺增生一般就是長條形的。這也是前後對應的緣故。」

「老師，為什麼會是這樣？」這是張怡娜提的問題。

我說：「凡是能刮出痧的地方，就是局部肌肉僵硬的地方。出痧是圓狀或條狀的，是因為有圓狀、條狀的肌肉僵硬。而圓狀、條狀的肌肉僵硬，又與前面乳腺增生的形狀有一定關聯。」

「啊！明白了！」張怡娜答道。

「我們在這裡講了什麼是亞健康，亞健康的表現和危害，怎樣調理亞健康。李超，你在這個問題上還有什麼疑問？」我說。李超說：「關於經絡是什麼，你還沒有講呀？」

「好的，我下面就談談經絡的問題。」

第十四章

看不見的經絡真的存在嗎？

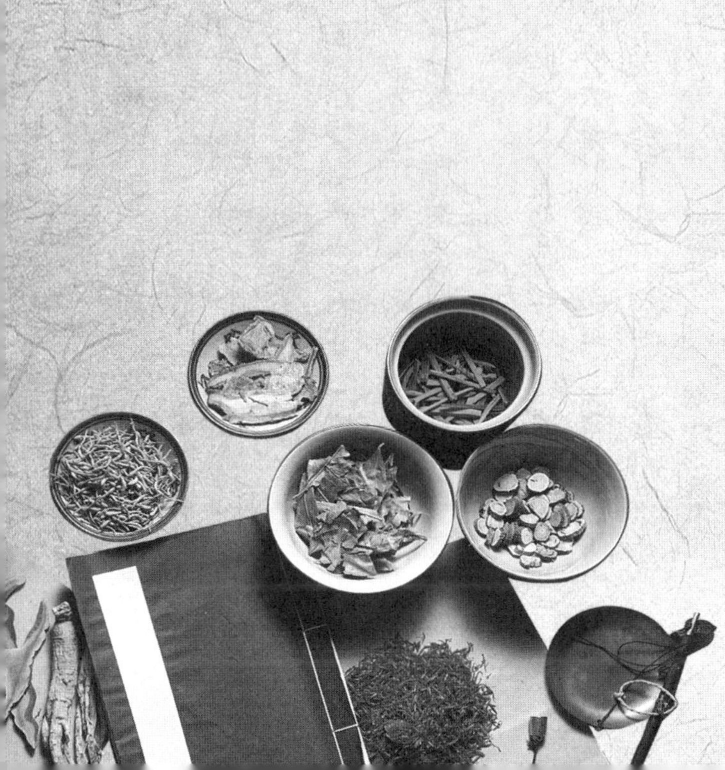

我對李超說：「關於經絡，你已經問了很多次，我只能給你做一點簡單的介紹。至於具體的內容，比如經脈的命名、走向、循行路徑、穴位的位置和主治、穴位的配方等，你自己去找書看，英文這方面的書很多。」

李超點頭同意。

「**經絡是經脈和絡脈的總稱**。經脈是運行氣血、調節陰陽的主幹，是粗大的，貫通上下，溝通內外，相對來說是位於深層的。絡脈是經脈的分支，具有網路的含義，位於淺層，較細小，縱橫交錯，遍布全身。整個經絡系統在內連屬臟腑，在外聯繫支節，把人體聯繫成一個有機的統一整體。

「我第一次感到經絡的神奇，是上小學的時候。當時我和母親住在鄉下，有一次父親從城裡回來，正好鄰居家的爺爺胃痛發作，他的家人過來請父親去看看，我好奇，跟著父親一起去了。

「那個爺爺彎著身子側躺在炕上，那個時候當地人大多都睡土炕。只見他面色蒼白、冷汗淋漓，雙手捂著胃部，不停的呻吟。我聽不懂父親問了些什麼問題，只見父親從一個小包裡拿出了一支支長長的針灸針，在病人的腿上扎了四針，留針不多一會兒，鄰居爺爺就不再呻吟，臉色也開始紅潤，汗也不出了。又過了一會，父親把針拔了，病人坐起來和父親談笑風生，好像從來就沒有發生過胃痛一樣。

「我問父親：『他胃痛，你為什麼扎腿？』父親回答是因為經絡在發揮著傳導治療的作用。我問什麼是經絡，父親說：『說給你聽，你也不懂。』從此，我就對經絡特別好奇。一九六〇年代，我來到北京中醫學院上學，那時候社會上掀起了針刺麻醉的熱潮，醫生做外科手術，不用麻醉劑，而用針刺的方法來達到鎮痛的效果。」

李超吃驚的問：「只用針刺的方法，真能達到鎮痛，可以做手術的效果嗎？」我說：「從大量的實踐經驗來看，膈肌以上部位的手術，用針刺麻醉的方法鎮痛效果好，有的病人居然能夠達到一級鎮痛的效果，比如開顱術、甲狀腺手術、開胸的心肺手術等。當然，如果病人容易緊張，就要配用一些鎮靜藥物。

「但對於膈肌以下部位的手術，比如胃切除、腸阻塞、闌尾炎、疝氣、剖腹產，以及婦科手術等，鎮痛效果不是很好。即使是這樣，針刺麻醉的機理研究、經絡實質的研究，也就都成了人們感興趣的科研課題。

「我們低年級學生，組成了課外科研小組，我首先選擇參加的就是針刺鎮痛的研究。透過研究發現，選擇特定穴位針刺真的能夠降低痛閾。在老師的指導下，我們想在針刺麻醉的機理和經絡實質方面繼續研究下去。沒想到一位主管中醫科研的領導說：『經絡只不過是古人頭腦中假想的一種溝通臟腑與臟腑、臟腑與體表、體表與體表之間聯繫的通道，並沒有什麼實質結構存在，你們的研究構想太天真、幼稚了，如果有什麼經絡實質可以存在的話，別人早就研究出來了，還需要你們來研究？』於是我們的研究也就終止了。

「我一直在想，中醫針灸的循經取穴、推拿按摩的循經選區、中醫診斷的經絡辨證、中藥作用的歸經趨向等，都是以經絡為基礎，如果這些遵循的都是一條假想的通道，那這些東西早就應該被淘汰了呀，可是為什麼到現在沒有被淘汰？」

「幾十年前，上級相關部門調派中國科學院生物物理研究所的祝總驤教授去研究經絡，成立了北京經絡研究中心。祝教授做過多年的解剖學和生理學教授，他後來對我說：『我當時心想，經絡？哪裡有這個東西？解剖學和生理學中都沒有說到經絡，人還不是活得好好的。既然上級調我去研究經絡，我就用生物物理學的方法去證偽，證明經絡並不存在，就可以交卷了。』

「如果祝教授能夠用生物物理學和生物化學的方法，證明經絡根本就不存在，證明經絡學說是偽科學，是古人在頭腦中假想的通道，那也算是對生命科學的一大貢獻。

「意外的是，祝教授二、三十年的研究，不僅沒有證明經絡不存在，反而證明了經絡是真真實實的客觀存在。祝教授的研究方法並不複雜，甚至簡單到讓人意想不到的地步。因為祝教授認為，古人不可能用複雜的方法和精密的儀器來發現經絡，所以研究方法越簡單越好。

「他用聲學的方法研究發現，經脈循行線具有高振動音特性。他把聽診器的聲筒按在前臂的任何一個地方，用一個尖尖的橡膠叩診錘，輕輕叩擊前臂，在聽診器的聽筒裡就可以聽到叩擊的聲音。當叩擊到經脈線上時，就會聽到比叩擊非經脈線時更加高亢的聲音，這就叫經脈循行線的高振動音特性。為了使叩診錘叩擊的力度均衡，他專門請人做了一個由單擺機控制的自動叩診錘來做實驗。

「為什麼經脈循行線會具有高振動音特性？祝教授經過解剖研究進一步發現，在經脈循行線的深肌層有一條纖細的結締組織束，貫穿經脈全程，但是這條神祕纖細的結締組織束到底有什麼功能，現在還是個謎。

「祝教授用電學的方法測定，經脈循行線具有低阻抗特性。為什麼會具有低阻抗特性？解剖研究發現，經脈循行線的表皮角質層薄。角質層是不良導體，角質層越厚，導電性能越差；角質層越薄，導電性能越好，於是就使經脈具有低阻抗特性。但是這樣的結構對經脈來說，生理意義是什麼，又是一個謎。

只要有生命，就會有經絡

「祝教授的研究室運用上述聲學和電學的方法，幾十年來，測試了幾萬人，都能夠準確的找到十四經脈的循行線，而且與《黃帝內經》所記述的經脈循行線、一千多年以前宋代鑄造的針灸銅人模型的經脈循行路線，基本一致。研究室還針對動物和植物進行了測試，發現在動植物上都有高振動音和低阻抗的循行線。於是，這位最初抱著證偽的決心來研究經絡的教授，現在比任何人都相信經絡的客觀存在，他甚至說『經絡是生命的基本特徵之一』，只要有生命，就有經絡。」

接著，我給李超和張怡娜播放了祝教授實驗的錄影。

看完了錄影，李超說：「伯伯，在錄影裡，教授強調經脈只有一毫米（按：即為公釐）寬，真的是這樣嗎？」

關於這個問題，我是這樣理解的：「教授是說，他們用聲學和電學的方法測得的經脈在體表的循行線，只有一毫米寬，離開了這一毫米，就沒有了聲學和電學特異性的特徵了。經脈就像是一條河，河道中水的寬度是確切可以測量的，但河水對周圍溼地的影響，並不局限於這個有限可測量的寬度。也就是說，經脈對周圍的影響不局限於這一毫米的寬度。」

「經脈還有哪些特性呢？」我繼續說：「祝教授的研究以及其他許多人的臨床研究，都證明了經脈具有傳感特性，也有學者稱感傳特性。有一％到三％的人第一次接受針刺治療時，痠麻脹痛的針感就可以沿著經脈傳導。更有極少數人，即使已經把針拔掉了，針感還可以繼續傳導，以致傳遍十二條經脈，人們把這類的人稱作『經絡敏感人』。有接近四〇％的人，多次接受針刺治療或者加用電針刺激以後，可以誘發傳感，當然還有六〇％左右的人，無論如何進行針刺，也不能誘發出傳感，只是針刺的局部有痠麻脹痛的感覺而已，這是經脈不敏感的表現，但並不影響針刺治病的療效。

「美國有研究發現，極個別的人針刺沒有療效，原來是基因缺陷所造成的。關於經脈傳感特性的研究發現，如果給經脈施加足夠大的垂直壓力，傳感可以被阻斷，壓力解除後，傳感恢復。但從經脈循行線側方施加過來的壓力，並不能阻斷傳感。所以在進行針刺治療時，要讓病人寬衣解帶。

「**在用冰塊把皮溫降低到二十五度，或者把經脈溫度降低到二十一度左右時，傳感也被阻斷**。移除冰塊，隨著皮溫和經脈溫度的上升，傳感隨之恢復。因此在進行針刺治療時，房間的溫度不能太低。

「**研究發現，經脈傳感的速度因人、因地、因時間的不同，差異很大，但都在每秒十公分以下**。有人針刺環跳穴，進針以後，針感閃電般的傳到腳跟，這其實是扎到了坐骨神經幹上，是神經幹的傳導。神經幹對刺激的傳導速度在每秒三十公尺到九十公尺，是非常快的。一滴血從左心室出發，流遍大小循環又回到左心房，只需要二十分鐘多一點點，也是非常快的。可見經脈的傳感速度，既不是神經幹的傳導速度，也不是血液的流動速度。

「為什麼刺激穴位會誘發傳感，現在也是一個謎。解剖研究發現，經脈循行線上神經末梢和小神經束特別密集，與非經脈循行區相比有明顯的差異，這可能是經脈敏感程度比其他區域高的原因所在。」

用冷光攝影機，讓經脈看得見

「此外，有人用超微紅外線攝影機拍攝人體的圖像，它屬於熱學的方法，發現健康者的經脈循行區具有高紅外輻射特性，這是由於在經脈循行區的表皮和肌層，微血管比非經脈循行區要密集很多的緣故，微血管密集，血液循環就旺盛，代謝也就旺盛，產熱就增多，於是就發生了高紅外輻射的現象。

「有人用超微冷光攝影機拍攝人體的圖像，它屬於光學的方法，發現健康人的經脈循行區具有高冷光輻射特性，這可能和經脈循行區的肌層存在密集的肥大細胞有關，因為肥大細胞和其他細胞相比較，可以發出較高的冷光。臨床可以見到，在經脈循行線上出現過敏帶、蒼白帶、潮紅帶、皮疹帶、立毛肌（按：俗稱雞皮疙瘩）、收縮帶等，有人把這種現象叫做『**經脈的可見現象**』。由於肥大細胞還參與過敏反應，所以就懷疑這種現象是不是與經脈循行區域肥大細胞密集有關，當然目前並沒有定論。

「此外，針刺後，可以在經脈循行線上測到微脈搏的搏動，針刺前並沒有這個現象。研究還發現經脈循行區具有高磁場特性，但這些特性的機理都不明確。

「核學方面的研究則發現，在穴位注射放射性同位素後，經脈循行線是放射性同位素的優勢擴散線，也就是說放射性同位素是沿著經脈循行線來擴散的，用正子斷層造影（Positron Emission Computed Tomography，簡稱ＰＥＴ）可以追蹤到同位素沿經脈的擴散速度和範圍，可以拍攝到其三維立體圖像。但同位素的這種擴散途徑和機理至今不明。

「用生物化學的研究方法發現，經脈循行線具有高鈣離子濃度特性、高二氧化碳釋放特性，但機理都不明確。」

李超和張怡娜靜靜的聽著，誰都沒有插話，他們都知道交流的時間所剩不多了，沒有時間再解答更多的問題了。

我繼續說：「透過上面的綜述，我的思考是，經脈是多種已知結構有機組合而形成的新功能系統。對其實質的現代研究，進展緩慢，舉步維艱。不過《黃帝內經》已經明確告訴我們，經脈有行血氣、營陰陽、處百病、決死生、調虛實的作用，是生理、病理、治療資訊的傳導途徑，是人體最大的調節控制系統。經絡通暢，氣血流暢，健康就有保證，所以各種以通暢經絡為出發點的保健方法，對消除亞健康狀態、防治各種疾病，一定是有用的。

「祝總驤教授在他的經絡實證研究基礎上，創立了『三一二經絡鍛鍊法』（按：將推拿按摩、腹式呼吸和健身鍛鍊相結合的健身方法），據說全世界有一億以上的人在練習，改善了許多亞健康狀態，甚至緩解了許多疾病的症狀。原在延安工作的中醫針灸專家郝金凱在這個基礎上，創立了針刺與吸氧相結合的針刺療法，就是用聲音的方法準確找到經脈和穴位，扎針後結合吸氧，提高了對許多病證的療效。」

「三一二經絡鍛鍊法是什麼？」李超終於忍不住，又提問了。我說：「你可以在網上搜到英文版，自己看看就知道了。」

使我常常感到不可思議的是，我們的老祖宗究竟是用什麼樣的方法發現了經絡的存在，並且把經脈的循行路線描述得清楚又準確，又是用什麼方法發現了中醫學中的許多原理，而我們現代人竟連它的實質究竟是什麼都搞不清楚，別說去發現這些東西了，不理解它，甚至想到要淘汰它。這是人類文化史上的進步還是退步呢？

結語

在中醫藥學漫長的發展道路上，諸多文獻中，有泥沙俱下的，有魚目混珠的，有主觀臆測的，有故弄玄虛的，錯誤和糟粕隨處可見，因此它並不完美無瑕，只要我們認真研究，去其糟粕，取其精華，最終會被全世界人們所了解、理解、接受。把我對中醫由不理解到逐漸了解並理解的心路歷程，把我和學生交流的部分心得體會與讀者朋友們分享，也是想得到大家更多的指導。

二〇〇八年夏天，我受一個美籍華人前輩的委託，和在讀的中醫博士生張怡娜，一起向沒有中醫基本知識的美籍華人青年李超，介紹了一點點中醫的思想。原本學藥學的李超，從此對中醫產生了濃厚的興趣。回到美國後，他先在一家製藥廠工作了兩年，後來放棄了這份薪酬豐厚的工作，在家閉門讀了一年英文版的中醫書。再後來，聽說他考上了美國一所中醫藥大學的英文碩士班，已經入學了。令我意外的是，張怡娜畢業後，沒有直接從事中醫的教學或者臨床工作，卻去加拿大讀了一個和中醫不相干的專業。這真像中國文史學者錢鍾書先生在《圍城》中所說的那樣，在城外面的想進到城裡去，在城裡面的想出到城外面來。

我祝願李超在學習研究中醫學的道路上不斷進步，也祝願張怡娜能從另外一個專業中獲得靈感，以便對中醫的弘揚和發展做出更大貢獻。更祝願每一位讀者朋友，能從我們老祖宗留下來的中醫養生保健思想和方法中，汲取營養，人人健康長壽。

國家圖書館出版品預行編目（CIP）資料

零基礎！看故事，懂中醫：研究《傷寒論》超過50 年的權威中醫，讓你從好玄改口「原來如此」。/ 郝萬山著. -- 初版. -- 臺北市：任性出版有限公司，2023.2
400 面；17×23 公分. --（issue；48）
ISBN 978-626-7182-05-5（平裝）

1. CST：中醫　2. CST：養生

413.21　　111016511

issue 048

零基礎！看故事，懂中醫

研究《傷寒論》超過 50 年的權威中醫，讓你從好玄改口「原來如此」。

作　　者／郝萬山
責任編輯／黃凱琪
校對編輯／宋方儀
美術編輯／林彥君
副總編輯／顏惠君
總 編 輯／吳依瑋
發 行 人／徐仲秋
會計助理／李秀娟
會　　計／許鳳雪
版權主任／劉宗德
版權經理／郝麗珍
行銷企劃／徐千晴
行銷業務／李秀蕙
業務專員／馬絮盈、留婉茹
業務經理／林裕安
總 經 理／陳絜吾

出 版 者／任性出版有限公司
營運統籌／大是文化有限公司
臺北市 100 衡陽路 7 號 8 樓
編輯部電話：（02）23757911
購書相關資訊請洽：（02）23757911 分機 122
24 小時讀者服務傳真：（02）23756999
讀者服務E-mail：dscsms28@gmail.com
郵政劃撥帳號：19983366　戶名：大是文化有限公司

法律顧問／永然聯合法律事務所
香港發行／豐達出版發行有限公司 Rich Publishing & Distribution Ltd
地址：香港柴灣永泰道 70 號柴灣工業城第 2 期 1805 室
Unit 1805, Ph. 2, Chai Wan Ind City, 70 Wing Tai Rd, Chai Wan, Hong Kong
電話：21726513　傳真：21724355
E-mail：cary@subseasy.com.hk

封面設計／林雯瑛
內頁排版／顏麟驊
印　　刷／緯峰印刷股份有限公司

出版日期／2023 年 2 月初版
定　　價／新臺幣 499 元（缺頁或裝訂錯誤的書，請寄回更換）
I S B N／978-626-7182-05-5
電子書 ISBN／9786267182123（PDF）
9786267182130（EPUB）